28天消除
脂肪肝

4週養肝計畫X80道保肝降脂食譜，
step by step 讓「肝」速瘦，搶救健康

克里斯汀‧柯爾派翠克 Kristin Kirkpatrick
易普欣‧漢諾納 Ibrahim Hanouneh —— 著
王念慈 —— 譯

Skinny Liver
A Proven Program to Prevent and
Reverse the New Silent Epidemic
—Fatty Liver Disease

目　錄 | Contents

【導讀】
你從來不知道肝臟對你有多重要

——麥可·羅益升（Michael F. Roizen）
克里夫蘭診所執行長暨院長

　　這本書改變了我的想法。它讓我明白，保持肝臟的活力有多重要，且方法非常簡單，而充滿活力的肝臟，也會讓我更加生龍活虎。此外，它也改變了我對病人的治療建議。一九九〇年以前，大部分的文獻都沒有特別去探討肝臟疾病，因為大家都認為肝臟的恢復能力很好：假如你只是一夜狂歡，喝下了過量的酒精，這些酒精所造成的傷害，肝臟是有辦法自行復原的：只要之後你不再繼續豪飲，或是不曾被病毒感染。**當時大眾對肝臟疾病的普遍認知就是「酗酒者才會有肝病」或是「肝臟疾病大多可以預防」**，畢竟，肝臟能夠再生。說到這裡，請容我打個岔，因為在我繼續說明一九九〇年以前，醫學界對肝臟疾病的認知前，我想快速地說一下希臘神話普羅米修斯的故事。

　　普羅米修斯是偷偷賜與人類火源的天神，為此他受到宙斯的嚴懲：普羅米修斯被鎖鏈綑綁在岩壁上，每天都有一隻禿鷹去啄食他的肝臟，然而神奇的是，一夜過後，他的肝臟便又會重新長出，因此他也就必須日復一日承受肝臟被啄食之苦。至今我們仍然不曉得過去的希臘人是怎麼知道肝臟的力量，但或許是跟戰爭有關，他們可能有人因打戰肝臟受傷，卻又存活了下來。不過，我們可以肯定的是，就算當時希臘人對肝臟的能力有所了解，但其了解的程度一定比不上一九

5

九〇年和今日醫學對肝臟的洞見。值得開心的是，這則神話裡對肝臟的認知大致是正確的，只不過對醫師來說，過去三十年來他們還必須了解更多跟肝臟有關的事實。

一直到一九九〇年為止，只有一％的美國人因為食物、生活型態或毒素等因素使肝臟受損，失去精力和活力。可是現在情況已經改變了，今天有三十％的美國人都患有脂肪肝，並衍生出精神不濟和一大堆健康問題。還記得摩根‧史柏路克（Morgan Spurlock）嗎？他在紀錄片《麥胖報告》（*Super Size Me*）裡，記錄了自己整整一個月只吃速食的生活和後果。結果吃了一個月的速食後，他的體重和 LDL 膽固醇陡然暴升，整個人昏昏沉沉且情緒低落，其中一位為他評估健康狀態的醫師還說，他的肝臟簡直變成了一塊鵝肝醬。或許，現在醫學界仍未有一套定義非酒精性脂肪肝（NAFLD）的標準，但是這個肝臟疾病卻真真切切的影響了全美三分之一人口的健康。

兼顧理論與實踐，全方位的保肝計畫

本書的第一篇，克里斯汀‧柯爾派翠克和易普欣‧漢諾納概述了肝臟疾病的全貌，特別是脂肪肝。非酒精性脂肪肝是一種肝臟細胞浸潤在脂肪裡的疾病，胰島素阻抗、肥胖、糖尿病、三酸甘油酯過高和營養不良都是它的成因。就如本書作者所說的，當你變胖時，身體對胰島素就會產生阻抗；一旦這種情況發生，就無法有效利用胰島素將葡萄糖送進細胞、供給細胞能量。無法送進細胞的葡萄糖會被轉變為脂肪，儲存在肝臟，因此很快就會出現非酒精性脂肪肝，並處於某些重大疾病的風險之中，例如肝硬化或肝癌。

接著，第二篇的內容展開改變生活型態的計畫，例如不要吃速食（想想摩根的後果！）和學習用經濟實惠又快速的方法準備「養肝」

飲食等，它們都有助改善胰島素阻抗和脂肪肝的狀況（沒錯，在這部分你還會明白為什麼「吃肝補肝」或許是最糟糕的觀念之一！）。最後，遵循第三篇的簡單養肝飲食，你還能夠讓肝臟的健康更上一層樓，並減掉一些腰圍和體重。讀完本書，你將學會打造和維持一副好肝的基本概念，讓你的每一天過得更有活力。

克里斯汀·柯爾派翠克和易普欣·漢諾納讓我知道該如何珍惜我的肝臟、明白養肝有多麼重要以及能做些什麼保持肝臟的青春。這對我們來說是莫大的福音，因為能維持肝臟青春的作為，同時也能保持大腦、心臟、雙眼甚至是生殖器官的機能。本書的計畫將為你帶來充滿活力的人生，我現在就正和我的父母一起身體力行。因此，假如你也理解作者的理念，並照著書中的計畫按表操課，最終，必定會讓自己的肝臟更健康、活得更長壽，且過著充滿更多精力和趣味的人生。

好肝，給你一個美好人生

比起毫無遮掩的厭惡，漠不關心和視而不見所造成的殺傷力往往
更大、更深。

——J・K・羅琳

　　如果我請各位想一想，身上有哪些器官攸關生死，你的腦海中大
概會馬上浮現心臟、肺臟和大腦吧？這是人之常情，因為沒了這些器
官，我們根本就無法活命。不過在這個答案中，我們卻遺漏了一個重
要的器官：肝臟。

　　儘管肝臟是人體中最辛勤運作的器官之一，但人們卻常常忽略它
的重要性。許多人連自己的肝臟位在何處都不清楚，更遑論要他們說
出肝臟的作用了。在某種程度上，肝臟受到的待遇就如同已故的美國
喜劇演員——羅德尼・丹傑菲爾德（Rodney Dangerfield）常抱怨的情
形一樣：「我老是得不到應有的尊重！」也就是說，在身體發生異狀
之前，我們通常都不會給予肝臟適當的關注。

　　肝臟不僅一直為身體默默付出，同時它也擁有和奧茲巫師一樣強
大的力量，暗中操控人體許多重要的生理機能。若將人體運作想像成
是一部好萊塢電影，那麼心臟和大腦就像是領銜主演的演員，而肝臟
則相當於導演。儘管導演在劇中不會露面，但他卻擁有強大的力量，
能主導整場戲的走向；肝臟在人體就是這樣的一個角色，它在幕後掌
控著身體眾多重要機能的運作。

　　肝臟位在我們的右側上腹部，橫隔膜下方，是人體最大的臟器（成年人的肝臟約一‧四公斤）。經由肝臟執行的任務更超過三百多種，舉凡是將飲食中的營養素轉換為供人體使用和儲存的能量，以及將血液中有害物質清除等重要的代謝過程，都必須仰賴肝臟的幫忙。

　　雖然肝臟既強壯又具有良好的修復能力，但是現代人的生活模式卻會對它造成極大的傷害，更糟的是，我們還可能對這類傷害毫無感覺！肝臟疾病的癥狀大多很細微，或是根本沒有病兆，所以一旦發現異狀，多半早已事態嚴重、無力挽回。我們會知道自己有輕微的肝功能異常，常常是在做血液檢測時，不經意地發現肝臟裡的特定酵素濃度不正常升高。只是，由於它並不像心臟疾病那樣，會引發一些令人不安的症狀，所以大部分的人並不會因此想要好好關心肝臟的健康，讓它獲得應有的照料。另外，**不少人認為飲酒過量才會得到肝病，但這只不過是造成肝病的原因之一。**

　　事實上，現在有三十％的美國人，他們的健康正受到某類肝臟疾病的無聲威脅，那就是非酒精性脂肪肝（nonalcoholic fatty liver disease，NAFLD），它和堆積在肝臟組織裡的脂肪有關（特別是三酸甘油酯）。

　　這種肝臟疾病和現今的肥胖流行病學息息相關。隨著近年來肥胖率不斷攀升，現在它的盛行率早已是一九八八年的兩倍以上。不過初期的非酒精性脂肪肝並不會出現任何癥狀，基本上，直到它發展成為更嚴重的非酒精性脂肪性肝炎（nonalcoholic steatohepatitis，NASH）前，患者往往都不會感受到肝臟的異狀。然而，一旦進入非酒精性脂肪性肝炎的階段，此時肝臟很可能早已出現無法修復的傷害。也就是說，就算你對這類肝臟疾病一無所知，也極可能已經淪為它的受害者之一，卻渾然不知。

　　近幾十年來，我們發展出一套「易胖」的生活型態，並將這樣的

生活型態稱之為「致胖環境」（obesogenic environment）。人們改變了原本的飲食和運動習慣，連帶使得這些具有毀滅性的肝臟疾病發生率不斷攀升。現在，非酒精性脂肪肝盛行率一直和肥胖同行並進，而這絕非巧合。不健康的生活型態正是這兩者之間的主要共通點，即：吃進過多的熱量（通常也吃錯了食物），卻沒做什麼消耗熱量的活動。這樣的生活型態不僅讓身體囤積大量脂肪，肝臟亦被過量脂肪包圍，使整個人的健康和壽命遭受嚴重的威脅。

雖然許多人完全不曉得自己正悄悄墜入非酒精性脂肪肝的伏擊中，但它對健康的危害卻是不容爭辯的恐怖事實。

我們的經歷

在此，請容我先簡短介紹一下我們兩位作者的背景。

首先是我本人，克里斯汀·柯爾派翠克（Kristin Kirkpatrick），目前我在克里夫蘭診所的健康研究院（Cleveland Clinic Wellness Institute）擔任營養諮詢師，以各種飲食計畫幫助人們減肥和治療各種疾病。找我諮詢的病人，很多都過重，因此除了降低膽固醇和血糖外，他們大多也希望我可以幫助他們減輕體重。然而，他們卻常常不知道自己體內還有另一項潛藏的健康危機，蠢蠢欲動。

會診期間，我通常都會檢視他們的血液檢測報告，因為不少病人都是肝指數過高才被醫生轉介到我這裡（還有膽固醇或血糖異常也會），如此一來我才能為他們規畫適當的飲食，幫助他們減肥並改善健康狀況。

肝指數升高意味著肝臟可能出現非酒精性脂肪肝的狀況，這表示病人的生活習慣（例如飲食不佳或久坐少動等）、體重或其他健康問題（例如血糖升高或高血壓）正一步步將他們的健康推入險境。因

此，儘管我從沒遇過病人主動要求我協助改善他們的肝臟狀況，但每次會診時，「改善肝臟健康」往往都是我會特別關切的重點之一。

本書的另一位共同作者易普洛欣・漢諾納（Ibrahim Hanouneh）醫師，則是一位著名的肝病專家。我和他是在克里夫蘭診所認識，他在那裡擔任胃腸肝膽科的兼任醫師，醫治過許多肝病患者。大部分來找我的病人都是為了透過健康飲食減輕體重，不過有些患有非酒精性脂肪肝的病人，也可以藉由漢諾納這樣的專科醫師獲得適當的醫療幫助。我拜託漢諾納醫師擔任這本書的醫學顧問，因為他對肝臟疾病瞭若指掌；他不但知曉這些肝臟疾病的盛行率為何日益高升，還能告訴我們該如何反轉這股趨勢。更重要的是，能同時獲得醫師和營養師的專業意見，相當難得。原則上，為了使病人更有效的預防和治癒肝臟疾病，「治療」和「飲食」會雙管旗下，因為這兩者相輔相成。

在接下來的篇章中，讀者將看到我們在臨床上碰到的真實個案，從中各位可以對肝臟疾病有更深入的認識（包括它們的成因和後果），並知曉如何利用改變自己的飲食和生活習慣保護肝臟。在我的病人中，我親眼見證過不少成功案例，也明白這條改變之路走起來並不輕鬆，但它一定值得你如此付出！

雖然今日很流行各種「排毒」飲食或計畫，但想要達到這些淨化身體的效果，最根本的還是得要有一副強健的肝臟。有鑑於太多人不知道肝臟就是人體天然的解毒器，以及它所面臨的威脅，所以我們決定共同編寫本書，引起世人對肝臟的關注，並且告訴各位守護肝臟的方法，讓肝臟能夠以最佳的狀態運作。也正因為肝臟對健康和生命如此重要，各位更應該在肝臟罷工前，及早注意到在它周圍日益增長的「脂肪危機」。人人都擁有保護肝臟的力量、資源和機會，所以馬上展開行動吧！

如何使用這本書

在第一篇，各位將認識健康的肝臟為你做了哪些事，而生活型態又會對肝臟健康造成什麼樣的影響；以及了解最新醫界發現的肝臟疾病有哪些，和造成非酒精性脂肪肝和非酒精性脂肪性肝炎的風險因子是什麼。除此之外，在這一篇也會告訴各位該如何防患未然，聰明地避開肝炎、藥物性肝損傷和酒精性肝病等其他肝臟疾病的侵擾。

第二篇則會詳細地闡述維持肝臟良好機能的原則：包含改善飲食和運動習慣、積極管理體重、獲得充足的睡眠、調解壓力和避免暴露在有毒環境之中；以及透過調整生活型態預防或反轉肝臟問題的方法。到了第三篇，我們規畫一套能具體實踐於日常生活中的養肝飲食計畫，這份計畫將幫助你的肝臟和身體健康更上一層樓。

換個角度來思考，或許你更能夠體會這套計畫的價值。假如今天有一個值得信賴的保險專員，提供你一份免費、周全，而且還童叟無欺、萬無一失的保單，這份保單可以保障你今日、明日，乃至未來的每一天都過得健健康康，你願意接受這份保單嗎？又或者，假如你的朋友送你一張沒有任何但書，而且能直達你心中一直嚮往一遊的旅遊勝地，你願意收下這份禮物嗎？明眼人都知道，在這兩種情況下不說「我願意」的人，簡直就是個大傻瓜對吧？

最後，我們想要藉由這本書，送給各位讀者一份有關健康的大禮：讓你充分理解肝臟為何如此重要，告訴你（和許多人）不知道的重要資訊，並且提供具體的步驟，幫助你達到最佳的健康狀態。依循這本書的原則前行，你的體重將會更輕盈、精力更充沛；同時有效防堵第二型糖尿病、心臟病等可能危及生命的疾病。本書提供各位一個能重拾美好人生的大好機會，而且決定權就掌握在你手中！

第一篇

肝臟你好！
重新認識這個重要器官

第一章 | 身兼數職、 為你做牛做馬的肝臟

　　不久前，兩個孩子的媽、四十五歲的瑪莉去做了每年例行性的健康檢查。她的身體狀況良好，而且平常沒有服用任何藥物，不過血液檢測報告卻顯示她的肝指數和三酸甘油酯含量過高，且高密度脂蛋白膽固醇（HDL，好的膽固醇）的含量也有不足的情形。進一步探究瑪莉的健康史，醫師發現她的體重在過去半年中足足增加了七公斤之多，現在她的身體質量指數（BMI）數值已經落在肥胖的等級（BMI超過三十）。不僅如此，幾個月前瑪莉還丟了她的顧問工作，這讓她有點兒沮喪，也造成她在這段日子養成了不良飲食習慣和久坐不動的生活型態。

　　醫師為瑪莉做了腹部超音波，結果顯示她有脂肪肝的狀況。瑪莉簡直不敢相信，劈頭就問醫師：「脂肪肝對健康不好嗎？」醫師回答：「是的。」接著她又問：「那我有辦法擺脫它嗎？」醫師回答：「當然有。」聽完了醫師的答覆，瑪莉猶如吃了一顆定心丸，有了面對這個問題的動力，並開始透過一系列的飲食和運動計畫降低肝臟的脂肪量和肝指數。

為身體排毒的器官

　　現在的社會出現一個弔詭的現象，那就是有不少人熱衷用各種方式為身體「排毒」，像是使用清潔用品、進行只喝果汁的齋戒、飲用精力湯、只吃粗食、喝特殊茶飲等眼花撩亂、未經證實的坊間偏方。他們努力吞下各種草藥和營養補充劑，都是為了由內而外的淨化身

體。除此之外，他們還會去桑拿房、蒸氣室這類場所，想讓毒素隨著汗水流出。每當熱衷「排毒」的人做了上述的那些事後，便會覺得自己將體內的毒素通通趕出身體；但，真是如此嗎？

在此我不得不提醒各位：這些方法是否真具有排毒功效仍有待商榷，因為我們的肝臟就像設有自動清潔系統的烤箱，本來就具備著為身體排出毒素的功能。因此，想要讓身體順利排毒，最根本的就是讓肝臟保持良好的工作狀態。

儘管大家都希望把體內的毒素排出體外，卻沒多少人每天悉心照顧肝臟的健康。這是一個嚴重的錯誤，因為肝臟天天都在為我們打理體內的大小事。肝臟大致分為左右兩葉，外觀呈平滑有光澤的馬鞍狀，有一束結締組織將肝臟分為兩葉，並將肝臟和腹腔連結在一起；它身兼數職，每天都日以繼夜的執行各種重要工作，且全年無休。

肝臟就像是一座繁複的高階化工廠，擁有精良的品管站、廢棄物處理站和過濾系統。**肝臟每分鐘會過濾人體一・四公升的血液，將我們攝取蛋白質或含氮食物消化後所產生的有毒廢物氨轉為尿素，再透過腎臟排出體外**。我們吃藥或飲酒後，在體內分解產生的有害產物，亦是經由肝臟幫忙代謝和排除。就連血液中的壞菌、細胞碎片和受損的血球細胞，肝臟也能將之移除和分解。

基本上不管是醒著或睡著，你的肝臟（還有肺臟、消化道和腎臟）每分每秒都在為身體排毒。沒有一個人的身體不會產生毒素（又稱內生性毒素），因為身體在代謝的過程中必然會衍生一些廢物；而我們所處的環境中也有不少毒素（又稱外生性毒素）會進入人體，像是汙染物、殺蟲劑、食品添加劑、藥物和酒精等。不過只要我們有一副強健的肝臟，並妥善照料它、使它發揮應有的實力，每個人都能順利地將這些毒素排出體外。

肝臟才是賦予人體排毒能力的總司令，所以假如你的肝臟壞了，

必定沒有任何清潔用品、禁食法或排毒餐足以取代肝臟的地位。

在代謝作用中扮演重要角色

另外，肝臟還參與了體內所有重要的代謝過程，它能將碳水化合物、蛋白質和脂肪這些巨量營養素轉換為身體可用的能量，並進行後續的相關代謝作用。一說到肝臟對碳水化合物的代謝作用，第一個想到的大概就是它能幫助我們維持平穩的血糖（即血液中的葡萄糖）：假使血糖上升（例如剛吃完飯），肝臟會將多餘的血糖移除並儲存為肝醣（此為人體的一大儲能）；相反的，若血糖掉得太低，肝臟便會將肝醣分解為葡萄糖，釋放到血液中。至於蛋白質代謝，肝臟能將蛋白質食物中的胺基酸轉變為身體可利用的能量。最後脂肪代謝方面，肝臟則能製造膽汁，並將這些帶有褐色的黃綠色液體送往小腸，幫助脂肪的分解和吸收。

肝臟同時也是儲存脂溶性維生素（維生素 A、D、E 和 K）、維生素 B_{12} 和礦物質（例如鋅、鐵、鎂和銅）的倉庫，必要之時，肝臟便會將它們釋放到血液中，維持體內的恆定。不僅如此，人體的許多重要物質都需要經由肝臟合成或代謝，像是凝血因子（避免我們失血過量）和性荷爾蒙（睪固酮、雌性激素和黃體激素等），如此一來才可以使我們的生理功能正常運作。

正如各位所見，肝臟就是這麼一個身兼多職且勤奮不懈的臟器，而且不管白晝或夜晚，它永遠堅守崗位。

人體不可或缺的一員

我們討論人體各器官功能時，會發現器官之間的作用有點像是一

齣精心編排的舞臺劇，因為它們往往相互牽連。如果某一個器官不能正常地運作，可能會使得其他器官也亂了腳步，最後導致全身的生理機能都無法有效率地運轉。對肝臟而言，這即是它的寫照。

舉例來說，肝臟不僅與腎臟一起調節血壓，它也與胰腺和膽囊一起執行消化食物的任務；假設肝臟出了差錯，那麼在這條消化鏈中，它就會變成拖累消化過程進行的一環，使得人體的消化能力大打折扣。當然，我舉得這個例子只不過是肝功能出現異常時，可能出現的其中一個骨牌效應而已。

可怕的骨牌效應

幾個月前，六十三歲的理財顧問羅伯特一直感到疲倦和輕微的噁心感，但他將之歸咎於工作壓力。直到有一天晚上，羅伯特因為嘔血被送到急診室，情況甚至嚴重到他必須在加護病房住院觀察。上消化道內視鏡顯示，他的食道有靜脈曲張的狀況（通常肝硬化病人才會這樣），且正在不斷冒出鮮血。基本上，羅伯特除了有高血壓外（已受到藥物的良好控制），算是一個很健康的人，不只身形精瘦，還有規律運動的習慣。飲酒方面，羅伯特僅會小酌一番，而且過去他既沒有得過肝病，家族裡也沒有慢性肝病的病史。

然而，腹部超音波的影像卻顯示羅伯特有肝硬化，這個消息把他嚇壞了。為了找出病灶，醫師為羅伯特做了進一步的檢查，發現他患有慢性 C 型肝炎。由於 C 型肝炎主要是經由血液和性行為傳染，所以羅伯特對這個事實大感意外，因為他不曾做過輸血、刺青和注射藥物這類高風險行為，而且與他供結連理的妻子也非 C 型肝炎患者。大家都想不透羅伯特究竟是怎麼感染到 C 型肝炎的，但很顯然他已經被感染了好多年（過去他沒有任何不適，本身也沒什麼風險因素，

肝臟排毒的三大階段

　　肝臟為人體排毒的過程遠比我們想的複雜許多，不只這樣，它還是讓全身生理機能平穩運轉的根本。各位可以用一座擁有優質過濾器的暖氣來想像肝臟為人體發揮的功效：這座暖氣的過濾器能濾除空氣中的髒汙、塵埃和有毒粒子，讓家中滿溢清新空氣，保持著健康宜人的居家環境。有了這個概念，接下來就來看看肝臟為人體排毒的三大階段吧！

第一階段：此階段常被稱為轉換期（conversion phase），進入人體的毒素在這個階段會被肝臟轉換成可以隨著膽汁（肝臟生成的一種消化液）或尿液（由腎臟分泌出的液體）一起排出體外的物質。體內大部分的外來毒素都是脂溶性的，所以肝臟必須將它們轉化為水溶性物質才能順利排出體外。問題是，肝臟在轉換這些毒素的過程會衍生一定程度的自由基。因此研究人員認為，均衡的營養（特別是多攝取維生素 C、E、B 群和類胡蘿蔔素）對這個階段非常重要，它有助於加速毒素的轉換，讓它更有效率的排除體外。

第二階段：此階段為過渡期（conjugation phase），毒素的毒性已被中和，正準備透過尿液還有膽汁排除體外。在第一階段產生的自由基，到了這個階段也會被代謝成破壞力較低的物質，以便排除體外。不論是第一階段或第二階段，肝臟都需要仰賴許多重要的酵素來完成分解毒素的過程。若想要讓第二階段的酵素發揮最好的功效，研究人員認為某些胺基酸和植化素，尤其是十字花科植物中的化合物；青花菜、白花椰菜和高麗菜都屬此類植物，都能夠提供它們實質的幫助。

第三階段：即排除期（elimination stage），現在水溶性廢物已被運出細胞，正隨著膽汁或尿液排出體外。這是整個肝臟排毒過程的最後階段，此刻身體才終於能和那些毒素說拜拜，肝臟的排毒任務也才算圓滿完成！

所以從未做過這方面的檢查），肝臟受到嚴重的傷害。

　　就跟許多健康的人一樣，以前羅伯特並未特別花心思關心他的肝臟；他也不曉得身為戰後嬰兒潮（一九四五年到一九六五年出生）一員的他，其實是得到 C 型肝炎的高風險群，應該特別去做 C 型肝炎病毒的篩檢。

　　羅伯特跟大多數的人一樣，之所以會發現自己患有肝臟疾病，是因為發現了自己的其他器官（消化道）出了問題；而這正是我們前面所說的：肝臟的健康會牽動人體其他重要器官的健康和運作狀況。接下來，我將帶著各位了解肝臟對人體幾項重要器官的支持，以及肝臟出狀況時它們的機能會受到怎樣的傷害。

● 大腦

　　對大腦來說，肝臟最重要的功能大概就是能移除血液中的毒素，讓大腦保持正常運作。因為一旦肝臟無法將血液中的毒素移除，大腦的功能很快就會受到傷害。舉例來說，如果肝臟無法移除或中和血液中的毒素（例如氨），這些毒素便會積累在血液中，隨著血流跑到腦部，破壞神經系統；這會導致肝性腦病變（hepatic encephalopathy），造成大腦功能受損。它的症狀可輕可重，輕者可能出現腦袋渾沌或些微的認知紊亂，重者則可能出現思考方式改變、無心智反應、說話和行動障礙、喪失意識，甚至是昏迷。

● 眼睛

　　當雙眼出現狀況時，很少人會把它和肝臟聯想在一起，但在發現某些眼睛問題時，就應該趕緊去關心一下肝臟的健康。有好幾種眼睛毛病都和肝臟無法正常運作息息相關，鞏膜黃疸（scleral icterus）即是其中一項。假如肝臟無法正常處理膽紅素（這是膽汁中的一種橘黃

色色素，是肝臟分解血紅素形成），鞏膜（即眼白）就會泛黃，而黃疸亦是肝臟出現異狀時的一大警訊。另外，對健康視力不可或缺的維生素 A，其代謝和儲存也少不了肝臟的幫忙。

● 甲狀腺

這個小巧、呈蝴蝶狀的腺體位在頸部前側，它的功能好比掌管人體代謝、生長和發育的指揮中心，身體的許多重要功能都是由它調控。研究發現，肝硬化病人的甲狀腺腫大發生率比較高，肝炎病人的甲狀腺功能檢測數據也比較容易出現異常值。此外，其他的甲狀腺疾病亦常常和慢性肝臟疾病形影不離，例如，甲狀腺低下症的人大多患有自體免疫性肝臟疾病，而這正是自體免疫性肝病患者必須定期檢測甲狀腺功能的原因。

● 心臟

肝臟有助於保持心臟動、靜脈的健康，因為它在膽固醇和三酸甘油酯（血脂）的儲存和代謝上扮演要角。萬一有一天肝臟無法代謝藥物、酒精和咖啡因，心律就會開始不整。除此之外，研究發現非酒精性脂肪肝的病人比較容易得到心臟病，這或許是因為肝功能異常會增加罹患代謝症候群（詳見右頁灰框補充說明）的風險之故。

● 腎臟

想要清除身體的毒素，肝臟和腎臟一定要攜手並進，所以肝臟生病時，腎臟的能力一定也會受影響。例如，C 型肝炎的病人出現腎絲球病變的機會將增加，這種慢性腎臟疾病會影響腎臟過濾血中廢物的能力，降低腎臟的整體功率。同時，慢性肝病患者流經腎臟的血流量更可能降低。

關於代謝症候群的事實

「代謝症候群」這個名詞看似玄妙，但它其實只是想要表達一個簡單的概念，就是概括那些會增加我們罹患心臟病、中風和第二型糖尿病的各種風險因子。這些風險因子包括高血壓、餐前血糖過高、HDL 膽固醇不足、三酸甘油酯過高和腹部脂肪過多（或腰圍過粗）。代謝症候群的病人不但是心臟疾病和中風的高風險群，他們身上的各種異常數值在複雜的生理作用下也會導致非酒精性脂肪肝。事實上，現在有些醫界專家正把非酒精性脂肪肝也列為是代謝症候群的標準之一。因此，代謝症候群和非酒精脂肪肝之間的關係確實密不可分！

● 血液

肝臟儲存了血液正常凝集時，所需要的脂溶性維生素 K，另外，它也製造了凝血時所需要的重要蛋白質。

● 骨骼

肝臟也能幫助人體吸收保持骨骼強健的重要維生素和礦物質，像是維生素 D、鈣和磷等。

如各位所見，在這份可觀的對應清單中，可以清楚了解肝臟在人體運作裡扮演著多麼重要和不可或缺的角色。遺憾的是，許多人卻因為不良的生活習慣，對肝臟加諸龐大的壓力，並且絲毫沒有考慮到，肝臟有一天也可能因為這些不友善的對待，宣告罷工。

肝病的症狀悄然無聲，卻會帶來巨大的傷害

通常，在肝臟出現嚴重或是無法忽視的損傷前，我們仍然能夠快樂且幸福的過日子，渾然不知它正因為我們的某些行為而受苦中。當肝臟不能再為你移除血液中的廢物、細菌或毒素，或是將三大營養素轉換為身體可利用的形式時，身體健康和精力都會受到影響。更甚者，假如肝臟出現脂肪堆積、發炎和疤痕組織，屆時就會開始有一些嚴重的症狀出現，諸如持續性疲倦、肌肉無力、噁心、嘔吐、腹部疼痛、記憶力減退和心智紊亂等令人憂心的癥兆；以上這些癥兆正是肝臟對你發出的重要求救信號。

肝臟疾病之所以這麼容易被輕忽，就是因為它在初期往往悄無聲息，再加上以前人們常常把肝臟疾病與酗酒和吸毒這類惡習聯想在一起，這也讓不少人因此不願意去找肝臟專科醫師，或是不願意去面對自己可能患有肝臟疾病的想法，因為他們害怕被貼上這類汙名化的標籤。不過近幾十年來，學界對肝臟疾病的看法大幅改變，「非酒精性脂肪肝」這個名詞出現了，而這種因肥胖、糖尿病、高血壓和膽固醇異常引起的肝臟疾病，也成了美國人肝臟受損的主因，只是大部分的民眾還不知道這個事實罷了。

大眾對肝臟疾病還有另一項誤解，那就是一個人的行為（除了過量飲酒）和肝功能之間，其實並沒有什麼明顯的關聯。反之，大多數人都知道暴飲暴食和活動量太低等不良生活習慣，會對腰圍和健康造成顯著的影響。例如，一直大吃大喝又不怎麼活動，無法穿上自己最愛的牛仔褲根本沒什麼好大驚小怪（此外，扛著這麼多超出身體負荷的體重，也難怪會腰痠背痛或出現關節方面的問題）；還有，假設抽菸抽到像座冒煙的煙囪，就該知道自己很可能會出現久咳不止的狀況。同樣地，我想多數人也都知道長期的不良飲食和缺乏運動，還有

抽菸和過量飲酒將導致動脈阻塞，進而引發胸痛、心肌梗塞或中風（取決於動脈堵塞的位置）等警示症狀。

只不過，通常肝功能出現異常時，身體並不會產生如此明顯的警示症狀；你很可能一點兒感覺都沒有，依舊忙碌的過日子，讓肝臟完全無法喘口氣。換句話說，當我們把全副心身都放在該如何增進腦袋、腸胃和心臟健康時，肝臟的處境就像灰姑娘般可憐：儘管包辦了所有的粗活雜務，卻沒有受到應有的照顧和關注。

脂肪肝會導致肝臟纖維化

就現實層面來看，對肝臟如此漠不關心的行為，極可能對整體健康造成嚴重的後果。肝臟是人體不可或缺的器官之一，倘若它徹底喪失功能，你頂多只能再活個一到兩天的時間。健康肝臟色澤光潤、質地平滑，但受損肝臟的外觀則會有如一塊帶有結節、軟骨狀斑塊和疤痕組織的畸形腐肉，畫面不忍卒睹。另外，脂肪肝還會促使肝臟出現肥大的狀況，因為有大量的脂肪堆積其中。脂肪肝的狀況若遲遲未獲改善，肝臟則會進一步走向纖維化，橫生的疤痕組織將更深入的毀損肝臟細胞。到了這個階段，含有大量疤痕組織的肝臟很可能發展成肝硬化，使得肝臟難以繼續正常運作。

雖然肝臟具有再生修復的能力，然而一旦肝臟疾病造成了肝臟某種程度的毀損，肝臟便無力自行復原。**肝硬化對肝臟的破壞力，即超過了肝臟的修復能力，因此對肝硬化患者而言，除了肝臟移植外，沒有任何方法有機會治癒肝硬化**。肝硬化（包括酗酒、非酒精性脂肪肝、非酒精性脂肪性肝炎等其他疾病引起的肝硬化）是美國四十五到六十五歲成人的第三大死因，而僅能仰賴肝臟移植擺脫肝硬化的事實，也讓這些為病憂愁的患者增添更龐大的苦痛（欲瞭解更多與肝臟

移植有關的資訊，請見二十六頁的補充框）。

同時，患有慢性肝病和肝硬化的人往往會為下列症狀所苦：無法驅逐的疲倦感、身體虛弱、容易有瘀傷、不時出現噁心感或腹痛、腸道功能異常、難以調控血壓、身體肌肉無力（容易摔跤）、記憶和心智紊亂和思考障礙等遍佈全身的惱人狀況。簡而言之就是：他們的生活品質將因為肝臟失能，而大幅下降。

肝臟移植是不得已的下下策

除了肝硬化外，肝癌、急性肝衰竭和遺傳性肝病也都只能靠肝臟移植來讓病人重新擁有健康的肝臟。由於肝臟具有再生能力，因此肝臟移植的來源除了已故者的捐贈外，一般健康的人亦可以供給病人部分肝臟進行活體移植。

活體移植時會從健康捐贈者身上切下部分肝臟，用它取代病人生病的肝臟；手術後，經過休養，捐贈者的肝臟會重新長回原本的大小，植入病人體內的部分肝臟也將同步長成正常的大小——整個肝臟再生的過程就像是蜥蜴斷尾重生一樣，令人嘆為觀止！不過就算肝臟的再生能力如此強大，防患未然還是擁有一副健康肝臟的不二法門。因此，平日細心保養肝臟，盡可能讓它不受到傷害，這樣各位就不必去煩惱這些與肝臟移植或是再生有關的問題了。

唯一具有再生能力的器官

好消息是，假如肝臟疾病能夠及早發現，非酒精性脂肪肝、酒精性脂肪肝和 A、B、C 型肝炎都有機會透過適當的介入治癒。肝臟是人體唯一具有再生能力的器官，只要有二十五％的肝臟沒受到任何傷

害、健康狀況良好，這部分的肝臟就能利用自身的細胞替補因病受損的組織，使肝臟再度長回原本的大小。一旦肝臟細胞增生完畢，新生的肝臟細胞就會開始生成血管、重建肝臟中的血液網絡，以確保肝臟中每一顆細胞都能獲得充足的血液和養分、保持活力。

　　依據肝臟受損的狀況，肝臟再生所需的時間短則數週，長則數年。令人詫異的是，當肝臟在進行再生作用時，它的運作多半不會受到太大的影響。肝臟這項驚人的生理特質讓許多肝病患者受惠，因為要治癒某些腫瘤或化學傷害（例如酒精或藥物）造成的肝病，常必須要切除部分的肝臟。除此之外，原發性膽汁性膽管炎（primary biliary cholangitis，一種自體免疫疾病，患者肝中的小膽管會逐漸受到破壞）和血色素沉著症（hemochromatosis，一種代謝疾病，患者會從吃進的食物中吸收過多鐵質）等先天性肝病，則能藉由各式的藥物和生活型態調整，獲得改善。

　　接下來幾章，各位將更了解自身肝臟正面臨的威脅，察覺到它對你發出的細微警訊，以及學會保護它的最佳方法。即便已經確診得到了肝臟疾病，也別灰心，在這本書裡，你將找到如何反轉肝病的方法，並進一步改善現在和未來的整體健康狀態。我們將告訴你養肝法寶，幫助你改變生活型態，讓你不僅擁有健康的肝臟，更得以有效地管理體重、身材和降低罹患其他重大疾病的風險；而這些改變必然會提升各位的生活品質，甚至「救你一命」！

肝臟移植

　　未來十年內，非酒精性脂肪肝大概會成為美國肝臟移植的主因，而且其需求量必定會使肝臟的捐贈量更加供不應求。二〇〇四年至二〇一三年間，等待肝臟移植的非酒精性脂肪性肝炎的成年人人數成長了三倍，然而比起患有 C 型肝炎、酒精性肝病或是其他肝病患者，非酒精性脂肪性肝炎的患者不太有機會進行移植手術，因為需要用肝臟移植保命的非酒精性脂肪性肝炎病人往往只剩九十天可活，而這段時間內他們大多等不到可移植的肝臟。因此，大量的肝臟移植需求確實是當代必須克服的一大難題；許多非酒精性脂肪性肝炎的病人，最後都是死於門靜脈高壓（portal hypertension）、肝衰竭和肝癌等併發症。

　　此外，有幾種肝臟疾病也無法靠肝臟本身的再生能力反轉，例如肝癌、肝硬化、急性肝衰竭和遺傳性肝病。對重度肝硬化患者而言，肝臟移植是唯一的治療方法，不過想要靠肝臟移植重獲健康也有幾項條件。首先，患者的健康狀態是醫師評估的首要條件，若患者同時合併其他不受控制的重大疾病，醫師可能就不會建議患者進行肝臟移植。

　　獲准進行肝臟移植後，患者接著就必須考量到移植手術的費用、找到配對肝臟的機會（須以患者的血型和體型配對）以及術後復原的艱難挑戰。另外，完成移植手術後，患者還必須一輩子服用抗排斥藥物，避免身體對移植器官產生排斥反應，但是這些藥物卻常常會帶來一些嚴重的副作用。

　　另外，做過肝臟移植的人其出現腎臟問題的機率也會增加。研究指出，肝臟移植者中，有二十七％的人出現腎臟疾病；而這些人當中，又有十％人的腎病會發展成為末期腎臟病。

　　目前，美國有一百六十萬名等待肝臟移植的病人。他們都在跟時間賽跑，每一個人無不希望自己能在病情更惡化前，找到配對成功的肝臟，進行移植手術。若想了解更多有關移植的細節，請參照第十二章。

第二章 ｜ 新一代沉默殺手：脂肪肝

　　五十六歲的卡麗想要重回學生時代的纖細身材，於是她在主治醫師的建議下，來到了我的門診。初次會診時，卡麗告訴我，醫師說她的肝臟可能有脂肪堆積的問題，因為她的肝指數有點高。另外，她還有膽固醇過高、第二型糖尿病的問題，BMI 數值則落在三十二，屬於肥胖體型。

　　當我向她提起或許她患有非酒精性脂肪肝時，她的臉上充滿驚恐，一方面是她對這個疾病一無所知，一方面是她擔心這個疾病會衍生出其他削減她壽命的健康問題。

滴酒不沾，也會罹患肝臟疾病

　　說到肝臟疾病，許多人都只會想到過量飲酒；當然，這樣的想法是有幾分道理，因為長年大量飲酒會使肝臟發炎、纖維化或硬化，造成酒精性肝病，但它並非現代人得到肝病的主因。對現代人來說，非酒精性脂肪肝（脂肪堆積在肝臟）和非酒精性脂肪性肝炎（肝臟不僅有脂肪堆積，更有發炎和受損的狀況）才是肝臟最大的敵人。**這些新興的肝臟疾病跟過量飲酒沒什麼關聯，主要是由不良的生活型態所致，像是過重肥胖、飲食習慣不佳或基因本身就容易罹患第二型糖尿病者，皆是得到這兩項肝臟疾病的高危險群。**

　　根據調查報告指出，現在我們除了要注意 A、B、C 型等各種肝炎、酒精性肝病和原發性膽汁性膽管炎（primary biliary cholangitis，PBC，患者肝中的小膽管會逐漸受到破壞，增加肝硬化的風險）的威

脅，上述這兩大類非酒精性肝病亦是我們不容小覷的新一代肝臟殺手。它們的發生率也比不少肝臟遺傳疾病高，例如血色素沉著症（身體吸收並儲存過多的鐵，導致肝臟受損）和威爾森氏症（Wilson's disease，身體對銅的代謝異常，使大量銅堆積在肝臟，造成肝臟損傷）。由於大多數的肝臟疾病在早期都無聲無息、沒什麼症狀，所以我們往往會有好一段時間沒察覺到它們的存在，任由它們胡作非為。

多數人就跟卡麗一樣，不曉得不健康的飲食習慣或過重會影響肝臟健康，而且也從沒聽過這些可能奪去性命的肝臟疾病。甚至有研究發現，許多家庭醫師在碰到非酒精性脂肪肝的病人時，也不曉得該如何處置。也就是說，不論是一般人或相關醫護人員，有很多人根本不知道非酒精性脂肪肝是怎麼一回事。

最近休士頓的貝勒醫學院（Baylor College of Medicine）展開了一項研究，該研究共募集了二百五十一名的非酒精性脂肪肝病人，然而研究人員卻發現，這些病人當中，僅有二十二％的人的病例中曾提及可能患有非酒精性脂肪肝，其餘人的病例則只有簡單記著他們有肝指數異常的狀況。針對這些肝臟指標異常的病人，醫生會建議他們改變飲食和活動習慣，或是直接將他們轉介給專科醫師（例如專攻肝病或胃腸科的醫師）。這個現象讓研究人員得到了一項結論：「大部分可能患有非酒精性脂肪肝的病人，都不清楚自己處在風險之中，也沒有去做相關評估。」雪上加霜的是，非酒精性脂肪肝的出現毫無徵兆，即便它已經對病人的肝臟造成傷害，病人可能也渾然不知。

「非酒精性脂肪肝」和「非酒精性脂肪性肝炎」的差異

雖然肝臟本來就含有脂肪，但是假如肝臟脂肪的含量佔了肝臟重量的五到十％以上，就會被醫師判定為脂肪肝。通常醫師會在血液檢

測時，發現肝指數異常，或是在做腹部超音波或電腦斷層掃描時，發現肝臟有脂肪堆積的情形。近日非酒精性脂肪肝成了美國和西歐最主要的肝臟疾病，但由於這類疾病悄無聲息，病人除了有時會感到疲勞或不適外，通常沒什麼明顯癥狀，所以部分病患很可能會在不自知的情況下，轉變為更嚴重的非酒精性脂肪性肝炎（編按：在臺灣，患有脂肪肝的人數亦是逐年上升。據統計，每兩位接受腹部超音波檢測者，就有一人有脂肪肝）。

這兩種肝臟疾病最大的差異在於，非酒精性脂肪肝的肝臟只有出現脂肪堆積的狀況，相對的，非酒精性脂肪性肝炎的肝臟則不只有大量脂肪堆積，同時還出現肝臟發炎的狀況。

如同我在前言裡提到的，目前大約有三十％的美國人，其健康正受到非酒精性脂肪肝的威脅，而且這些人當中，更涵蓋了超過六百萬名的孩童。另外，美國還有約六百萬人患有非酒精性脂肪性肝炎，其中又有約十％的人，因此衍生出肝硬化的問題。

根據不少美國全國性的政府健康調查報告顯示，過去二十年來，孩童、青少年和成人出現非酒精性脂肪肝的案例成長了兩倍以上。同時，研究人員也發現，非酒精性脂肪肝個案的成長速度，恰好與全球肥胖率增加的速度成正比（尤其是腹部肥胖的部分）。事實上，最近非酒精性脂肪肝和非酒精性脂肪性肝炎的確診數不斷攀升，與美國和全球這幾十年來遽升的肥胖率有很大的關係。美國國家衛生統計中心（National Center for Health Statistics）的數據指出，自一九七〇年代開始，不論是成年人或是孩童的肥胖率皆成長了兩倍以上，而且有嚴重肥胖的人若以手術的方式減肥，其出現非酒精性脂肪肝的機率仍舊超過九成。

不過有些人卻對這樣的現象提出質疑，認為今日非酒精性脂肪肝的診斷率之所以會快速增加，是因為我們近日才發現它的存在，並對

它提高警覺；醫師在檢視患者的健康狀態時，亦會特別留意他們是否有這方面的問題。這樣的質疑或許有幾分道理，因為某些流行病學的研究認為，非酒精性脂肪肝和非酒精性脂肪性肝炎是造成過去被歸類為「隱原性」（cryptogenic，即找不到病因之意）肝硬化的主因。畢竟，二十多年前我們才知道過多的體脂肪會造成肝臟疾病，並且逐漸發現了肥胖與糖尿病、血脂異常和脂肪肝之間的明顯關聯。

胰島素阻抗和脂肪肝的關係

誠如我前面一再強調的，肝臟是一個非常複雜的器官，執行許多不同的任務；尤其，在代謝飲食中的脂肪、碳水化合物和蛋白質方面，更是扮演舉足輕重的關鍵角色。不過，對肝臟來說，這三種巨量營養素又以脂肪的代謝最為費工。因為要讓身體能利用我們吃進的脂肪，肝臟必須將之「代謝」、「匯集」、「加工」並「裝入」脂蛋白中，才有辦法把這些脂肪運送到全身各處供細胞使用。若肝臟健康，這些處理脂肪的繁複過程當然難不倒它，然而，一旦肝臟發生問題，那麼吃進過多的脂肪恐怕就會對肝臟造成負擔。假如：肝臟無法有效處置吃進的過量脂肪，這些脂肪就會堆積在人體，肝臟細胞中也會充滿三酸甘油酯（在血液中流通的脂肪），形成非酒精性脂肪肝。接著經過一段時日後，這些**一直默默積累在肝臟的脂肪就會促使肝臟發炎並產生疤痕組織，而這些疤痕組織輕會使肝臟纖維化（初期），重則會造成肝硬化（晚期）**。一旦肝臟硬化，肝臟裡的肝細胞就會被疤痕組織取代，使肝臟的功能無法正常運作。

另一方面，也有其他專家認為，真正造成非酒精性脂肪肝的幕後凶手是胰島素阻抗（insulin resistance，一種會使葡萄糖堆積在血液中的病症），因為它使患者必須分泌更多的胰島素，連帶導致他們體內

的三酸甘油酯含量增加。誠如我所知的，血液中的三酸甘油酯過高正是造成非酒精性脂肪肝的重大風險因素之一，因為脂肪主要都是以三酸甘油酯的形式堆積在肝臟中。不僅如此，胰島素濃度的提升可能會抑制全身細胞分解脂肪，同時刺激身體將過量的血糖合成為新的脂肪酸。發生這種狀況時，由於肝臟僅能一直生成脂肪，卻無法將它們送到細胞供人體利用，因此這些脂肪就會像逃學的青少年一樣，在身體裡到處亂晃，堆積在肝臟，最終演變為脂肪肝。

下一代面臨的「脂肪肝」危機

另外，孩童出現非酒精性脂肪肝的狀況格外令人擔心，因為他們的肝臟尚在生長階段。

最新的研究認為，過重或肥胖的孩童得到心臟疾病的機率，會因為非酒精性脂肪肝增加；只不過卻沒有人知道，到底非酒精性脂肪肝只是一個顯示心臟疾病風險增加的指標，亦或其根本就是造成心臟疾病的主因。此外，孩童時期就出現脂肪肝，意味著這些孩子的肝臟會比其他成年才出現脂肪肝的人受到更長久的傷害。因此，除非這些孩子能夠及時改善脂肪肝的狀況，否則長年下來他們的肝臟極可能出現難以修復的損傷。

最近，我們已經在臨床上看到小至兩歲的幼兒出現非酒精性脂肪肝，而非酒精性脂肪性肝炎導致的肝硬化患者中，也赫見年僅八歲的兒童。接下來，就讓我們來快速瀏覽一下眾多研究對這方面的發現：

（一）二〇〇五年，聖地牙哥的加州大學研究人員做了一項學校性調查。他們以明尼蘇達州、加州、德州和路易斯安那州的肥胖學童為受試者，欲了解他們的健康狀況；結果發現年齡落在十七至十八歲的學生，患有脂肪肝的比例竟高達二十三％。

（二）二〇〇六年，聖地牙哥的加州大學研究人員對七百四十二名年齡在二至十九歲、非自然死亡的孩童遺體進行相驗。根據研究結果，他們歸結出這個年齡層的孩子，大約有十％患有非酒精性脂肪肝。毫不令人意外的是，肥胖孩童發生脂肪肝的機率最高，他們的脂肪肝發生率約有三十八％。

（三）二〇〇九年，明尼蘇達州的梅奧診所（Mayo Clinic）追蹤了六十六名患有非酒精性脂肪肝的孩童，為期二十年。研究人員發現，非酒精性脂肪肝孩童的存活率明顯比同齡和同性別的健康小孩低，他們早夭或需要肝臟移植的機率是後者的十三・六倍。

這些數據令人憂心忡忡！一般來說，非酒精性脂肪肝具有家族性，也就是說，有脂肪肝問題的人，他的家人很可能也有這個問題；另外，過重或肥胖者、膽固醇過高者（尤其是三酸甘油酯過高的人），還有患有多囊性卵巢症候群（polycystic ovarian syndrome，PCOS）、代謝性和荷爾蒙失調疾病的人也很容易有脂肪肝的問題。最後，我們也不能忘了第二型糖尿病和胰島素阻抗（又稱做糖尿病前期，是發展成糖尿病的前兆）的患者也是得到脂肪肝的高危險群，因為我們本章一開始提到的個案卡麗，她就是一名糖尿病患者。

撇開上述的這些疾病不看，男性和西班牙裔者發生脂肪肝的機率本來就特別高；西班牙裔者之所以會比較容易有脂肪肝，或許有部分原因和基因有關，因為他們基因序列中出現 PNPLA3 基因的機率是白種人的兩倍以上。PNPLA3 基因會趨使肝臟生成過多三酸甘油酯，此即為增加得到非酒精性脂肪肝的風險之一。

懷孕婦女得到非酒精性脂肪肝的風險

二〇一六年，一項研究以一千一百一十五名媽媽作為研究對象，探討非酒精性脂肪肝與孕婦之間的關聯性。結果研究人員發現，在懷孕期間得到妊娠糖尿病的女性，日後出現非酒精性脂肪肝的機率是沒得者的二·五倍。造成這個關聯性的元凶很可能正是胰島素阻抗，因為妊娠糖尿病（妊娠糖尿病是指孕婦在懷孕前並無糖尿病，直到懷孕期間才出現糖尿病的狀況）也會有胰島素阻抗的狀況。

因此研究人員將妊娠糖尿病歸結為非酒精性脂肪肝的風險因素之一。被確診為妊娠糖尿病的婦女，不論在懷孕或是產後階段，都應該特別注意肝臟的狀況，並在產後展開減重計畫（懷孕期間不適宜執行任何減重行為）。

與非酒精性脂肪肝相關的健康問題

非酒精性脂肪肝不會一夕之間憑空出現，就大多數的個案來看，他們會得到非酒精性脂肪肝，往往都是因為長期不健康的生活習慣、體重過重，或其他健康問題（這類與主診斷同時存在的健康問題，在醫學上稱之為共病症〔comorbidity〕）。現在就讓我們來看看與非酒精性脂肪肝息息相關的健康問題有哪些吧！

● 第二型糖尿病

現在，隨著第二型糖尿病的得病人數增加，非酒精性脂肪肝的個案數量也跟著一起直線升高。就非酒精性脂肪肝來說，第二型糖尿病恐怕是與它牽扯最深的疾病，因為幾乎有一半的第二型糖尿病患者都有脂肪肝。而且，大部分有第二型糖尿病的人也都有肥胖的問題。此外，非酒精性脂肪肝和第二型糖尿病皆深受胰島素阻抗的影響；再加

上若要讓葡萄糖正常代謝，必須仰賴肝臟扮演好加工、匯集和分泌葡萄糖的重要角色。

在吃進含有碳水化合物的食物後，身體會分泌胰島素，讓腸道得以吸收葡萄糖；被吸收的葡萄糖有一部分會隨著血液匯流至肝門靜脈，進入肝臟，進行下一階段的重要加工。此時肝臟或許會將葡萄糖以肝醣的形式儲存起來，又或者若這時候身體的其他儲能都已經耗盡（通常是禁食狀態時），那麼肝臟也會利用糖質新生作用（glycogenesis）為人體補給能量。

萬一肝臟裡的脂肪太多，肝臟工作起來就會變得很吃力，必須花更多的精力才能保持我們禁食血糖的穩定。另外，為了將血液中過多的葡萄糖盡快轉變為身體可利用的能量，胰臟甚至會分泌更多的胰島素來因應，而這個大量分泌胰島素的動作，正是將人體一步步推向第二型糖尿病的開始。因為長時間大量分泌胰島素不僅會使人體對胰島素產生阻抗，更有可能會讓分泌胰島素的 β 細胞受損，加劇第二型糖尿病的病情。

● **心血管疾病**

現在脂肪肝已經被醫界認定是動脈粥狀硬化和早發性心血管疾病的風險因素之一。事實上，心血管疾病也正是奪去大部分非酒精性脂肪肝和非酒精性脂肪性肝炎病人性命的主因。部分專家推測，脂肪肝病人的性命可能在還沒被肝硬化搶走前，就已經先因為心臟病發作而畫上句點（而且脂肪肝的程度越嚴重，這樣的機率越高）。肝臟脂肪比例的失衡，會導致人體三酸甘油酯過高、HDL 膽固醇（好的膽固醇）過低，這些都是提高心肌梗塞發生率的不良因素。

另外，學者也發現，不僅非酒精性脂肪肝的人是代謝症候群的高危險群，代謝症候群的人也同樣比較容易出現非酒精性脂肪肝，他倆

之間的關係就像是一條雙向道，互為影響。這樣的狀況對與日俱增的非酒精性脂肪肝孩童來說，或許更是雪上加霜，因為有些研究認為，年輕時有脂肪肝的人，日後出現心血管疾病的機會將大幅增加。如果看完這段敘述你還不太明白非酒精性脂肪肝對心血管疾病的嚴重性，或許這麼說你會比較明白：**和沒有非酒精性脂肪肝的人相比，非酒精性脂肪肝的人比較容易因為心血管疾病而一命嗚呼，諸如頸動脈粥狀硬化、心肌失能和血管病變等。**

● 發炎性腸道疾病（IBD）

食物吃進嘴裡後，必須靠腸胃系統去消化、吸收它們，至於透過皮膚吸收進的物質，則可以直接隨著血液在身體裡流通。不過，不管物質是透過腸胃消化吸收，或直接經由皮膚吸收，它們最終都會到達一個相同的目的地：肝臟。我曾經聽過別人把肝臟叫做身體的垃圾處理場，初次聽聞這種說法時，我覺得有點兒無禮，但實際了解肝臟的功用後，我發現這個比喻相當貼切。不論是透過嘴巴或是皮膚，一旦這些物質進入人體，身體為了利用、儲存或排除它們，就必須運用各個器官去代謝它們。

很多發炎性腸道疾病都和肝臟疾病有關。發炎性腸道疾病是指某部分的消化道因為疾病出現慢性發炎的狀況，其中最常見的兩種發炎性腸道疾病是潰瘍性結腸炎（大腸和直腸是主要受到損傷的部位）和克隆氏症（小腸和大腸都會受到傷害）。（註：在此要特別向各位讀者說明，這裡所說的發炎性腸道疾病和我們常聽到的腸躁症〔IBS〕並不一樣。腸躁症是一種大腸疾病，患者雖會有腹部絞痛、脹氣、腹瀉或便祕等症狀，但是他們的腸道組織卻不會出現發炎或損傷。）

請各位一定要記住這個原則：唯有肝臟、腸道和膽胰系統齊心協力，身體才能夠順利消化吸收食物，並且將毒素排出體外。發炎性腸

道疾病的病人往往會有吸收或營養不良的問題，這或許也是腸道出狀況的病人常衍生出肝臟疾病的另一項原因。

舉例來說，不少研究人員發現原發性硬化性膽管炎（primary sclerosing cholangitis，一種罕見疾病，患者連接肝臟和小腸的膽管會無故出現疤痕組織、硬化）的病人比較容易出現發炎性腸道疾病，其中一項研究還指出潰瘍性結腸炎的男性特別會如此。另一項研究則顯示，當他們對發炎性腸道疾病的患者進行肝臟的超音波造影時，竟有四十％的人都有脂肪肝。再者，治療發炎性腸道疾病使用的藥物，有時也會對肝臟造成毒性。由於肝臟疾病初期無聲無息、沒什麼症狀，所以有發炎性腸道疾病的人，若想保持肝臟的最佳狀態，最好定期到院檢查，與醫師一起密切監控肝臟的健康。

● 乳糜瀉

乳糜瀉是一種會影響人體多重系統的自體免疫疾病，除了小腸外，其周邊器官的功能也會受到波及。至今醫界尚不清楚乳糜瀉和肝臟疾病之間的確切關聯（有人主張可能與腸道的通透性有關），但大量的研究結果確實顯示兩者之間有相關性。乳糜瀉病人最常出現的肝臟問題是乳糜瀉引起的肝炎（celiac hepatitis），其餘則是自體免疫性肝炎、原發性膽汁性肝硬化（primary bilary cirrhosis）、非特異性肝炎、原發性硬化性膽管炎、血色素沉著症和非酒精性脂肪肝。

有的時候，醫師會發現病人患有乳糜瀉，是因為他們的肝功能檢測常常出現紅字。雖然這樣的發生率不到一成，但它們兩者之間的確有相關性，因此萬一醫師在排除一切因素後仍找不出病人肝指數升高的原因，就應該檢測病人是否患有乳糜瀉。值得慶幸的是，只要採取無麩質飲食，乳糜瀉就能獲得有效的控制，並且隨著乳糜瀉的病情受到控制，肝指數的數值也會回歸正常值。

● **多囊性卵巢症候群**（polycystic ovarian syndrome，PCOS）

美國大約有五百萬名婦女深受多囊性卵巢症候群之苦；這個疾病與卵巢囊腫、月經不規律以及男性荷爾蒙（雄性激素）過高有關。多囊性卵巢症候群不僅會增加脂肪堆積在肝臟的風險，更會提升脂肪肝發展成為非酒精性脂肪性肝炎的可能。

此外，它也幾乎和第二型糖尿病形影不離。為什麼他倆常會形影不離呢？答案是：多囊性卵巢症候群和第二型糖尿病都與「胰島素阻抗」和「中央型肥胖」（也就是蘋果型肥胖身材，意指四肢正常，但肚子很大）脫不了關係，而這兩個病症同時也是造成非酒精性脂肪肝和非酒精性脂肪性肝炎的風險因素。除了這些明顯的關聯性，多囊性卵巢症候群婦女體內的雄性激素過高，也許亦是促成脂肪肝的幫凶之一。有鑑於這些事實，多囊性卵巢症候群的患者務必要定期做肝臟檢查，如此，才能嚴密監控肝臟健康或避免肝臟疾病的情況惡化。

● **睡眠呼吸中止症**

許多研究顯示，非酒精性脂肪肝的患者若有重度睡眠呼吸中止症（所謂的睡眠呼吸中止症，是指晚上睡覺時，呼吸會間歇性的中斷數秒，然後才又重新呼吸），很可能會對肝臟造成直接性的損傷。尤其，與全身性發炎和肝病（尤其是非酒精性脂肪肝）之間有相當強的關聯性。有一派說法是，睡眠呼吸中止症病患的間歇性缺氧狀況，可能會加劇肝臟的發炎作用。其他研究則發現，身體缺氧時，體內的低密度脂蛋白膽固醇（LDL，壞的膽固醇）濃度會增加，構成了另一項造成非酒精性脂肪肝的直接原因。

睡眠呼吸中止症最常發生在肥胖者，而其中年過四十又有代謝症候群和胰島素阻抗的男性，出現的機率更高。儘管正常體重的人不常有睡眠呼吸中止症，但是一旦正常體重的人出現這種狀況，其肝臟也

很可能因為缺氧和發炎反應的關係，出現脂肪肝，甚至是纖維化的病變。（欲了解更多有關睡眠呼吸中止症的細節，詳見第五章。）

● 甲狀腺功能低下症

由於甲狀腺素對肝臟的正常運作扮演重要角色，所以肝臟的健康和甲狀腺的功能息息相關，並不令人感到意外；甲狀腺出問題時，肝臟也會受到牽累。

在眾多甲狀腺疾病中，又以甲狀腺功能低下症與非酒精性脂肪肝的關聯性最大，如果非酒精性脂肪肝的患者有甲狀腺功能低下症，則他們的病情很容易就轉變為更嚴重的非酒精性脂肪性肝炎。

目前研究已經發現，甲狀腺功能低下症與糖尿病、肥胖有關，並且還和其他造成代謝症候群的因素有所關連，而上述的這一切都會直接升高罹患脂肪肝的風險。另一種可能的機制則是從相反的方向討論，部分學者認為，肝臟失能時會產生氧化壓力，影響身體其他部位的正常功能，甲狀腺即為其中一項。

多重夾擊的可怕疾病

原則上，上述疾病可能造成非酒精性脂肪肝，但其實這個因果關係若反過來看也行得通：也就是說，非酒精性脂肪肝也可能增加其他看似與肝臟毫無相關的疾病罹患率。非酒精性脂肪肝本來就與增加胰島素阻抗、第二型糖尿病、血脂異常（高三酸甘油酯、低 HDL 膽固醇）和高血壓有關，而這些病症全都是代謝症候群的特徵，也因此心臟疾病往往會一起找上門。

你想得沒錯，得到非酒精性脂肪肝的人或許完全沒有上述所說的風險因素，但是一旦他們得到了非酒精性脂肪肝，便很容易出現其他

非酒精性脂肪肝與其他疾病的糾葛

　　高齡七十二歲，已經晉身為祖母輩的喬伊絲，一直都活力充沛、健康狀態良好，然而幾年前，她的家人卻發現她變得十分健忘。有一天喬伊絲從家裡開車到超市採買，但回程時她卻想不起該怎麼開回家。接著她又陸續忘記了更多事情，像是親朋好友的名字、電影的片名和書籍的標題等。這一點讓喬伊斯的家人非常不安，因為過去她的思慮非常清楚，於是她的兒女便帶著她去看醫生。

　　一開始他們以為喬伊斯是得到失智症，但是常規的血液檢測報告卻顯示她的肝指數數值異常。因此為喬伊絲初診的醫師將她轉介給漢諾納醫師（本書作者之一）。漢諾納醫師為她做了腹部超音波，結果顯示她有肝硬化。這個消息讓喬伊絲和她的家人大為震驚，因為她從未過量飲酒，也不嗑藥，更沒有肝臟疾病的家族史。

　　當時喬伊絲的身體狀況是：BMI 指數高達四十二，患有糖尿病且三酸甘油酯過高——這三項因素正好都是造成脂肪肝和肝硬化的推手。事實上，多年前醫師就已告訴喬伊絲，她有脂肪肝，但她並沒有放在心上，因為當時她根本不曉得脂肪肝可能造成多麼嚴重的後果。

　　醫師為喬伊絲安排了進一步的血液檢測，報告出爐後，他發現喬伊絲血中的氨濃度過高。一般來說，健康的人都可以透過肝臟將氨這些有毒物質排除，可是對喬伊絲這樣的肝硬化病人而言，因為肝臟失去功用，所以氨會累積在體內，並隨著血液流至腦部，進而影響到患者的記憶力、專注力和其他認知能力（醫界將這種情況通稱為肝性腦病變）。幸好，經過藥物治療後，堆積在喬伊絲體內的氨終於排出體外，她的心智狀態也同步獲得了顯著改善，重拾健康。

健康問題。**這些病症與非酒精性脂肪肝之間的牽扯確實錯綜複雜，許多人甚至以為這些病症本來就與脂肪肝共存，卻不知道它們其實是因果關係，是某一方造成了另一方。**

有一派學者主張，非酒精性脂肪肝是一種受到「多重夾擊」（multihit）而衍生的疾病。第一擊是胰島素阻抗造成脂肪在肝臟堆積；第二擊是肝臟承受第一擊的壓力時，所釋放出的不安定、具破壞力的活性氧自由基和促發炎細胞激素；第三擊則是這些化學物質對細胞膜產生了氧化壓力，導致肝臟細胞受損。其他可能造成脂肪堆積在肝臟的原因還包括部分醫療用藥，像是雌激素（代表藥物：避孕藥和荷爾蒙補充療法）、皮質類固醇（代表藥物：prednisone 和鈣離子通道阻斷劑（代表藥物：diltiazem 和 nifedipine）；以及病毒性肝炎、自體免疫性肝病、快速減肥和腸道菌叢過度繁衍等（第四章將有更多與這些因素有關的內容）。

如果這一連串對肝臟的攻擊都沒有獲得改善，那麼原本只是脂肪肝的肝臟就會出現損傷和發炎，演變成非酒精性脂肪性肝炎，而這類型的肝炎中，又有二十％的人可能會發展成為肝硬化或是肝癌等重症。就目前的醫療技術來說，肝臟切片是唯一一種能夠清楚分辨非酒精性脂肪肝和非酒精性脂肪性肝炎的方法。假如切片結果只顯示肝臟有脂肪堆積的狀況，即為非酒精性脂肪肝；假如切片結果顯示肝臟不僅有脂肪浸潤，還有發炎反應和疤痕組織充斥其中，則會被診斷為非酒精性脂肪性肝炎。

從「脂肪肝」進展到「肝炎」的過程

的確有少部分的人明白，是什麼原因讓非酒精性脂肪肝轉變成肝炎，但其他人對此仍是一知半解。根據美國胃腸病學會（American

College of Gastroenterology）的資料顯示，目前的幾項主流說法是：
（一）氧化壓力增加（特別是指，體內抗氧化能力失調，無法有效對
抗或中和自由基破壞力的人）；（二）病人的發炎細胞、肝臟細胞或
脂肪細胞，生成並釋放名為細胞激素（cytokine）的發炎蛋白；（三）
正常肝臟細胞的凋亡（apoptosis，指細胞的自殺作用）數量增加；（四）
脂肪組織被白血球浸潤，引起發炎反應；（五）以及腸道菌叢的菌相
改變等，以上皆是造成肝臟發炎的重要因素。

　　不管是哪一個原因造成的非酒精性脂肪性肝炎，它們對各位的影
響都一樣：你的健康、你的人生都將因它受到嚴重的威脅。簡而言
之，倘若沒有在非酒精性脂肪肝的階段立即在生活習慣上，做出適當
的調整、改善脂肪肝的狀況，接下來肝臟很可能就會走向非酒精性脂
肪性肝炎一途，而到了這個階段，能讓你重拾肝臟健康的辦法恐怕就
只有肝臟移植了。然而，非酒精性脂肪肝並非是一輛失速列車，只要
你願意做出改變，並搭配正確的醫療介入，還是有機會中止病情的惡
化，甚至反轉它。

逆轉脂肪肝

　　因此，唯有及早發現、及早治療才能有效戰勝非酒精性脂肪肝，
同時我們還必須盡可能避免去接觸那些有害肝臟健康的事物。假如你
有非酒精性脂肪肝，那麼以下這些行為很可能會加重肝臟受損的機
率，千萬要立即停止：

● 持續性過量飲酒。
● 豪飲酒精飲品（定義：兩小時內，女性喝下四份以上的酒精
　飲料；男性則為五份以上）。

● 常態性服用止痛藥，例如乙醯胺酚（acetaminophen）。（例如因為體重過重，導致關節和腰背老是疼痛，必須長期仰賴止痛藥者）。

　　許多專家認為，預防和治療非酒精性脂肪肝的最佳辦法就是保持健康體重，因為它有助遠離胰島素阻抗和代謝症候群。當然，達成這項目標的不二法門就是提升飲食品質（有需要的話，請減少熱量攝取），並且多運動。這項原則除了能幫助減肥，不少研究也認為，這類的生活型態調整對改善肝指數和脂肪肝有直接的正向幫助。最棒的是，研究人員發現調整生活型態的方法並非僅有一種選擇，一份二〇〇三年發表的報告即可說明這一點。

快速減重，反而會讓脂肪肝更嚴重

　　該項報告共回顧了十五篇，於一九六七年至二〇〇〇年間探討過非酒精性脂肪肝的臨床研究，這些研究所採用的飲食介入法，無論是熱量限制強度和三大營養素的比例方面，皆大不相同（有低碳水化合物飲食、高碳水化合物飲食、低脂飲食甚至是高脂飲食），但它們最終卻都能有效地降低肝指數和減少脂肪堆積在肝臟的狀況。由此可知，想要擺脫脂肪肝，並沒有非要選擇哪種生活型態或飲食方式不可，只要能改善原本不好的飲食習慣，皆能降低罹患肝炎的健風險。

　　另外，也有研究指出，**有非酒精性脂肪肝的肥胖者，在減掉七％以上的體重時，他們的脂肪肝和肝臟發炎狀況會獲得顯著的改善**。由於肥胖對非酒精性脂肪肝的影響力實在太過強大，所以部分專家甚至認為，能夠越早減去過多的體重，對患者的肝臟狀況越好。不過，在這裡我必須提醒你一個概念：就算非常想要減輕體重，也必須用健

康、合理的速度循序漸進的進行，因為快速的減肥反而會適得其反，增加你罹患脂肪肝的機會，在下一章我們便會討論到這個部分。

最後，我要跟各位說的是「亡羊補牢，猶未晚矣」，只要你願意減去身上過多的重量、不坐以待斃，不管是什麼時候開始，永遠都不算太遲。有時，就連非酒精性脂肪性肝炎的患者，在適當的飲食調整、大量的體能活動（每週至少做二百分鐘中等強度的運動）和其他生活習慣的改變下，他們肝臟組織的健康狀態和功能也能夠得到改善。

還記得那位想要重回學生時代曼妙身形的卡麗嗎？在得知自己患有非酒精性脂肪肝後，她便非常積極的想要擺脫這個疾病。為了助她一臂之力，我幫她設計了一份以蔬果、瘦肉和健康油脂為主的飲食，還替她規畫了一套運動及管理壓力的方法。在卡麗堅守飲食上的改變（包括餐點攝取份量上的控制），同時每週至少四次、每次連續快走四十五分鐘後，五個月的時間，她的體重少了八公斤，BMI 的數值也從肥胖降為過重。運動和減輕的體重連帶改善了她的膽固醇數值，並給予她更多的活力。這陣子她又重新做了一次血液檢測，這次她的肝指數數值已經恢復正常，所以現在她也下定決心要持續保持這個好現象，守護健康！

在後續幾章的內容中，各位將更清楚了解能透過哪些方法保護肝臟不受非酒精性脂肪肝和非酒精性脂肪性肝炎的侵擾；假如你不幸已經患有這些疾病，接下來的內容將幫助你有效調整生活型態，成功反轉它們。

攝取肝臟喜愛的飲食就是養肝的一大重點，富含抗氧化劑的蔬菜和水果、蘊藏 omega-3 脂肪酸的魚類和食物、有益健康的益生菌、來自種子和堅果的健康油脂等，都是肝臟敞開雙臂歡迎的食物；控制飲酒的分量、養成規律運動的習慣以及保持健康的體重亦是必備的養肝條件。除此之外，也別忘了平常要保持充足的睡眠、控制壓力（或應

對的方式）、避免使用會傷害肝臟的藥物，並且遠離潛藏在環境中的有毒物質。

　　雖然這些養肝條件聽起來有些繁雜又不太輕鬆，但是請你想想，只要能遵循以上原則，它們帶給你的，將是全面性的健康人生。因為健康的肝臟不但會提升身體其他器官的性能，而且這一套養肝的生活原則，同時也對心臟、肺臟、免疫系統、腦部和其他生理系統好處多多（但在某些情況下，非酒精性脂肪肝和非酒精性脂肪性肝炎也需要藥物或手術的介入，詳情請見第十二章）。

　　最重要的是，只要你給予肝臟充分的關愛，就能讓自己不成為這新一代沉默殺手的犧牲者，並讓其他的器官繼續健康運作；對身體來說，這才是真正的大獲全勝呀！

第三章 | 別讓口腹之欲毀了肝臟

　　一年前，五十五歲的泰瑞來到我的診間，想請我為她設計一份減肥飲食計畫，當時她的 BMI 指數為三十三。她說過去自己也曾試著減肥，但試遍了各種飲食法，卻一點成果也沒有。幾年前泰瑞曾被診斷出有脂肪肝，不過當我詢問她這方面的事情時，她卻告訴我，其實她從未認真看待這件事。事實上，自從她被診斷出有脂肪肝後，體重便直線上升了七公斤，原先的運動習慣也被迫中斷。此外，泰瑞的雙親都有肝臟疾病的病史：她的母親是肝癌，父親則是非酒精性脂肪肝。她非常擔心自己會步上她母親的後塵，得到肝癌，但卻不曉得以她過胖的體型來說，非酒精性脂肪肝對她健康的威脅更大。

喝汽水、果汁也會傷害肝臟

　　乍看之下，肥胖和肝臟疾病之間的關聯性或許並不明顯。畢竟，大部分人都不會想到體脂肪和肝臟之間能有什麼關係。然而，大量的研究卻已顯示兩者之間密切相關。首先，研究發現，如果人們常常攝取大於消耗量的熱量，那麼多餘的熱量就會被轉變為體脂肪，儲存在身體各處，像是脂肪組織或肝臟這類的內臟中。也許為了有亮眼的外貌，每一個人都會盡可能不讓自己變成「小腹婆」或「大腹翁」，可是大家更需要關心的應該是如何避免讓自己出現肝臟的肥胖症——脂肪肝，因為這對我們健康的影響更大！

　　最近，學者已經漸漸梳理出哪些特定生活型態，會將現代人置於罹患肝臟疾病的高風險之中。**最常造成肝臟疾病的三大飲食習慣為：**

攝取大量含糖或精緻碳水化合物食物、常喝酒或健怡汽水，以及吃高脂的食物。 二〇一四年，荷蘭研究人員發表了一篇研究，他們發現有吃零食習慣，且特別偏好高糖、高油食物的人，其腹部脂肪和肝臟脂肪的含量會比不太吃這類食物的人高。

　　非酒精性脂肪肝的患者通常也比沒脂肪肝的人更愛喝汽水，因為這些汽水常常添加了大量的果糖。塔弗茲大學（Tufts University）的研究人員在二〇一五年的研究中就發現，天天飲用汽水、果汁、檸檬水（檸檬風味的含糖飲料）和非汽泡式水果飲品，會增加脂肪堆積在肝臟的風險。另外，二〇一〇年，杜克大學（Duke University）的研究則發現，若非酒精性脂肪肝病人飲食中的果糖量增加，他們肝臟纖維化（出現疤痕組織）的程度也會加重。

果糖：千杯不醉的蜜汁，帶來的傷害卻和酒精一樣

　　為什麼肝臟會比其他器官更容易受到糖的侵害呢？很可能是因為肝臟是人體中唯一能夠處理果糖的器官，而果糖正是現在許多含糖加工食品中使用的甜味劑。對肝臟而言，果糖就是最主要的問題所在；實際上，果糖攝取量大增，即為過去三十年來我們改變的飲食習慣之一，並且它也和非酒精性脂肪肝、肥胖的盛行率同步成長。你覺得這是巧合嗎？我想恐怕不是這樣！

　　為了讓各位快速進入狀況，了解果糖對人體的危害，現在我就簡要的為大家介紹果糖的特性，及其對身體的影響。

　　碳水化合物能以複合體（即多醣，常見於營養豐富的食物中，如豆類、蔬菜或全穀類）或單體（即單醣或雙醣，常見於加工含糖或澱粉食品、精製穀物和糖果）的形式出現在食物中。複合體的碳水化合物是由三個以上的糖分子以鏈狀相連組成，跟只由一到兩個糖分子組

成的單體相比，它們比較不容易消化。就營養層面來看，單醣的碳水
化合物中，僅有牛奶裡的半乳糖和來自水果的天然果糖富有營養價
值；至於澱粉類食物中的果糖和葡萄糖，由於它們同屬單醣，很快就
會被身體代謝、利用，所以吃進這類碳水化合物時，血糖和胰島素的
數值會迅速飆升。基本上，**水果裡的果糖並不會對肝臟造成威脅，但
是一旦它們被萃取出來，並添加在加工食品中時，就會產生極大問
題。**因為人體的消化系統不太能代謝加工過的果糖，所以你吃進的果
糖全部都必須經由肝臟來代謝。相對於此，如果吃進的是葡萄糖，大
概只有二十％的葡萄糖需要經由肝臟代謝，其餘八十％可由其他器官
組織吸收。

　　雖然少量的攝取果糖對肝臟並不會有太大的影響，然而一旦過量
攝取果糖就會對肝臟細胞的粒線體造成極大的負荷。當我們攝取過量
的果糖時，肝臟不會將它們轉換為葡萄糖儲存起來，反而會把它們轉
化成脂肪酸，以三酸甘油酯的型式儲存在肝臟。美國加州大學舊金山
分校的醫學院教授暨神經內分泌科醫師羅伯·魯斯提（Robert
Lustig），在他的著作《雜食者的詛咒》（*Fat Chance: Beating the Odds
Against Sugar, Processed Food, Obesity, and Disease*）中，曾將果糖喻
為「千杯不醉的蜜汁」，就果糖對肝臟的破壞力來說，這真是個相當
貼切的稱號。因為我們代謝果糖的途徑，就跟我們代謝葡萄酒、啤酒
和烈酒等酒精（乙醇）的方式十分相似。

　　假如你經常吃進大量的果糖，肝臟就不得不將過量的果糖轉變為
脂肪（三酸甘油酯），並且堆積在肝臟中。經過一段時間後，這些持
續不斷增長的脂肪便會導致肝臟細胞腫脹，甚至死亡。過量的三酸甘
油酯不但會對肝臟造成大麻煩，例如：增加非酒精性脂肪肝、非酒精
性脂肪性肝炎、肝硬化和肝癌的風險，還會流竄到人體的其他部位，
對心臟和腦部的動脈產生影響，在身體埋下胰島素阻抗的種子。

在知道果糖對人體的這些負面影響後，再看到這篇南韓的研究成果似乎也就不足為奇：他們發現有脂肪肝的人，其罹患第二型糖尿病的機率是沒脂肪肝者的五倍。二〇〇九年，另一項巴西的研究也發現糖尿病和脂肪肝之間的關係，當他們為一百八十名第二型糖尿病的病人做腹部超音波後，竟發現有高達六十九％的人都有非酒精性脂肪肝！除了果糖本身會對肝臟造成直接性的傷害，大量攝取果糖對人體代謝造成的影響，也會間接提升非酒精性脂肪肝的發生率；也就是說，體脂肪含量增加、全身性發炎和胰島素阻抗，都是讓肝臟出現損傷的幫凶。

飽和脂肪和膽固醇：造成脂肪肝的心腹大患

脂肪肝不只跟果糖的攝取量有關，也有其他研究還發現，有脂肪肝的人通常吃比較多肉，以及其他含有大量飽和脂肪和膽固醇的食物。二〇一三年，一篇回顧了各式高脂飲食對人體健康影響的報告發現，高脂飲食除了會改變膽固醇和體重這類的生理數值，它們還會增加肝指數常異、肝臟發炎和肝臟出現疤痕組織的機率。**假如你有機會看到酗酒者和攝取大量油、糖者的肝臟，你會發現他們的肝臟幾乎長得一模一樣。**

二〇〇四年上映的紀錄片《麥胖報告》（*Super Size Me*），就清楚呈現出肝臟因飲食受損的過程。這部片的導演摩根·史柏路克（Morgan Spurlock），在影片中記錄了自己連續三十天，餐餐都吃麥當勞，而且不運動的結果：他的體重增加了十一公斤，膽固醇數值升高了六十五，肝臟也出現了損傷。後來他公開醫師給他的肝臟診斷報告，他說：「醫師說我的肝臟簡直就像是一大塊鵝肝醬，裡面塞滿了脂肪。」他的自我實驗結果並非特例，因為二〇〇八年瑞典的學者也

得到了類似的結果。當時這些學者召集了一些健康的年輕人，請他們每天吃兩餐速食，並且減少活動量，整個實驗為期四週。最後實驗終了，研究人員發現這些年輕人血液中的丙胺酸轉胺脢（ALT，肝指數之一）濃度大幅升高；這表示肝臟受到傷害，因為當肝臟受損時，肝臟中的丙胺酸轉胺脢就會從肝細胞外漏到血液中。

從這些例子中我們可以很明顯看出，速食中的大量脂肪就是傷肝的罪魁，不過攝取過量的蛋白質也是一項促成因素（contributing factor）。原因是，不管你吃進哪一種蛋白質，它們都會在體內產生氨，而人體若要排除這些毒素，就必須仰賴肝臟將它們轉化成無害的物質。因此，如果吃進太多的蛋白質，肝臟的解毒系統很可能會負荷不了，導致氨和其他有毒物質開始在血液中堆積。久而久之，積累在血液中的氨便會造成患者記憶力減退、健忘、心智紊亂和行為舉止改變等肝性腦病變的症狀。最後，速食還有一項加重肝臟疾病的因素，那就是它含有大量的鹽分，鹽分會使液體更難排出體外，使肝臟腫脹的狀況益發嚴重。

誰是肝病的高危險群？

說到自己或家人得到肝病的風險，許多人根本毫無頭緒。大多數的人都聽過飲酒過量會引發肝病；它確實是其中一項主因，不過，在上百種的肝臟疾病中，還有很多其他原因會讓人得到肝病。原則上，造成肝臟疾病的風險因素分為兩大類：一類是可以靠後天努力改變的因素，另一類則是無法撼動的事實。現在就讓我們先從後者開始討論，因為相對於前者，人為難以改變的風險因素比較簡單明瞭。

■ 無法撼動的致肝病因素

不可改變的肝病風險因素有：年齡、性別、基因和種族等，以下我們將分項逐一討論：

● 年齡

年過六十的人比較容易罹患肝臟疾病，主因是肝臟的效能會隨著年紀削減，使肝臟其代謝體內有害毒素的能力越來越差，進而讓肝臟更容易受到環境中的毒素（如養殖魚體內的多氯聯苯）、藥物（如長期使用乙醯胺酚）或草藥（如卡瓦胡椒，一種治療焦慮的民俗偏方）的傷害。在第四章中將介紹更多外來因素對肝臟造成的傷害。

● 性別

由於女性的肝臟在分解某些環境毒素、藥物和草藥的速度比男性慢許多（其中最廣為人知的例子就是酒精），因此女性比較容易會有肝臟方面的問題。部分研究認為這可能和女性的荷爾蒙有關，特別是雌性激素，因為女性月經週期的荷爾蒙變化，可能會影響身體代謝酒精或藥物的速率。

● 基因

不少肝臟疾病，如威爾森氏症（肝臟堆積大量銅，對身體產生毒性）、血色素沉著症（肝臟囤積過量鐵質）等，都是因為遺傳基因異常造成，四十五歲的巴特即為一例。

巴特是一個有著美滿家庭和忙碌職場生活的健康男性，他去做例行體檢時，身體除了有輕微的疲憊感外，並沒有什麼異狀，檢查報告也顯示他健康狀態良好，但卻發現他的肝指數有一點偏高。一開始他想不透為什麼肝指數會偏高，因為他的體態標準，也不太喝酒（頂多

在週末喝個兩杯葡萄酒）；更沒有嗑藥、刺青（萬一刺青的儀器受到污染，刺青者很容易因此感染到 B 型或 C 型肝炎）或常常暴露在化學環境之中。不過他有肝臟疾病的家族史，他的父親死於肝硬化，叔叔則死於肝癌。

醫師為巴特做了更詳細的血液檢查，發現他血液中的鐵含量高於正常值，於是推斷他大概是患有先天性的血色素沉著症，因為這種疾病會使人體吸收過量鐵質，並囤積在身體的各個組織中，尤其是肝臟、心臟和胰臟。

血液中的鐵量過多，聽起來或許不是一個大問題，但是對男性來說，這卻可能造成嚴重的後果。因為鐵在身體裡通常帶有毒性，所以在正常的情況下，身體會將多餘的鐵排出體外，只留下需要的用量。身體調節鐵的能力必須仰賴鐵調節素（hepcidin）的幫忙，而這個激素只有肝臟能合成。儘管血色素沉著症並非不治之症，可是這種疾病不容易發現，往往病人被確診時都已經有長達十年的病程。此時若讓鐵質持續在體內累積、置之不理，將會導致肝臟嚴重的損傷，衍生像是肝硬化、肝癌或肝衰竭等重大肝病。不僅如此，根據加州大學洛杉磯分校的最新研究發現，血色素沉著症還會使病人比較容易處在生死交關的情況中，因為這些病人若受到創傷弧菌（Vibrio vulnificus）感染，其死亡率會比一般人高出五成之多。

另外，還有一些先天性的肝臟疾病是免疫系統攻擊肝臟所致，例如自體免疫性肝炎和原發性膽汁性膽管炎。二〇一五年，日本的研究團隊發現，PNPLA3 基因變異的人就算體重標準，出現非酒精性脂肪肝的機會也比較高。

● 種族

西班牙裔的人比較容易出現非酒精性脂肪肝，而且病情也會比較

嚴重（高加索族白種人的風險則名列第二）。目前尚不知道確切的原因，但有一項說法是，西班牙裔的人本來就比其他種族更容易發生胰島素阻抗、高三酸甘油酯和肥胖的狀況，這三項都是促成非酒精性脂肪肝的風險因素。另外還有一項說法是，西班牙裔族群天生較容易有腹部肥胖，而此類型的肥胖常常會將脂肪堆積在肝臟。

■ 可以改變的致肝病因素

能夠靠自己的努力改變的風險因素中，肥胖和飲酒量是首要項目，這兩項因素不論對非酒精性脂肪肝或酒精性肝病都影響重大。當然，能改變的因素並不是只有它們，但現在就讓我們從最關鍵的因素談起吧！

● 過重

儘管規律運動和均衡飲食對肝臟的健康扮演重要角色（第六章和第七章將介紹更多有關這方面的內容），不過一說到非酒精性脂肪肝，體重所造成的影響力還是大勝其他因素。

話雖如此，但由於每一個人的基因和背景因素不同，所以對過重的耐受性也不太一樣。舉例來說，一個 BMI 指數二十八且有肝病家族史的過重者，他得到非酒精性脂肪肝的風險，或許跟 BMI 指數三十一，但沒有任何肝病家族史的人一樣。

對非酒精性脂肪肝和第二型糖尿病而言，「體重過重」是主要的風險因素，因為這兩項疾病都與肥胖引起的胰島素阻抗有關。畢竟，當人胖起來時，身上的內臟脂肪（或稱腹部脂肪）、肝臟脂肪和各部位脂肪的堆積量都會增加，它們對胰島素阻抗的影響甚鉅。就像我們在第二章討論到的，非酒精性脂肪肝是一種「多重夾擊」下衍生的疾病，而當中的關鍵第一擊就是胰島素阻抗，因為它會讓脂肪快速堆積

四肢瘦但肚子大的泡芙族

研究發現，體脂肪分布猶如泡芙（外表看似單薄，但含有大量脂肪）的人，得到非酒精性脂肪肝的風險也會增加。尤其是內臟脂肪含量高的人，因為他們的體脂肪都集中分布在腹部的器官或周邊。

內臟脂肪跟那種可以從身上捏起一大塊贅肉的皮下脂肪不同，它雖然摸不著，但卻會使體內器官之間的荷爾蒙無法正常流通，導致身體出現慢性的發炎反應和胰島素阻抗。事實上只要是泡芙族，即便 BMI 指數落在標準範圍內（低於二十五），往往也難逃腹部脂肪過高、餐前血糖上升、三酸甘油酯過高、HDL 膽固醇（好膽固醇）過低和高血壓等代謝性肥胖的問題。別忘了，三酸甘油酯過高和 HDL 膽固醇過低，正好就是非酒精性脂肪肝病人身上最常見到的情況。

因此，就算這些人體重正常，只要他們有出現代謝症候群的特徵，就應該減少果糖和葡萄糖的攝取量，以避免脂肪堆積在肝臟上的風險。

二〇一三年，維克森林大學（Wake Forest University）在研究中發現，給予正常體重的實驗動物高果糖飲食，即使牠們體重沒有變重或吃進比較多熱量，牠們的肝臟仍都出現了損傷。這告訴我們，人工果糖還是少吃為妙。另外，萬一是體重正常但肝指數偏高的情形，那或許就該進一步去檢查自己有沒有脂肪肝的狀況；有內臟（腹部）脂肪和三酸甘油酯過高以及 HDL 膽固醇過低者，更應該格外留意這一點。

在肝臟。一旦受到第一波攻擊，肝臟細胞就很容易接著受到來自氧化壓力、粒線體失能和細胞凋亡等其他因素的傷害，進而導致原本只是被脂肪包圍的肝臟，開始出現發炎和纖維化的情形。

雖然體重過重是造成非酒精性脂肪肝的一大風險，不過就跟酒精一樣，倘若沒有超過標準值太多，肝臟其實並不會因此出現損傷。絕大多數非酒精性脂肪肝的病人，BMI 指數都高達三十，屬於肥胖等級。除了 BMI 指數外，了解自己是哪一種類型的胖也很重要，**因為就算兩人的 BMI 指數相同，但是胖得位置不同，對健康產生的影響也就會有所差異。**

一般我們會將體重過重的人分為兩類，一為蘋果型（脂肪主要堆積在腹部，也就是說，這些脂肪離肝臟比較近），另一個則是西洋梨型（脂肪主要堆積在大腿和臀部）。蘋果型的過重者比較容易有代謝問題，容易使脂肪酸釋放到血液中，對肝臟造成直接影響。假如是 BMI 指數二十五以上的過重者，那麼除非展開體重控制的行動，否則出現非酒精性脂肪肝和肝臟損傷的機率極可能比其他人高出許多。

由於每個人都有機會得到非酒精性脂肪肝，加上肥胖對非酒精性脂肪肝的影響太過深遠，所以部分專家認為，過重或肥胖者若能越快減去多餘的體重，他們的肝臟就能越早恢復健康。不僅如此，瘦下來除了有益肝臟健康外，還能讓心臟、肺臟、肌肉骨骼系統等同時受惠。大部分人只要能減去三至五％的體重，就足以改善或反轉非酒精性脂肪肝的狀況；至於非酒精性脂肪性肝炎的人，若想要消除肝臟的發炎反應，恐怕得減去十％的體重才夠。

● 飲酒過量

飲酒過量有害肝臟健康，這一點眾所周知，但是許多人都不知其所以然。

當我們飲用啤酒、葡萄酒或雞尾酒等酒精飲料時，必須仰賴肝臟將酒精中的乙醇轉化為比較無害的物質，接著才能經由尿液排出體外，因此，若長期飲酒，這個解酒的工作會對肝臟造成不小的負荷。另外，身體吸收酒精後，容易使脂肪堆積在肝臟，造成肝臟發炎。如果這類破壞持續在肝臟進行，一段時間後，肝臟就會出現硬化和衰竭的現象。

此外，有不少病人問我，到底喝多少酒算過量。我總是告訴他們：「這要依你們的健康狀況，還有你如何定義『一杯酒的分量』而定。」我常常會請病人憑自己的感覺，倒出他們認為是「一杯」的酒量，不過就跟許多研究的結果一樣，大家的目測值通常都會低於自己實際的飲用量。根據官方的定義，一份的酒精相當於一杯一百四十公克的葡萄酒、三百四十公克的啤酒或四十三公克的烈酒。此外，還有其他因素會影響你對酒精的負荷量，像是體重過重、肝病、酗酒或家族肝病史等。

許多研究顯示，對非酒精性脂肪肝的病人而言，適量飲酒（每天少於二十公克酒精），尤其是紅酒，有助於提升胰島素的敏感度，並降低其他造成心臟疾病的風險，例如，HDL 膽固醇過低和血液容易凝集等。此外，位處聖地牙哥的加州大學，在二〇〇八年的研究中發現，健康者若適度飲用紅酒（每天最多一杯），大約能降低五十％得到非酒精性脂肪肝的機率；不過，在這項研究中僅有紅酒有這個效果，啤酒和烈酒皆無此功效。有研究發現紅酒的多酚含量是白酒的五倍，而紅酒對健康的好處多多，或許就跟它富含多酚和植化素有關，因為它們皆具有抗氧化性，能保護肝細胞不受氧化壓力和自由基的傷害。二〇〇九年葡萄牙的動物實驗結果也支持這項推論，研究人員認為紅酒裡的多酚物質確實可能具有沖消酒精對肝臟損傷的能力。

除了多酚物質外，紅酒裡的其他物質可能也對健康有益。二〇一

五年由奧勒岡州立大學（Oregon State University）執行的研究顯示，深紅色的葡萄裡有一種叫鞣花酸（ellagic acid）的植化素，這種植化素能減緩肝臟裡脂肪細胞成長的速度，並減少脂肪細胞生成的數量；同時在實驗室的條件下，鞣花酸也能增進肝臟細胞代謝脂肪酸的效能。另外，在發現這個事實前，這一批奧勒岡州立大學的研究人員便在二○一三年的研究中先發現了另一個現象，即：以黑皮諾（pinot noir）葡萄的萃取物餵食過重的小老鼠，牠們肝臟的脂肪量會比較低，血糖的控制狀況也會比較好（與同樣過重，且食用相同高脂飲食的小老鼠相比）。他們的發現證明，葡萄萃取物裡的物質的確能提升肝臟裡特定蛋白的活性，幫助脂肪和醣類代謝，而且其運作的方式就跟降血糖和降血脂的藥物一樣。這是一個重大的例證，證明「食藥同源」，只要吃對食物，它們也能對身體發揮療癒的效果！

　　只不過並不是所有的研究都一面倒地認為紅酒有益健康。二○○○年在義大利北部做的研究就認為，對已經有脂肪肝跡象的肥胖者而言，飲用任何一種酒精都是大忌。因為他們發現與沒喝酒的肥胖者相比，飲酒肥胖者的脂肪肝狀況比較容易惡化。更重要的是，二○○九年的葡萄牙研究發現，最常造成飲酒者死亡的原因就是肝病，這表示如果你酗酒，比起癌症找上門或是出車禍身亡，你可能會先因為肝臟壞掉而喪命。這確實是一項你我都必須認真看待的事實！

　　說到酒精對人體的影響時，我們也一定要考慮到性別。簡單來說，如果男性和女性同時喝下一杯一百四十公克的紅酒，女性通常會比男性更快不勝酒力。為什麼呢？就生理學的角度來看，喝下同等分量的酒精時，女性的酒精吸收率比男性高，因為女性身體的含水量比較低，稀釋酒精的能力沒辦法像男性一樣好，所以血液中的酒精濃度也會比較高。另外，女性代謝酒精的時間也比較長，因為她們體內的酒精脫氫酶比較少，代謝酒精時必須仰賴這種酵素幫忙。

　　覺得單聽我說，口說無憑嗎？那我們就來看看美國聖母大學（University of Notre Dame）做的研究結果吧！他們找了體重同為六十三公斤的男女，測量他們在飲用兩杯酒後，一個小時內的血液酒精濃度，結果發現男性的數值僅○・三八，女性卻是○・四八。由此可知，**若女性有長年飲酒的習慣，再加上她們先天吸收和代謝酒精的特性（吸收快、代謝慢），出現肝病的風險就會比男性高出許多。**

　　此外，「飲酒量」和「飲酒頻率」也與許多肝臟疾病的發生率息息相關。世界衛生組織（World Health Organization）調查酒精對健康影響的報告中發現，每天過量飲酒是預測酒精性肝硬化的唯一一項重大指標。根據這份報告，現在美國疾病管制中心（Centers for Disease Control）將重度飲酒定義為，男性每週十五杯以上，女性每週八杯以上；這份標準只稍微比美國心臟協會（American Heart Association）的每日建議飲用量上限（男性每天兩杯，女性每天一杯）多一點。

　　儘管許多組織都已經對大眾提出了飲酒量的參考標準，但是大多數的人還是會低估下肚的黃湯量，或堅稱自己天天飲酒是為了獲得研究中發現的那些健康好處；但對那些先天酒精代謝不良，又常常和朋友飲酒作樂的人來說，這樣的行為恐怕很容易讓他的肝臟生病。因此，想要喝酒喝得不傷身，最好還是謹守專家的建議，依據自身的性別來限制飲酒量，如此一來才能讓肝臟常保健康。

　　當然，一樣東西就算再好，食用時也必須適可而止，才是明智之舉。如果你實在無法拿捏自己的飲酒量，那麼就請乾脆下定決心戒酒，做一個滴酒不沾的人。倘若你本來就不喝酒，那麼為了肝臟好，你更沒有理由去喝紅酒，因為吃紅紫色的葡萄或喝紅葡萄汁，也能獲得紅酒中那些有益健康的物質。

　　最後，我還要告訴各位一個限制飲酒量帶來的隱藏好處，它跟體重有關。

潔絲米是一名四十歲的媽媽，產後她減去了大部分的贅肉，但是卻一直有五公斤的體重減不下來。為了恢復曼妙的身形，她每天至少會運動一小時，而且飲食健康又均衡。然而即便她如此用心，她的體重還是沒有下降。某一天晚上，在她買泳裝受挫後，終於忍不住打電話跟我求救。我請她鉅細靡遺的記下她一週裡吃了哪些東西，然後寄給我。看了潔絲米寄給我的檔案後，我發現雖然她天天運動、飲食健康，但是卻有每晚喝兩杯馬丁尼的習慣，這兩杯酒的熱量完全抵消了她健康飲食和運動消耗的熱量。於是，在不喝馬丁尼後，十週內她就減去了她一直減不掉的五公斤體重。

● 腸道健康

另一項比較鮮為人知，卻和肝臟健康脫不了關係的因素就是「腸道裡的菌相」。簡單來講，一旦腸道裡的菌相不健康，就可能導致脂肪堆積在肝臟、降低胰島素敏感度（這是造成非酒精性脂肪肝的主因），並且引發一連串損傷肝臟的發炎反應。好在只要多花點心思，透過多吃含有益生菌的食物和營養補充劑（第七章將有更多介紹），腸道菌相還是可以重回健康。

最近才被學者發現的「腸漏症候群」（leaky gut syndrome），也是另一項與肝臟健康有關的腸道問題。由於這個疾病才被發現沒多久，所以在目前已經出版的醫學教科書上，可能都找不到有關它的內容。腸漏症是一種腸道通透性異常的疾病，會讓腸道中的物質、毒物或有害健康的細菌流竄到血液中，使病人衍生自體免疫疾病和脂肪肝等慢性病。現在我們就來看看「腸漏症候群」是怎麼影響健康。

正常情況下，我們吃進食物後，身體會將它徹底消化，讓腸道能好好吸收這些養分。不過，假如腸道的通透性異常，就會讓許多原本應該在腸道中被吸收的蛋白質、脂肪、碳水化合物、維生素和礦物質

等營養素，從腸道「漏」到血液中，引發人體各處產生發炎反應（包括肝臟在內）。除了營養素外，毒素和無法消化的食物碎片也可能直接由腸道滲漏到血液之中。

雖然「腸漏症候群」對健康的影響頗大，但想確認自己是否有「腸漏症候群」，卻不是那麼容易。因為它的症狀和其他消化性疾病十分相似，所以經常被誤判，例如腸躁症、克隆氏症和乳糜瀉。「腸漏症候群」的症狀主要有：脹氣、多屁、腹部絞痛、對食物耐受性差，甚至還會出現頭痛和關節痛的症狀。如果你懷疑自己是「腸漏症候群」的患者，請務必去找一位了解這項剛被發現沒多久疾病的醫師為你看診。最保險的做法是，直接請家庭醫師將你轉介給胃腸科醫師或是醫學中心的醫師。一開始醫師大概會先請你進行排除飲食，觀察你的症狀有沒有在不吃某些食物後消失；又或者，他會為你做腸道通透性的檢測，看看你是否有「腸漏症」。

好消息是，**腸漏症可以靠飲食治癒，而且這套飲食的原則還跟養肝飲食類似**。首先，必須戒酒至少一個月、停止使用非類固醇抗發炎藥物（NSAIDs，像是阿斯匹靈和異布洛芬〔ibuprofen〕）、避免攝取含糖或添加人工甜味劑的食品，並且採取抗發炎飲食。抗發炎飲食由豐富的蔬菜、水果、豆類、香料、根莖類、天然豆製品和非精緻穀類組成，而且富含來自油魚、堅果和種子的健康油脂。此外，也可以跟醫師討論，多攝取一些益生菌和麩醯胺酸營養補充劑是否對你有幫助。在第七章，我將介紹更多能治癒腸漏症，同時又能增進肝臟健康的方法。

● **病毒**

病毒也是可以改變的致肝病因素之一，因為我們可以採取一些措施避開它們。

腸肝軸系（The gut-liver axis）

不管你是否相信，人類的腸道裡寄居著好幾萬億個微小細菌，涵蓋了上千種的菌種，而這些數量可觀的細菌也對人體的健康影響甚大。你或許知道這些細菌跟消化系統有關，知道它們能幫助分解腸道裡的某些食物，或對抗某些因食物引起的細菌性感染。不過現在的研究證實，你所知道的這一些，只不過是腸道細菌扮演的一小部分角色。

最近幾年，已經有開創性的研究揭開了人類腸道菌叢的祕密，發現它們會全面性的影響免疫功能、能量狀態以及得到各種疾病的機率，例如，肥胖、憂鬱症、癌症、糖尿病、失智症、代謝症候群或非酒精性脂肪肝。具體來說，肝臟與腸道之間有許多的關聯性，因為它們之間有所謂的腸肝軸系。目前已有強而有力的研究證據指出，腸道菌叢和腸道屏障功能的完整性（尤其是腸道內襯的上皮細胞）與非酒精性脂肪肝的出現和惡化有關。

雖然腸道裡的壞菌過多，或好、壞菌比例失衡是大家最擔心的一點，不過菌叢失衡的下一步就是會影響到腸道的完整性。若腸道內襯的完整性不夠好，長時間下來很可能會讓腸道的通透性異常，造成所謂的「腸漏症候群」。

我們可以把小腸的內襯想成是一條軟管，如果軟管因為磨損出現裂隙，許多細小的水珠便會隨著裂隙滲出；而當這個狀況發生在小腸裡時，滲出腸道的或許就是毒素和壞菌。毒素和壞菌流入血液後，便會在全身各處引發一連串的發炎反應。最後這個全身性、但強度不大的發炎反應，會大幅增加罹患第二型糖尿病、心血管疾病、非酒精性脂肪肝和非酒精性脂肪性肝炎的機會。換句話說，腸道菌叢的改變會削弱腸道屏障的完整性，進而引發全身性的發炎反應和傷害肝臟。

值得慶幸的是，不論是腸道菌叢的菌相或是腸道屏障的完整性，都可以透過飲食改善。也就是說，只要吃對食物，餵飽肚子裡的好菌，腸道裡的壞菌數量自然會減少。要讓肚子裡的好菌增加，就必須攝取大量的膳食纖維、益生質（提供益生菌能量的食物）和益生菌（含有有益健康的活菌或酵母菌的食物），並且適量的飲酒。

　　大家都知道，許多病毒型的肝炎都會導致肝臟發炎和損傷。最常見的肝炎有三型，分別為 A、B 和 C 型肝炎。A 型肝炎的病毒主要是透過受汙染的水或食物傳播，因此感染 A 型肝炎的人在準備食物時，若未充分清潔雙手，就很可能會讓吃下食物者感染到 A 型肝炎。B 型肝炎的病毒主要是透過血液、精液和性交時的其他體液以及針頭感染；同時有 B 型肝炎的母親也可能直接將病毒傳染給胎兒。C 型肝炎的病毒同樣是透過血液傳播，受帶原者血液汙染的針頭、藥物注射器或是刺青設備都可能是媒介；1992 年以前，輸血和器官捐贈也是常見的 C 肝病毒傳染途徑。

　　除了這三類病毒，還有一些病毒會對肝臟造成損傷，甚至是引發肝衰竭，像是 EB 病毒（Epstein-Barr virus）、巨細胞病毒（cytomegalovirus）、嚴重急性呼吸道症候群（SARS）、微小病毒（parvovirus）、嚴重流感和單純皰疹病毒。

　　假如你已經有肝臟疾病，那麼上述的這些病毒，或是不良的生活習慣都將讓肝臟的病情更加嚴重；現在我要跟各位分享的個案，就活生生地應證了這件事。

　　六十七歲的亨利，體重有一點過重，在一家大型律師事務所工作。他每天的工時都很長，三餐大多以外帶的快餐解決，而且還正在打離婚官司，身心都承受著極大的壓力。亨利在三十多歲的時候就被診斷出有 C 型肝炎，不過一直以來病情都靠藥物控制得很好。

　　可是最近他去找肝臟專科醫師追蹤病情時，卻發現肝指數飆高，而且他也已經有好幾個月感到極度疲倦，於是他被轉介到我的診間，希望我能透過飲食幫助他。我和亨利達成了一個飲食共識，那就是不要吃含糖食品、精緻穀類和外食，並且每天至少吃五份綠色蔬菜。除了飲食上的努力外，他還開始靠著冥想減壓，而且每週都有四天跟著私人教練健身。就這樣進行了一年多，現在亨利的肝指數已經回到比

較健康的狀態，而他也持續吃著對的食物、規律運動，並且比以前更懂得排解壓力。

● 代謝症候群

這是另一個對肝臟健康狀態影響重大的疾病，同時還會助長非酒精性脂肪肝和非酒精性脂肪性肝炎的發生率。

什麼是代謝症後群？代謝症候群代表的是與第二型糖尿病、中風和心臟病有關的幾大風險因素。評判代謝症候群有幾項標準，假如一個人同時符合三項以上，就會被確診為代謝症候群，以下為評判標準：血壓過高（收縮壓 130 mm/ Hg 以上，舒張壓 85 mm/ Hg 以上）、胰島素阻抗或餐前血糖過高（超過 100 mg/ dL）、腹部脂肪過多（男性腰圍大於九十公分，女性腰圍大於八十公分）、三酸甘油酯過高（150 mg/ dL 以上）、HDL 膽固醇偏低（男性低於 40 mg/ dL，女性低於 50 mg/ dL）。

目前，估計有超過五千萬的美國人有代謝症候群，而且當中有八十％的人可能出現非酒精性脂肪肝。代謝症候群主要是現代生活型態所造成的，因為現代生活型態很容易讓人過重、養成不健康的飲食習慣和久坐不動、缺乏運動。

只要願意改變，永遠不遲

所幸，你對肝臟健康的掌控力遠超乎你的想像，因為可以改變的危險因素比無法撼動的因素多太多了。

以體重為例，其絕大部分取決於你吃進多少食物，又消耗了多少熱量，而非全權由基因決定。**即便有肥胖的家族史，研究結果也顯示，其實我們的生活型態才是觸發我們基因表現的關鍵。**換句話說，

假如你有肥胖基因，吃錯誤的食物，例如油炸物，便會促使肥胖基因表現、體重直線上升；但若你吃正確的食物，像是水果、蔬菜、豆類和有益健康的油脂，或許就可以讓這些肥胖基因沒機會被觸發。此外，每一個人燃燒熱量的速率都不一樣，它受到很多因素的影響，像是全身的肌肉量、基因和活動量等，但是基本上，只要吃進的熱量比消耗掉的多，這些多餘的熱量就會變成脂肪，囤積在身上。

還記得泰瑞嗎？在她持續了一整年緩慢且穩定的減重計畫後（包括不吃甜食，多吃蔬菜、健康油脂和低脂蛋白，以及降低碳水化合物的攝取量），她瘦下來了，而且 BMI 指數回到了正常範圍內（二十五以下）。她當然對自己瘦下來的體態欣喜若狂，不過她更開心的是，她變得更有活力、開心，而且肝指數也回歸正常值了，表示她肝臟的狀態已經獲得改善。

歸根究柢，保護肝臟和降低非酒精性脂肪肝這類肝臟疾病的最好辦法，就是保持健康的體重，並且採取健康、均衡的飲食。健康的飲食表示能減少果糖、精緻醣類和紅肉的攝取量，並且適量的攝取脂肪和酒精（盡可能只喝紅酒）。在第九章和第十章的內容中，我也會提供一些飲食計畫幫助各位吃出健康。

下一章，我將告訴各位環境毒素和長期使用某些藥物對肝臟的風險。如果你處於提到的任何一種風險中，請將這些話當作是一聲警鐘，即刻展開保肝行動。改善生活型態，是最容易改變的致肝病因素，這可以幫助你克服或減輕許多無法撼動的致肝病因素，例如容易得到肝病的基因。只要願意好好對待自己的肝臟，未來你會發現，它必將傾盡全力回報你。

快速減重會加劇脂肪肝的病情

　　由於減去多餘的體重，是降低非酒精性脂肪肝的重要元素，所以你或許會以為越快減去多餘的體重越好。但實際上，快速減重反而會讓那些本來沒有非酒精性脂肪肝的人，出現脂肪肝的機率大增。

　　在體重快速往下掉時，體內原本儲存在肝臟裡的有毒物質（尤其是來自環境中的有機氯和多氯聯苯）會大量釋放到血液中，使肝指數上升，對肝臟造成負擔。再者，快速減重會讓脂肪細胞迅速變小，將大量脂肪酸釋放到血液中，讓肝臟難以應付這些突如其來的龐大工作量。照這樣來看，肝臟似乎很難追得上體重快速變動的速度。

　　好消息是，快速減重所造成的非酒精性脂肪肝只是暫時性的，一旦減重的速度變緩或是停止減重，脂肪肝的狀況就有機會消退。只不過，假如你一直用快速的步調減重，恐怕就會讓非酒精性脂肪肝惡化，或是在肝臟產生疤痕組織。因此為了徹底避免這方面的風險，最好還是循序漸進的減重，以每週降低一公斤的體重為宜（第十章將介紹更多相關內容）。

第四章 | 現代生活中意想不到的「傷肝」毒素

　　二〇〇八年，榮獲艾美獎（Emmy Award）的演員傑瑞米・皮文（Jeremy Piven），因為老是感到疲倦無力、暈眩想吐，而辭演了由著名編劇大衛・馬梅（David Mamet）編導的經典百老匯舞臺劇《Speed the Plow》。就診後醫師發現他汞中毒；這跟他每天有兩餐以壽司飽腹，還有服用東方藥草養生的習慣有關。

　　汞是環境中很常見的毒素，因為大部分的工廠化學物質都會隨著水或是空氣逸散到環境中，再透過生物累積的方式，大量囤積在鮪魚和劍魚這類大型魚種的體內，最後這些毒素又會被人類吃下肚。當時傑瑞米體內的汞濃度幾乎是人體最高容許值的六倍，這麼高的濃度甚至有可能對他的腦部、心臟、腎臟、肺臟和肝臟造成永久性的損傷。所幸，他的病情在採取限制飲食和服用特定營養補充劑後，獲得了全面改善。現在的他看起來神采奕奕、生龍活虎。

毒物性脂肪肝

　　就某些方面來看，今日我們身處在一個充滿毒害的世界。例如，我們的水源和空氣挾帶著工業的有毒化學物質、農作物殘留著農藥、肉品裡潛藏著抗生素、海產也被人類排放的廢水汙染……還有更多肉眼一時無法察覺的有害物質隱匿在我們的生活環境中。

　　絕大多數的時候，我們身體的各部位都會竭盡所能保護人體不受這些環境中的有害物質侵害，不過在這當中，又以肝臟的表現最為傑出，因為它無時無刻都在默默的為人體執行重要的解毒工作。即使如

此，如果我們經常將自己暴露在有害健康的環境中，再加上自身的不良生活習慣，那麼不用說肝臟，就連其他器官都無法應付這些挑戰，各種可怕疾病當然也就會應運而生。

體內的汞含量若過高，肝臟受損的機會將提升三倍。除了汞之外，鉛和多氯聯苯（PCB，一種合成的有機氯化合物）對肝臟也有類似的影響，因此美國綜合醫學研究所（Integrated Medical Institute）認為，這三種工業常見的化學物質或許跟某些原因不名的非酒精性脂肪肝有密切關係。

事實上，最近醫學將這類脂肪肝稱為毒物性脂肪肝（toxicant-associated fatty liver disease，TAFLD），它的病理症狀跟非酒精性和酒精性脂肪肝相似，但個案數卻比其他兩類脂肪肝少許多。

毒物性脂肪肝的患者既沒有肥胖，也沒有大量飲酒，他們共同的特性是：暴露在大量化學物質下的時間比一般人多；這些化學物質可能來自食物、飲水或是生活和工作環境，例如居住在化工廠附近，或在化工廠裡工作。跟非酒精性和酒精性脂肪肝一樣，毒物性脂肪肝的病程相當緩慢，往往歷時數年，而且除非肝臟出現很嚴重的損傷，否則病人幾乎都不會感受到任何症狀。

四十三歲的約翰是一名化學工程師，已婚並育有一名正在念大學的孩子；他去做年度的例行體檢時，發現血液檢測報告顯示他的肝指數過高。他從來就沒酗酒或嗑藥，體態標準、BMI 指數為二十三，更沒有糖尿病、高血壓或膽固醇異常等任何可能造成肝病的風險因素，因此一開始他根本搞不清楚為什麼他的肝指數會過高。

約翰被轉介給漢諾納醫師，漢諾納醫師決定替約翰做個肝臟切片，以確認他的肝臟有沒有受到化學性的傷害。經過切片確認，以及後續追蹤時進一步了解約翰的工作性質後，醫師終於發現了使他肝指數升高的罪魁禍首——氯乙烯（vinyl chloride），這是一種著名的傷

肝化學物質，而約翰在工作時經常會暴露在含有氯乙烯單體的環境。

　　遺憾的是，除了避免持續暴露在有毒的環境中之外，沒有什麼特別的療法可以治癒化學性的肝臟損傷。所幸，約翰的切片結果顯示，他肝臟的疤痕組織並不多，只要不再暴露在化學物質中，他的肝臟還是有機會靠著自癒和新生能力，重新修復這塊損傷，讓肝臟恢復正常運作功能。

居家生活中常見的毒素

　　這些肉眼看不見的毒素相當狡猾和陰險，因為當人體吸進這些物質時，它們並不會經過肝臟這條路徑，因此肝臟無法直接代謝掉它們。例如暴露在含有高濃度汞或鉛等污染物的環境中，首先這些汙染物會降低人體的抗氧化力（主要是抑制抗氧化酵素的活性，以及消耗體內必需胺基酸麩醯胺酸的存量，這種胺基酸與蛋白質的代謝、肌肉量、腸道運作和免疫功能息息相關），接著再影響人體蛋白質和酵素的性能，使肝臟無法正常工作。

　　另外，暴露在大量的汙染物中也會改變肝臟的基因表現，增加罹患肝癌的風險。此外，肥胖和脂肪肝也會降低人體對抗外來物，例如鉛和汞的抗氧化力。

　　綜合上述，一旦身體的抗氧化力變弱，人體代謝這些有害物質的能力就會受阻（也就是說，肝臟解毒的能力會下降），進而提升肝臟受損的機會。更重要的是，**不管是肥胖、特殊的飲食習慣或是暴露在環境的汙染物中，它們對人體的威脅都是一樣的**，因為三者對肝臟所造成的細胞性損傷，皆會增加肝臟受損的機率。以下就逐一為各位介紹生活中經常接觸到的三大毒物來源。

● 家務清潔用品

家家戶戶常見的清潔用品，就是傷害肝臟的幫凶。研究發現，有些化學毒可經由皮膚、眼睛、嘴巴或呼吸道進入人體，萬一進入人體的數量過多，便會造成身體內部發炎、粒線體功能異常（粒線體是細胞的發電廠，所以粒線體異常，細胞就難以正常運作）和氧化壓力升高等現象。

基本上，只要人體暴露在高濃度的化學溶劑中，就有機會出現這類型的肝炎，學者甚至將這種肝臟發炎的狀況稱之為「毒物性肝炎」。經常造成毒物性肝炎的化學溶劑有：二甲基甲醯胺（dimethylforma-mide，常用來製造纖維、黏著劑、殺蟲劑和表面塗料）、四氯乙烯（tetrachloroethylene，常作為金屬脫脂劑和乾洗去汙劑）和三氯乙烯（trichloroethylene，應用與四氯乙烯相同）。

● 殺蟲劑

雖然美國在一九八〇年代就禁止使用含有有機氯的殺蟲劑，但是環境中仍殘存著它們的蹤跡。這些會對肝臟造成損傷的物質，能透過許多方式進入我們的食物供應系統，像是水源（蓄積在油魚體內）或土壤（最終出現在蔬果、穀物和乳製品中），然後被我們吃下肚。同時，好幾項動物實驗都發現，年年春（Roundup，被廣泛使用且含有嘉磷塞（glyphosate）的除草劑）會造成粒線體損傷並增加肝臟的氧化壓力，導致肝臟受損。

二〇一五年，國際癌症研究機構（International Agency for Research on Cancer，世界衛生組織位於法國的研究分部）便將年年春中的主要成分嘉磷塞，歸類為「可能導致人類致癌的物質」。

● 塑膠製品

另外，我們高度塑膠化的生活也會傷害肝臟，因為大家經常使用的塑膠水瓶和塑膠食物保鮮盒，都含有雙酚 A（BPA）這個化學物質。二○一二年南韓的研究發現，在實驗期間的五天內，就算給予小老鼠的雙酚 A 劑量低到沒對牠們產生任何副作用，但是牠們肝臟的粒線體功能還是會出現失能的狀況；這對動物體的健康影響極大，因為它會增加體內產生發炎反應和氧化壓力的機會。

如何排除環境中的化學毒素？

雖然我們不時會有意、無意地將自己暴露在潛藏著有害物質的環境中，但是只要我們願意採取一些手段，還是有辦法避開這些毒素的傷害。這些方法並不如你想像的那樣困難，以下就是可以在日常生活中做到的事情：

● 乾洗衣物充分透氣

從洗衣店取回乾洗的衣物後，別急著把它掛進衣櫃裡，先將它掛在室外通風處，讓衣服上的化學物質徹底消散；要掛進衣櫃前，也要記得先拆除衣服的塑膠套袋。如果不想這麼麻煩，也可以直接找一間以環保洗劑進行乾洗的店家，就不必擔心有毒物質殘留在衣物上。

別被乾洗業者洗劑包裝上的「有機」字樣蒙騙，因為就算這些乾洗劑含有被美國環境保護局（Environmental Protection Agency）歸類為「可能導致人類致癌」的四氯乙烯，他們也可以宣稱自己是有機洗劑。最保險的做法就是直詢問店家清潔衣物的方式，水洗或是乾冰去污都算是安全且無毒的潔衣方式。另外，在添購衣物時，請盡量選擇不需要乾洗的款式，同樣能降低這方面的風險。

● 慎選居家清潔用品

　　清潔用品時，請選擇天然、有機的清潔劑，尤其是用來去油、去污或防水的溶劑。原則上，盡量使用有毒物質含量最低的產品。選購小技巧：成分越簡單，而且你念不出名字的成分越少，往往毒性越低。記住，水溶性清潔用品的毒性比較小；若包裝上標註有「危險」、「警告」或「小心」字樣的產品請盡量不要碰，因為這通常表示它含有有害人體健康的物質。

● 選購有機食物

　　選擇有機水果和蔬菜，或是跟當地農場購買農產品，但要先詢問他們使用農藥的狀況。所有的蔬菜和水果在烹調或食用前，一定要徹底洗淨。某些水果在送入口中前，必須先去皮才可食用，例如打蠟的蘋果。在美國環境工作小組（Environmental Working Group）的網站上，可以找到「十二大農藥殘留作物」和「十五大安全作物」（見下方表格），了解各種蔬果的農藥用量和吸收量。網址是：http://www.ewg.org/foodnews/summary.php。

「十二大農藥殘留作物」和「十五大安全作物」

十二大農藥殘留作物		十五大安全作物	
● 草莓	● 菠菜	● 酪梨	● 木瓜
● 蘋果	● 番茄	● 鳳梨	● 奇異果
● 油桃	● 甜椒	● 甘藍	● 茄子
● 桃子	● 小番茄	● 冷凍香豌豆	● 綠肉哈密瓜
● 芹菜	● 黃瓜	● 洋蔥	● 葡萄柚
● 葡萄	● 辣椒	● 蘆筍	● 紅肉哈密瓜
● 櫻桃	● 羽衣甘藍	● 芒果	● 白花椰菜

資料來源：美國環境工作小組www.ewg.org

● 使用玻璃容器

將塑膠保鮮盒或塑膠調理盆丟掉，買一組玻璃製的。如果在家裡無法不用塑膠罐或其他塑膠製品，那麼請務必只選購回收編號為一、二、四、五和六號的塑膠製品，因為它們不含雙酚 A。此外，少吃罐頭食品，多吃新鮮或冷凍的食物，因為罐頭的內襯也含有雙酚 A。

● 不要把外出鞋穿到室內

預防將化學肥料、殺蟲劑或其他有害物質帶進家中的機會，就是進家門後把鞋子脫掉，同時也要求其他來訪賓客遵守這個原則。

● 拒用年年春

委請以環保方式照顧草坪的園藝公司照料草坪；若是自己照料，請避免使用有害健康的化學藥劑來保養草坪，並將所有肥料和除草劑存放在安全、通風處。

● 將老舊的家具汰換成比較環保的款式

把家裡所有可能含有有害化合物的地毯、沙發和床墊全部丟掉。如果正好打算添購新家具，請不要選擇含有鄰苯二甲酸酯（phthalates，常作為木頭家具的亮光漆）、阻燃劑（常添加在纖維或海綿乳膠裡）、揮發性有機化合物（常出現在膠合板或甘蔗板中）和全氟烷化合物（常應用在防汙纖維上）等有毒化合物的款式。在自然資源保護委員會（Natural Resources Defense Council；網址：www.nrdc.org）和美國環境工作小組（網址：www.ewg.org；網站上，都有提供找到環保家具的相關資訊。

自願接觸的危險因素

除了在日常生活中採取行動，替自己和家人阻絕環境中有毒物質的侵擾外，也必須留意放入自己嘴裡的物質，因為它們也有可能對肝臟或其他器官造成傷害。

● 抽菸

根據美國疾病控制與預防中心（Centers for Disease Control and Prevention）的數據顯示，美國仍有十八％年滿十八歲的成人有這一項嗜好。抽菸是造成許多不必要疾病的主因，每一年更有超過四十八萬人因抽菸死亡。即便現在這個習慣還沒有奪去你的性命，但它也正在從許多面向傷害你的肝臟。

部分研究發現，每天抽兩包以上菸的重度吸菸者，其體內的促發炎細胞激素含量會升高；這會對肝臟細胞造成直接性的損傷。增加的促發炎細胞激素不僅促使細胞分泌更多刺激發炎反應和肝臟組織纖維化的化學物質，還降低了紅血球攜帶氧氣的能力；紅血球攜氧力下降會導致人體儲存和吸收更多鐵，進而對肝臟細胞產生氧化壓力。儘管如此，但針對抽菸是否會增加非酒精性脂肪肝和脂肪堆積在肝臟的風險方面，目前學界的說法仍有分歧。

以二○一○年西班牙發表的研究為例，該研究以肥胖大老鼠為實驗動物，研究人員發現吸菸會導致大鼠體內氧化壓力上升，並且使牠們非酒精性脂肪肝的病情加重。不過，最近第三次美國國家健康和營養調查（NHANES III）的報告卻指出，抽菸和非酒精性脂肪肝的盛行率無關。

根據以上論述，容我做個小結：雖然我們現在還不曉得抽菸到底會不會增加得到或惡化脂肪肝的風險，可是我們確實知道菸草中的尼

古丁和其他化學物質會對身體產生毒害，所以戒掉這個習慣將對健康好處多多。還有一件事你必須知道：抽菸會增加心肌梗塞和中風的機率，而它們正好就是最常奪去脂肪肝患者性命的原因。

● 藥物

　　說來有點諷刺，我們為了治療或改善健康狀態所服用的藥物，若不當過量使用或是任意搭配使用，很可能會對肝臟造成傷害。部分藥物會直接損傷肝臟或是使體重上升，進而增加用藥者出現非酒精性脂肪肝的風險；另一方面，肝臟在轉化某些藥物時，也可能產生一些有害肝臟的物質。後者的說法或許會讓人覺得奇怪，因為肝臟應該是將有毒物質轉換為無毒物質的角色才對，怎麼會藥物經過它代謝後，反而產生了不利肝臟的毒物呢？不過，事實的確如此，而且它發生的頻率還相當高。

（一）乙醯胺酚

　　最著名的傷肝藥物大概就是止痛劑乙醯胺酚了（常見廠牌有泰諾〔Tylenol〕）。最近過量使用乙醯胺酚的案例層出不窮，根據美國食品和藥物管理局（Food and Drug Administration）的統計，它現在已經是造成急性肝衰竭的主因。每一年大約有七十八萬人是因為蓄意或是不小心服用了過量的乙醯胺酚，而被送進急診室，其中又有三十三萬名患者因此住院。撇開那些必須送醫治療的個案不說，其實生活中超量服用乙醯胺酚的情況早已讓人見怪不怪。

　　就醫療劑量來看，乙醯胺酚相當安全，而且不少動物實驗都顯示，服用一劑的乙醯胺酚後，肝臟將它轉化為無毒物質的比例高達九成以上；只不過，這都是在體內有充足麩胱甘肽（glutathione，人體極重要的抗氧化劑）的前提下。麩胱甘肽又被叫做「頂尖解毒劑」，

雖然它只是一個簡單的分子，卻在免疫系統中扮演著不簡單的角色。

　　麩胱甘肽不但能幫助人體對抗感染和防堵癌症、保護細胞不受氧化壓力傷害，還能捕捉體內毒素，讓它們無法任意在人體內行動，以利身體對它們進行後續的處理、排出體外。因此，只要體內有充足的麩胱甘肽，基本上都可以保護肝臟不受傷害。然而，過量服用乙醯胺酚，不論是一次性大量服用，還是長期超量服用，都會耗損儲存在肝臟裡的麩胱甘肽，讓肝臟受損的機會大增。重度飲酒者和營養不良者特別容易因為乙醯胺酚而出現肝中毒，因為他們體內的麩胱甘肽存量往往都很低。

　　不久前，二十五歲的艾力克斯因為牙痛問題來到克里夫蘭診所求診。問診期間，醫師發現艾力克斯在過去五天中，大量混服了非處方型和處方型的乙醯胺酚止痛藥，因此他血液中的肝指數大幅飆升：丙胺酸轉胺脢（ALT）的數值比正常值高出三十二倍，天門冬胺酸轉胺脢（AST）的數值則比正常值的最大值高出五十八倍。肝指數如此飆升，表示肝臟細胞正處於發炎或受損的狀態。

　　艾力克斯是一位物理治療師，已婚，有一個小孩，身上沒有任何會導致肝臟疾病的風險因素。他頂多週末喝兩杯啤酒；沒有嗑藥、刺青或輸血紀錄；也沒有糖尿病、高血壓或高膽固醇等病史。

　　以他的狀況來看，他的肝指數會飆升顯然是過量使用乙醯胺酚造成的。幸好這個年輕人運氣不錯，就診時身體還沒有因為肝指數飆高出現任何肝炎症狀，否則他的情況很可能會有生命危險。醫師為他靜脈注射治療過量使用乙醯胺酚的藥物 N-乙醯半胱胺酸（N-acetylcysteine），一週之後，他的肝指數便回歸到正常的範圍內。

（二）其他藥物

　　除了乙醯胺酚外，其他藥物也會傷害肝臟，諸如史他汀類藥物

（statins，治療膽固醇異常）、抗真菌劑（治療真菌感染）、抗雌激素藥物（tamoxifen，治療乳癌並防止復發）、皮質類固醇（治療自體免疫疾病或氣喘）、某些抗憂鬱劑和抗精神病藥物、避孕藥和口服荷爾蒙藥物等，都算此類。

目前研究發現長期使用這些藥物可能會造成肝指數異常，有時還會增加用藥者出現脂肪肝的機會；只不過，這些藥物和脂肪肝之間的關聯性還有待進一步釐清，因為至今學者尚不確定究竟是這些藥物直接損傷肝臟造成了脂肪肝，還是它們造成用藥者體重上升的副作用（特別常見於抗憂鬱劑和抗精神病藥物）導致肝臟出現狀況。

有的時候，藥物也可能只會對肝臟造成一時的影響，用藥一陣子，身體適應藥物的效用之後，肝臟自然就會回歸正常的運作模式；亞當就是一個很好的例子。

亞當是一位五十四歲的眼科醫師，已婚，育有兩名正值青春期的孩子。當他發現自己的膽固醇竟然超標時，十分驚訝，因為他的體重只有略為超重（BMI 指數為二十八）。由於亞當有高膽固醇和心臟病的家族史，所以一發現自己的膽固醇過高，他便積極的採取低脂、低碳水化合物飲食，並且開始每天慢跑二十到四十分鐘。

儘管亞當在自身的努力下，成功的甩掉了三公斤的體重（很棒的成果！），但是他的膽固醇數值卻沒有獲得太大的改善，於是為了降低他的膽固醇，醫師最後還是開立了史他汀類藥物。服用史他汀類藥物之前，他的肝指數一切正常，不過在服用三個月的藥物回診後，檢測報告卻顯示他的肝指數微微上升。

這樣的結果並不令人意外，因為剛開始服用史他汀類藥物本來就很容易造成肝指數升高，但是服藥幾個月之後，肝臟便會慢慢適應史他汀類藥物的效用，進而回歸正常的運作模式。因此在發現亞當的肝指數異常後，醫生並未停止治療，只是更密切地關注他的血液檢測數

值。一段時間之後，亞當的肝指數也如醫師預料般地轉為正常值。就如同漢諾納醫師所言，很少有服用史他汀類藥物的病患需要因為肝指數異常停藥，除非是他們的異常狀況並未隨著時間得到緩解。

　　相比之下，長期使用皮質類固醇，尤其是高劑量的情況下，將會導致肝臟腫大和發炎。皮質類固醇常用來治療氣喘、紅斑性狼瘡、類風溼關節炎、發炎性腸道疾病等病症，但這類強效的抗發炎藥物卻可能誘發非酒精性脂肪性肝炎或慢性病毒性肝炎（例如 B 肝或 C 肝），抑或是加重它們的病情。不過請放心，假如你需要天天服用任何一種藥物，醫師一定會特別留意你的年度血液檢查報告，以了解你的肝指數是否有異常；萬一服用的藥物對肝臟的毒性特別大（例如，抗真菌藥物，或是治療克隆氏症和類風溼性關節炎常用的氨甲蝶呤〔methotrexate，MTX〕），那麼治療期間，醫師也會定期監測你的肝指數變化。

　　除此之外，過度頻繁使用非類固醇抗發炎藥物，也可能直接或間接地傷害肝臟。通常藥物會對肝臟造成的直接傷害都屬特殊個案，也就是說，這種狀況很少發生，而且發生的原因也和劑量無關；它往往只會短暫影響患者的肝功能，多以急性肝炎的形式呈現，患者會有高燒、不適、黃疸和發癢等症狀。

　　女性和老人最容易因用藥出現急性的肝損傷，患有慢性 C 型肝炎的人也是高風險群之一。不僅如此，常常服用非類固醇抗發炎藥物（如非處方藥阿斯匹靈、異布洛芬和醫師處方藥塞利克西〔celecoxib〕等，都屬此類）會破壞腸道的菌相，尤其是當這些藥物和質子幫浦抑制劑（治療胃食道逆流的藥物）或抗憂鬱劑合併使用的時候。正如我們在第三章討論到的，由於腸肝軸系的關係，腸道菌叢的分布狀況也與肝臟的健康和運作有著唇亡齒寒的緊密連結。

（三）營養補充劑

　　不少人服用營養補充劑是為了改善或維持身體健康，但他們或許不太了解這些東西並非多多益善。攝取過量的維生素、礦物質或藥草很可能會對肝臟造成嚴重的傷害。不僅大量的維生素 A 會毒害肝臟，超量的鐵也可能促使肝臟出現疤痕組織，同時增加血色素沉著症病患的發病風險（該病是一種鐵質大量累積在體內的先天性疾病，詳情請參閱五十頁）。

　　另外，藥草類的補品亦可能引發急性的肝衰竭，諸如常用來改善焦慮的卡瓦胡椒、幫助減肥的草麻黃（ephedra）、舒緩焦慮和失眠的美黃岑（skullcap）、提升性功能的育亨賓（yohimbe）以及改善腸胃不適的胡薄荷（pennyroyal）等，所以這類的營養補充品最好還是少碰為妙。

　　甚至有些植物也會對肝臟產生毒性。幾年前，六十三歲的愛德華被送進了急診室，因為他突然嚴重反胃、嘔吐並且腹痛不止。當時他並不是剛出遊歸國，也沒有和任何生病的人接觸，因此大家一時之間也不清楚他究竟為什麼會突然出現這些症狀。血液檢測報告出爐後，數據顯示愛德華的肝功能不太正常，他的天門冬胺酸轉胺酶（AST）和丙胺酸轉胺酶（ALT）的數值皆比正常值的上限高出十倍之多。為了找出造成這些異常值的病根，醫療人員又為愛德華做了 A、B 和 C 型肝炎的篩檢，但所有的檢驗結果都呈陰性。腹部超音波顯示他的肝臟有輕微腫大的現象，不過肝臟的型態大致來說算是正常。

　　爾後，漢諾納醫師詳細地向愛德華和他的妻子詢問了一些問題，很快便發現這個有三個成年孩子的爸爸，一直有採食自家院子野菇的習慣。雖然愛德華一再強調他已經這樣吃了一輩子，從來也都沒有發生過什麼問題，但是漢諾納醫師還是帶著他的團隊前去病人的家裡採集了一些野菇的樣本，進行分析。分析後發現愛德華院子裡的野菇中

竟有「毒鵝膏」（*Amanita phalloides*，俗稱「死帽蕈」）這種有毒、致命性的真菌出沒。

接下來的十八個鐘頭，愛德華的狀況急轉直下，進入了肝衰竭的狀態。他的思緒變得亂七八糟，也無法自行正常呼吸，必須在插管和呼吸器的輔助下才得以好好喘口氣。經評估後，愛德華被列為急需進行肝臟移植的患者，享有移植優先權，因為他的病況實在太過嚴重和緊迫。幸好最後他在四十八小時內就配對到一副合適的肝臟，移植手術後也沒出現什麼重大的併發症，而手術之後他的復原狀況也相當良好。至今他已經跟這副新植入的肝臟生活了兩年，多虧抗排斥藥的從旁輔助，現在他的一切肝功能指數都保持在正常值。在愛德華的故事中，他幸運地有了完滿的結局，但依現實面來看，並非每一位肝衰竭的病人都能如此幸運。

肝臟發出的求救訊號

在這裡我要告訴各位一項殘酷的現實，那就是：除非肝臟已病入膏肓，否則它大多不會向你發出什麼明顯的求救訊號。肝臟疾病的患者，在初期或許會有些許疲累感，不過這通常並不會讓人特別在意，因為「有哪一個現代人不覺得自己天天筋疲力盡」？生活在這個時代，多數人每天醒著的時候，都有滿滿地事務和活動必須處理，所以會感到疲憊是很正常、合理的事情。因此，**相較於不易察覺到肝臟出狀況的疲累感，皮膚或是眼白的泛黃（黃疸），也許比較能夠讓你有所警覺。**

黃疸是膽紅素（膽汁裡的色素）堆積在血液中所造成的，儘管它是某些肝病的預警指標，如肝炎、肝硬化和肝癌，卻非每一種肝病都會有此病癥。其實大部分的肝病都不會有什麼明顯的症狀，包括非酒

精性脂肪肝。這也是為什麼許多人在肝病極度惡化前（例如演化成非酒精性脂肪性肝炎），絲毫不曉得自己肝臟生病的原因。

其他常見的肝病症狀還有：皮膚搔癢或嚴重過敏、尿液和糞便的型態改變（尤其是尿液顏色變深或是糞便顏色變淡）、腹部有壓痛感、腫脹、食欲不振、反胃、嘔吐、不明原因的體重下降、容易瘀青以及下肢（包括腿、腳踝和足部）容易水腫等。

極少數的個案會有更為明顯的症狀，像是感到腹部中心或是右上側疼痛，或出現肉眼容易察覺的黑棘皮症（acanthosis nigricans，皮膚顏色發生變異，黑色素呈斑塊狀的沉澱在皮膚表層，通常位於頸部或腋下）。黑棘皮症在兒童身上特別顯眼，且它的出現往往也表示患者同時有胰島素阻抗的問題。隨著肝病病情逐步加重，患者除了持續性的疲憊感加深，還可能會有肌肉無力、記憶力衰退和心智紊亂等症狀，就跟愛德華的情況一樣。

善用生化檢測掌握肝臟健康

在看到血液檢測報告顯示肝功能異常前，人們通常都不會注意到肝臟有狀況。因此醫師安排的例行血液檢測是掌握肝臟健康最基本的方式之一，代表的指標為肝臟的兩種酵素含量：丙胺酸轉胺酶（ALT）和天門冬胺酸轉胺酶（AST）。

它們的含量是了解肝臟細胞受損程度，以及辨認肝炎這類肝臟疾病的可靠指標。儘管每一間實驗室對這兩項酵素的正常值定義略有差異，不過大部分天門冬胺酸轉胺酶的正常範圍都落在十到四十單位／公升（U/L），丙胺酸轉胺酶的正常範圍則落在七到五十六單位／公升之間。當數值比正常值高出兩到三倍時，就表示肝指數輕微上升，需要特別留意，因為爾後它們的含量很可能會更大幅度的升高。

肝指數上升之時，會牽制肝臟的各種功能，諸如解毒、代謝藥物和酒精、移除以及分解代謝後產生的副產物，與清除血液中細菌的效能等皆會降低。同時，其代謝碳水化合物、蛋白質和脂質，還有將這些巨量營養素轉換為身體可利用之能量的能力，也可能無法達到正常的水準。單看上述幾項影響，就足以讓你了解及早發現肝臟問題的重要性，因為唯有如此才能避免肝臟疾病對全身造成更大的傷害。

假如你有任何肝臟不適的症狀，或是深厚的肝病家族史，我建議還是去做個血液檢測，以全面性的檢視肝功能的狀態。在例行性的體檢中，醫師應該要自動為你檢測這部分，倘若發現數值有異，他便會安排做更詳盡的血液檢測，以找出肝臟究竟是出了什麼問題，例如肝炎、血色素沉著症、威爾森氏症或原發性膽汁性膽管炎（幫助消化的膽汁因故堆積在肝臟，是一種漸進式的疾病）。在判定患者是否有非酒精性脂肪肝或非酒精性脂肪性肝炎時，醫師必須先排除掉其他可能的肝臟疾病，才能做出正確的診斷。

除了各式各樣的血液檢測，醫師還能利用腹部超音波、電腦斷層掃描（CT）或核磁共振造影（MRI）檢查你的肝臟有沒有脂肪堆積、疤痕組織生成或任何損傷。腹部超音波是運用音波原理呈現體內臟器的狀態；電腦斷層掃描基本上是用特殊的 X 光掃描人體，再將所得的橫斷面影像重組，呈現在電腦上；核磁共振造影則是利用巨大的磁體和電磁波檢視器官。在診斷不同肝臟疾病時，這些造影法功不可沒，只是它們之間的效能仍有所差異。

三種常見的肝臟造影檢查

二〇〇四年，查理斯頓（Charleston）南卡羅萊納醫學大學（Medical University of South Carolina）的研究員，比較了幾項腹部造

影法的診斷準確度,他們發現:核磁共振造影最能準確診斷出肝臟和胰臟疾病,超音波則最適合用來診斷膽囊疾病,至於腎臟疾病用電腦斷層掃瞄和核磁共振造影都可以得到不錯的診斷影像。

順帶一提,就價格來說,腹部超音波的費用比電腦斷層和核磁共振造影便宜許多,這也是為什麼醫生大多都會先安排超音波檢查。核磁共振造影則是三項造影法中最昂貴的,不過它對肝臟疾病的診斷準確度也最高。如果在超音波檢查結果無法提供確切的診斷,或是患有慢性肝病,亦或是身處肝病的高風險群之中,你都應該跟醫師討論是否要做核磁共振造影,以獲得更詳盡的身體資訊。

如你所見,現代生活中的許多事物都會影響我們肝臟的健康和運作。簡單來說,萬一這個重要的器官不能再正常移除血液中的廢物、細菌或毒素,或是無法自如的將巨量營養素轉換成人體可利用的能量,那麼我們整體的健康、精力狀態都會受到影響。假如肝臟出現脂肪堆積、發炎並生成疤痕組織,便會開始感受到明顯的症狀,像是持續性的疲累感、肌肉無力、反胃、嘔吐、腹部疼痛、記憶力衰退和心智紊亂等;這些令人不安的症狀都是肝臟對你發出的重大求救訊號,千萬不能輕忽。

就常理來看,每個人應該都希望能注意到肝臟在受損早期,所發出的細微求救訊號,及早阻止它走向毀壞之途。要達成這項目標,你可以**定期健檢,透過各項肝功能檢測的數據,即時掌握肝臟的健康狀態,並以最適合的方式盡早展開治療。**

就好比轉變小帆船的航向肯定比大遊輪省力一樣,想要反轉肝臟疾病也要從初期下手,到了末期你要花費的力氣可就多了好幾倍,而且還不見得有成果。可見掌握先機有多麼重要!「及早發現,及早治療」,這不僅可以提升肝臟恢復健康的機率,更會對整體健康提供許多正面的幫助。

第二篇

給勞苦功高的
肝臟多一點關愛

第五章 | 保護肝臟的八大基本原則

前一陣子，六十八歲的芭芭拉來到克里夫蘭診所，想請醫師為她做內視鏡。她有肝硬化，而且已經出現食道靜脈曲張的併發症，需要醫師透過內視鏡檢查進一步評估靜脈曲張的狀況。芭芭拉的體重明顯過重，但還不到肥胖的程度，幾年前她就已經被診斷出患有非酒精性脂肪肝。雖然她和她的先生（他的膽固醇和三酸甘油酯數值都過高）都沒有飲酒的習慣，但他們平常飲食中卻攝取了大量的紅肉類和馬鈴薯，而且絲毫沒有所謂「健康飲食」的概念。因此幾年後她的脂肪肝便演變成了非酒精性脂肪性肝炎，再轉變為肝硬化。最近就診時，芭芭拉忍不住問醫師：「為什麼我的肝會硬化？是我做錯什麼了嗎？」

護肝的基本原則

這是一個令人揪心，但答案昭然若揭的提問，然而，責難並不會讓任何人好過一些。醫師只告訴芭芭拉，他們應該一起努力改善飲食，讓她的肝臟獲得更好的照顧。事實上，過去芭芭拉一直沒有為她的肝臟或整體健康付出應有的關心。

儘管芭芭拉幾乎不曾為她的肝病改變過生活習慣，但好消息是，改變永遠不嫌晚，只要願意開始關心肝臟健康，給它應有的照料，接下來它也會讓你的整體健康狀態升級。或許，會對嘗試不同的事物感到膽怯，但請放手去做吧！機會就在你的面前！

你不需要徹頭徹尾地改變所有生活習慣，對許多人而言，就算僅僅在一些小習慣上做出改變，再搭配上正確的預防性原則，就可以徹

底翻轉他們肝臟的命運。這些原則如下：

- 飲酒不過量
- 擁有充足的良好睡眠
- 壓力不超標
- 小心用藥
- 保持健康體重
- 定期做血液檢測
- 養成良好衛生習慣
- 正確接種疫苗

接下來，我將告訴大家，我們該如何實踐這些原則。

飲酒不過量

酒精對肝臟的影響因人而異，不過有幾項因素可供各位做為評估風險的參考。假如你有肝硬化或酒精性脂肪肝的家族史，那麼你的肝臟或許會比較容易受到酒精的傷害。另外，如果喝完酒容易出現臉紅、反胃和心跳加速等負面的生理反應，表示對酒精的耐受度不佳，肝臟受到酒精傷害的風險也會比一般人高。

我們在第三章曾提過，酒精是否會損傷肝臟與幾大項因素有關，分別是分量、頻率和酒的種類；個人的飲酒習慣；性別和種族；以及其他相關的疾病因素（例如肥胖、血色素沉著症、病毒性肝炎和各種先天疾病等）。簡而言之，越常飲酒，且單次飲酒量越大的人越容易出現酒精性肝損傷，尤其是熱愛豪飲者（美國國家酒精濫用和酒癮研究院〔National Institute on Alcohol Abuse and Alcoholism〕將「豪飲」

定義為男性在兩個小時內喝下五份以上的酒精飲料，女性則為四杯以上）和有肝硬化家族史的肥胖女性。其實英國和澳洲的研究也發現，與每週只喝七份酒精飲料的肥胖女性相比，每週喝十五份以上酒精飲料的肥胖女性，其出現肝硬化的風險高出五倍。

對曾因為飲酒傷身或是產生負面影響的人來說，戒酒是最好的選擇。 目前已證實戒酒有助改善肝臟損傷的狀況、降低肝門靜脈的壓力、減緩肝硬化的病程，並提升酒精性肝病患者的存活率。戒酒對肝臟的好處很快見效，而且往往三個月內病情就會獲得大幅改善。如果難以自行戒酒，請務必和醫師詳談，共同尋找藥物或其他戒酒方式。

當然，你不必到了這麼嚴重的程度，或是已經嚐到飲酒的苦果後，才想著該如何力挽狂瀾。即便你還沒經歷過任何飲酒的負面影響，只要對自己的飲酒量或是飲酒頻率有所疑慮，減少飲酒的分量絕對是個明智之舉。以下有四個好方法能助各位一臂之力：

你喝了多少酒？

美國大約有三分之二的成年人飲酒，雖然多數都只是少量或是適量飲用，但這當中確實還是有一群人過量飲酒，甚至讓身體出現了成癮的症狀，對酒精產生依賴性。有一部分過量飲酒的人更因此在社交和健康上承受了苦果（像是丟了工作、感情失和、意外受傷和器官受損等），這類飲酒者往往會被冠上「酒精濫用者」或「酒鬼」的封號。

不過，整體而言，最常造成飲酒過量的原因還是「豪飲」。根據美國疾病控制與預防中心的調查，在美國，每六名成年人就有一人每月豪飲四次，每次大概喝下八份的酒精飲料。此外，杜克大學的教授菲利浦（Philip J. Cook）博士還發現，美國飲酒量名列前十％的飲酒者，平均每週都要喝掉將近七十四份的酒精飲料，這等於每天都要喝七杯以上的酒！

（一）**設定飲酒上限**：在赴約前，先決定今天能飲用的酒量，並堅守這個上限。切記適量飲酒的定義：男性為每天兩份酒精，女性則為一份。一份酒精相當於一罐三百四十公克的啤酒、一杯一百四十公克的葡萄酒或一小口（四十三公克）的烈酒。

（二）**放緩飲酒步調**：小口的慢慢啜飲，細細品嚐口中雞尾酒的滋味。在啜飲每口酒水之間，請記得不時放下手中的酒杯，這個小動作可以自然地幫助你減緩飲酒的速度，因為它可以打斷手口之間的反射動作。喝完一杯酒後，別急著馬上拿起另一杯酒，可以改喝一點非酒精性飲料，如檸檬蘇打水，或是聊個天、跳支舞放鬆一下，也可以先嚼塊口香糖，再取用下一杯酒飲。

（三）**安排禁酒的日子**：基本上，每週請至少讓自己有兩天的時間，完全不碰任何酒精，讓身體和肝臟得以充分休息。尤其是在一夜狂歡，灌下大量酒飲後，更必須在接下來的四十八小時內禁絕所有酒精，讓肝臟徹底休息。

（四）**開發新的社交方式**：可以和朋友去打保齡球、騎腳踏車、看場電影，甚至一起上瑜伽課，也可以直接去參加不含酒精飲料的派對、選擇有提供非酒精飲料的聚會場所。事實上，若你能如此身體力行，大概會很訝異的發現，原來就算舉杯的飲料不含酒精，也同樣能讓你融入慶典的歡愉。參加任何活動時，請將這個信念謹記在心：花時間來到這裡是為了見見老朋友、認識新朋友，並與他們共享愉快時光，有沒有酒精根本無關緊要。

擁有充足的良好睡眠

不管是因為生活過於繁忙，或是有睡眠方面的問題，日復一日的睡眠不足都會導致肝臟出毛病。睡眠狀況不佳還會增加荷爾蒙失調的

風險，讓我們容易感到飢餓、體重增加（因為調控我們食欲和飽足感的飢餓素〔ghrelin〕和瘦體素〔leptin〕深受睡眠品質的影響），進而傷害肝臟。

大部分成年人每晚至少都要有七至九小時的睡眠時間，以下提供各位幾項培養睡眠習慣的小祕訣：

- 晚上預留充分的時間，讓身體有辦法慢慢放鬆，感受睡意。
- 建立規律的生活作息，每天在固定的時間就寢和起床。
- 週末的睡眠時間可以稍有變化，但調整後的時間不得與原本的時間相差一小時以上，因為一旦超過這個範圍，身體原本的生理時鐘就會被打亂，換言之，不要讓身體有太大的時差。

不只有就寢時的睡眠習慣會影響睡眠品質，白天的一些小習慣，也可以讓我們晚上睡得更香甜：

- 太陽還沒下山前，花點時間到戶外享受陽光，就算是陰天也沒關係。這個舉動能保持人體生理時鐘的準確度，讓我們擁有良好的睡眠週期。
- 白天做些運動也能讓晚上比較好入睡，但若要做劇烈的運動，請盡量在傍晚前完成，如此一來體溫、心跳和其他生理功能才有時間在睡覺前回歸平緩。
- 睡前的四至六小時內，請遠離任何提神事物，諸如咖啡、茶、香菸、巧克力和氣泡飲料等（許多人都不曉得最後這兩項食物有提神效果）。
- 雖然幾杯黃湯下肚，一開始會讓你感到昏昏欲睡，但幾個小時後，這些酒精反而會讓你無法安穩入眠。為此，應該有限

度的飲酒，一天最多只能喝個一到兩杯。

此外如果你有睡眠障礙，請盡快尋求睡眠專科醫師的協助，接受治療，因為你的肝臟需要充足的良好睡眠！別忘了，在第二章我們曾提過，患有睡眠呼吸中止症（一種可能造成嚴重後果的疾病，患者在睡眠中會反覆中斷呼吸數次，每次中斷的時間約十至三十秒）的人，不論是丙胺酸轉胺脢（ALT）或天門冬胺酸轉胺脢（AST）的數值都會大幅增加。

另外，根據波士頓麻州總醫院（Massachusetts General Hospital）二〇一五年的研究顯示，睡眠呼吸中止症的病人中，有不少人都同時患有非酒精性脂肪性肝炎。雖然目前我們尚未完全釐清睡眠呼吸中止症造成肝病的原因，但學者推測這可能和腹部肥胖和胰島素阻抗等因素有關，因為睡眠呼吸中止症的患者常會有這方面的代謝問題，而這些代謝問題正好也是促成脂肪肝的因素。二〇一五年，另一篇來自台灣的研究發現，相較於沒有睡眠障礙的人，睡眠呼吸中止症的患者得到各類肝臟疾病的機率高出了五倍以上（涵蓋非酒精性脂肪肝、肝硬化和C型肝炎）。

壓力不超標

壓力纏身時，肝臟的健康或多或少會受到影響，各種肝臟疾病也特別容易找上門。因為長期處於緊繃狀態，血管中流竄的壓力荷爾蒙（例如皮質醇等）含量將高於正常值，而大量的壓力荷爾蒙會引發全身各處產生發炎反應，肝臟當然也是受害者之一。由於壓力荷爾蒙還會促使脂肪堆積在腹部，所以當這股迫害緩慢而隱晦的在體內蔓延時，人體罹患非酒精性脂肪肝的風險也會與日俱增。

彼得是一家財經公司的軟體工程師，三十六歲時他和妻子升格為新手爸媽，孩子九個月大前，他們常常為了照顧孩子沒辦法好好睡覺。雪上加霜的是，彼得本來的工作壓力就大，工時又長，為了撥出時間照顧孩子，他甚至中斷了原本的運動習慣，體重也因此暴增了六公斤之多。龐大的壓力讓他忍不住尋求酒精的慰藉，飲酒量比過去增長了不少，一天常常都要喝個六到八杯啤酒。以這樣的方式生活了一段時間後，他開始感到自己老是精疲力盡、精神不濟。

彼得覺得這都是因為睡眠不足和長時間工作造成的，但他的妻子可不這麼想，一直催促他趕快去醫院做個檢查。檢驗報告出爐後，醫師發現彼得的肝指數過高，腹部超音波的影像也顯示他有嚴重的脂肪肝。這些結果很可能都是彼得壓力超標造成的，因為龐大的壓力不只讓他體重飆升，還驅使他過度飲酒。

二〇一五年蘇格蘭愛丁堡大學的學者發現，心理問題（例如焦慮或憂慮等症狀）會增加肝病患者的死亡率。主要的機制推測與發炎反應有關，但該研究也發現不論是急性或是慢性壓力都會導致身體的中樞壓力反應系統（正式說法為「下視丘-腦下垂體-腎上腺軸」，簡稱HPA 軸）和交感神經系統異常，使它們對肝臟釋放促發炎物質（proinflammatory factors），把肝臟推向非酒精性脂肪肝一途。不僅如此，該研究還發現，不間斷的壓力會造成血液中礦物質濃度不平衡（例如鐵和銅）；一旦這些礦物質無法正常排出、堆積在體內，便會對身體產生毒性，損害肝臟。

研究結果也認為，高度焦慮會大幅降低流經肝臟的血量，導致丙酮酸轉胺酶（ALT）的濃度上升，這個現象表示肝細胞出現損傷。此外，許多研究還發現，壓力會讓肝病患者的病情加重；尤其是 C 型肝炎的患者，當面對大量壓力時，不少人的病況都會突然惡化。

減壓小撇步

　　或許你早有一套自己的紓壓管道，像是吃垃圾食物、喝酒、抽菸或服用卡瓦胡椒這類藥草緩解緊繃感，但這些都不是好方法，因為它們會對肝臟造成傷害。與其用上述的方式對抗壓力，倒不如在日常生活中利用一些健康的壓力管理技巧和身心鍛鍊，讓自己由內而外的全面放鬆、釋放壓力。以下是一些能幫助減輕壓力的「小撇步」：

- 提升自己的時間管理技巧，依事情的輕重緩急安排處理的優先順序。
- 學會對不必要的請求說「不」，如此就可以有更多時間和精力處理更為重要的活動和事物。
- 將不一定要親自做的工作，委派給其他人幫忙。
- 定期做些放鬆身心的活動，例如冥想、催眠、針灸等，減少壓力對身體造成的負擔。

　　放鬆身心的活動確實可以同時改善生理和心理的壓力。二〇一五年，南韓的研究發現，讓受試者以特定的姿勢冥想，輔以腹式呼吸，持續一段時間後，能顯著降低他們體內的氧化壓力，以及壓力荷爾蒙（如皮質醇）的含量。同年，另一項由中國發表的研究也有相似的結果：他們發現，讓護士每週做三次以上瑜伽、每次五十至六十分鐘，連續六個月後，護士自述的壓力狀態和睡眠品質都獲得改善。由此可見，目前許多研究已經證實，各式不同形式的冥想都可以降低壓力和焦慮感。

　　所以，不想要肝臟受到壓力荷爾蒙皮質醇的迫害，就請在生活中養成健康的紓壓習慣吧！如此，才能有效地防堵壓力吞噬身體和肝臟的健康。

姑且不論壓力傷害肝臟的機制究竟為何，但有一項事實清清楚楚擺在眼前：**不受控制的壓力對肝臟和全身上下，百害而無一利。**認清這個事實，並且即刻展開行動，有助你降低或是更有效的管理生活中的壓力。為了幫助各位釐清自己的壓力來源、它們對身心的影響以及應對方式，書末的附錄三我列出一份「壓力追蹤紀錄表」，它可以讓你更了解自己這方面的狀況，並下定決心養成更好的減壓習慣。

小心用藥

　　就如我們在第四章討論的，每個人都應該要避免過量使用藥物，諸如史他汀類藥物、皮質類固醇、抗真菌藥物和乙醯胺酚等，因為這種行為有害肝臟健康。如果非得使用藥物治療，也請務必按照醫師的指示定期檢測肝指數的變化，以確保這些藥物沒有對肝臟產生負面影響。千萬不要輕忽這個重要的小動作！假如家中有必須服用多種藥物的長輩，也請務必多替他們花點心思，留意醫師有無定期幫他們檢測肝臟狀況。

　　同樣地，在藥草和營養補充劑方面，也必須小心使用。有些草藥攝取的劑量過高，會對肝臟造成毒害，這些藥草有：黑升麻（black cohosh，常用來緩解熱潮紅等更年期症狀）、綠茶萃取物（有人會大量服用，以達到減重功效）、榭樹（chaparral，用於改善關節痛和減重）以及石蠶（germander，某些減肥產品中會添加它）等。**此外，即便天天服用、看似安全無虞的維生素，一旦食用過量，它也會對肝臟造成毒性**。以維生素 A 為例，假如長期過量攝取，它會導致肝細胞不正常生長，甚至生成疤痕組織。

保持健康體重

　　如果體重落在健康範圍內（BMI 的數值在二十五以下），那麼表示已經符合善待肝臟的基本條件；如果過重，瘦下來將有助肝臟健康，甚至還有機會改善肝病的病況。聖路易斯大學（Saint Louis University）和布魯克陸軍醫學中心（Brooke Army Medical Center）的研究人員發現，患有非酒精性脂肪性肝炎的過重或肥胖者，只要能減掉九％的體重，就可以改善他們肝臟過去受損的狀況。

　　然而，減重的速度一定要緩慢且穩定，如此一來才可以持之以恆，守護肝臟的健康。切記，快速減肥反而會增加得到非酒精性脂肪肝的風險。二〇一三年伊朗的研究發現，非酒精性脂肪肝的患者連續六個月，每天攝取減少了五百到一千大卡熱量的飲食（該飲食有五十五％的熱量來自碳水化合物，十五％來自蛋白質，還有三十％來自脂肪）後，他們的體重至少輕了五％，且肝指數也明顯降低。

定期做血液檢測

　　檢測血液中丙胺酸轉胺酶（ALT）和天門冬胺酸轉胺酶（AST）的含量，能幫助我們掌握肝臟的健康狀態。一般的年度健檢都會檢驗這兩個項目，但是如果健檢項目沒有涵蓋到它們，請務必另外要求做這兩項血液檢測。

　　萬一檢驗結果顯示你的肝指數過高，但你卻沒有出現任何不適症狀，那麼你要做的第一件事就是趕快再去複檢一次，確認數值是否正確。假如複檢過後肝指數仍為異常，醫生就會針對肝指數上升的狀況進行評估。如果你的肝指數沒有高出正常值一倍，就屬於微幅上升，不具有什麼重要的臨床意義，但前提是要排除下列這些狀況：酒精濫

淨化肝臟的保健食品：它們值得你吞下肚嗎？

　　現在，我們可以在藥房或是販售健康食品的商家裡，看到貨架上擺滿了令人眼花撩亂的淨化肝臟或幫助肝臟排毒的保健產品。由於這些保健產品把自己的功效講得天花亂墜，所以你或許會以為買下它們是一項有助肝臟健康的聰明投資。但是在你掏出口袋裡辛苦錢購買這些產品前，我想，還是必須要先了解它們能為你做些什麼，又不能為你做些什麼。

　　首先，要知道營養補充劑跟藥物的規範不同，它們不需要經過美國食品和藥物管理局的認證就能販售。因此，在服用任何營養補充劑時，你根本無從得知它所含的劑量是不是真的如標籤所示。

　　以幫肝臟排毒的產品來說，有不少都由多種藥草（像是蒲公英、牛蒡、大蒜、葫蘆巴、奧勒岡、蕁麻葉和奶薊草等）、蔬菜澱粉和水組成。雖然這些成分看起來大多無害，但是它們也不會對肝臟產生什麼神奇功效。姑且不論根本沒有任何完整研究評估這些產品對肝臟的效能，就連能證明單一成分對肝臟有益的研究也寥寥無幾。不過，若這些營養補充劑能激勵你改善飲食和生活習慣，倒也無傷大雅；但如果你沒有改變生活上的傷肝陋習，只想單純仰賴服用保肝膠囊排毒，恐怕也無法如願，因為根本就沒有什麼所謂的「排毒產品」能彌補不良飲食和生活習慣對肝臟造成的傷害。

　　另外，你還要明白這些產品並不是完全沒有風險。我曾經看過有人吃了看似無害的營養補充劑後，身體卻出現了不適的反應，所以沒有任何一件保健食品可以保證它們絕對無害。每樣營養補充劑都有其利弊，藥草也不例外，而且目前我們對藥草的瞭解相對較少，因此服用這類產品的風險也更高。

　　請謹記一個原則：沒有什麼靈丹妙藥或營養補充劑能恢復肝臟的健康。因此，若真要用營養補充劑顧健康，請多做點功課並選擇有信譽的廠牌。假如你正在進行藥物治療，服用營養補充劑前，也務必先跟醫師確認你適不適合該類營養補充劑，以免營養補充劑和藥物產生危險的交互作用。

用、藥物的副作用、慢性 B 型或 C 型肝炎、脂肪肝、自體免疫性肝炎、血色素沉著症、威爾森氏症、甲一型抗胰蛋白酶缺乏症（α-1 antitrypsin deficiency，是一種遺傳性疾病，患者無法自行合成一種保護肝臟和肺臟的蛋白質）、乳糜瀉、先天性肌肉代謝疾病、後天性肌肉疾病或極度劇烈運動（例如跑馬拉松）。

依丙胺酸轉胺酶和天門冬胺酸轉胺酶的數值，以及個人健康的風險，醫師可能會建議你做其他進一步的血液檢測項目，包括：鹼性磷酸酶（ALP，存在於肝臟和膽管中的酵素）和 γ-丙醯基轉肽酶（GGT，存在於肝臟、膽管和胰臟的酵素）。只要上述任何一項指標的數值過高，就表示肝臟或膽管有出現損傷或失能的情形。

然而在幾種特定情況下，肝指數升高並不用太擔心，因為它屬於正常的生理反應。例如，健康婦女在第三孕期時，體內的鹼性磷酸酶含量本來就會增加。由此可知，每一項肝指數都有其各自代表的意義，所以該做哪幾個項目評估肝臟的健康，必須依據受檢者的實際狀況而定。如果健檢的醫師無法為你做進一步的評估，就請他將你轉介給肝臟專科醫師。

除此之外，血液中某些蛋白質濃度的變化也能讓我們窺見肝臟的健康狀態。若血液中的球蛋白（globulin）、白蛋白（albumin）或凝血蛋白（prothrombin）的含量過低，意味著受檢者的肝臟可能有一定程度的受損；膽紅素（膽汁裡黃褐色的色素）濃度升高，則表示肝臟可能正受肝炎和藥物中毒之苦。與醫師一起檢視血液檢測報告時，請特別留意代表肝臟狀況的各項數值，一旦發現有哪些數值不太對勁，就趕快與醫師討論，了解造成這些結果的原因，以及是否需要做進一步的檢測。

養成良好衛生習慣

說到肝臟保健時，大概沒幾個人會想到良好的衛生習慣，如正確的洗手，也是杜絕肝病的一大防線。不過，事實上單單就勤洗手這個習慣，就可以為肝臟擋下許多病毒的侵擾，例如 A 型肝炎等。

最近，我的朋友在歷經了一連串嚴重噁心、疲憊和血尿的症狀後，被診斷出感染了 A 型肝炎。她完全想不通自己怎麼會得到 A 型肝炎，因為她沒有出國旅遊、沒有酗酒或嗑藥，身邊也沒有得到 A 型肝炎的朋友。一開始，眾人都對她得到 A 型肝炎的原因摸不著頭緒，然而幾週內，好幾個跟她住在同一社區的住戶也陸陸續續被診斷出得到了 A 型肝炎。後來院方才發現這些感染 A 型肝炎的患者，全都吃過同一間餐廳的餐點。

由於 A 型肝炎屬於食源性疾病，因此顯然這場 A 肝集體感染事件和餐廳脫不了關係，而根本原因很可能就是該餐廳廚工未正確洗手造成病毒傳播。A 型肝炎的傳播力非常強，吃到受汙染的食物，或接觸到 A 肝帶原者剛碰觸到的門把和電梯按鈕（他可能剛上完廁所，但卻沒洗手），再直接揉眼睛和鼻子，都會造成感染。

有了這層認知後，就知道洗手有多麼重要。除了要勤洗手外，洗手的方式也必須正確：洗手時，請在清潔劑起泡的情況下，搓洗至少二十秒，再以清水洗淨雙手。出門在外可以隨身攜帶以酒精為基底的乾洗手用品，以常保手部清潔。有鑑於部分肝炎是透過食物和飲品傳播，所以我還是要提醒各位，最好不要去曾經發生過食物中毒事件的餐館用餐。

正確接種疫苗

施打疫苗可以保護肝臟遠離數種肝炎的威脅。基本上所有肝病患者都應該去接種 A 型肝炎或 B 型肝炎疫苗，現在這兩款疫苗的安全性和效能性都很好。這些疫苗能提供長久的保護力，成功接種後便能長時間不受這些肝病侵犯。

感染 A 型肝炎的患者通常是因為吃了受汙染的食物或水。A 型肝炎的疫苗共有兩劑，施打完第一劑疫苗後，必須等六到八個月才能施打第二劑疫苗。建議接種 A 肝疫苗的人有：孩童、至特定國家旅遊的人或容易感染 A 型肝炎的高風險族群。

B 型肝炎是透過血液和體液傳染。B 型肝炎的疫苗通常共有三劑，而完成三劑疫苗的施打，共需歷時六個月。目前所有的孩童都必須接種 B 型肝炎疫苗，至於其他成年人，只要屬於 B 型肝炎高風險群者，都建議施打。例如：具有多重性伴侶者、配偶患有 B 型肝炎者或本身為糖尿病、慢性腎臟病或肝病患者等。此外，性行為時佩戴保險套，也能幫助你遠離 B 型肝炎和 C 型肝炎的威脅（小叮嚀：C型肝炎目前沒有任何疫苗）。

以上就是保護肝臟的八大基原則。只要各位願意將它們落實在生活中，便能讓肝臟獲得應有的照顧，而受到照顧的肝臟也必定會全心回報，保護你免受重大疾病之苦。

我們在前面提到的那一位軟體工程師兼新手爸爸彼得，就靠著改變生活習慣找回了健康的人生。飲食方面，他採用低碳水化合物的低醣飲食並減少了飲酒量；活動量方面，他開始每兩天慢跑一次，每次三十分鐘，這個改變不僅增加了他熱量的消耗量，更紓緩了他的壓力。六個月內，他的體重就減去了三公斤，整個人變得精神奕奕，最

重要的是，他的肝指數數值也全部回歸正常。

　　接下來幾章，你還會學到更多拯救肝臟（和全身）健康的方法，像是控制體重、健康飲食和聰明運動等。別擔心，這些改變絕對不會花你太多時間，也不會要你徹底拋開過去的生活。事實上，它們大多都沒你想像中的困難反之，一旦開始改變這些生活習慣，就會發現要堅持下去並不是一件難事。通常，只要願意展開行動，就已經掌握了一半的契機。健康的生活習慣就跟牛頓的慣性定律一樣，一開始執行後，身體很快就會自然而然地不斷朝這個方向前進，而我們也會從中體會到它們所帶來的美好。

第六章 | 動起來！運動是護肝的金鐘罩

　　不久前，瑞貝嘉因為肝指數異常被轉介到克里夫蘭診所的肝臟門診，她在圖書館工作，是一位四十六歲的單親媽媽，育有一名正值青春期的女兒。瑞貝嘉血液中的天門冬胺酸轉胺酶（AST）和丙胺酸轉胺酶（ALT）濃度比正常值的上限高出兩到三倍，腹部超音波則顯示她有脂肪肝。

　　由於瑞貝嘉沒有 B 型肝炎和 C 型肝炎，也沒有慢性肝病的家族史，且酒喝不多（頂多週末喝個兩杯葡萄酒），所以醫師很快就找出造成她脂肪肝的禍首：肥胖。

　　瑞貝嘉大部分的人生都處於肥胖的狀態，BMI 指數一直在三十六左右。她來到克里夫蘭診所時，才剛被診斷出患有第二型糖尿病，且血液中的三酸甘油酯含量高於標準值（為 210 mg/dL），HDL 膽固醇（好的膽固醇）則過低（僅 25 mg/dL）。綜觀瑞貝嘉身上的種種跡象：落於肥胖等級的 BMI 指數、第二型糖尿病、高血脂和低 HDL 膽固醇，她很顯然是代謝症候群的一員，而代謝症候群正是造成非酒精性脂肪肝的重大風險因素。

　　為了改善肝臟的狀況，瑞貝嘉進行了飲食和運動方面的諮商。諮商團隊請她開始採取有益健康的地中海飲食（這項飲食的相關細節將在下一章中呈現），並展開為期十二週的運動計畫（每週運動兩到三次，每次四十五分鐘），運動方式由瑞貝嘉自行選擇。瑞貝嘉選擇用跑步機進行間歇體能鍛鍊，運動期間她會慢跑和快走交錯進行。十二週後，瑞貝嘉回到診所進行後續的評估，此時她的體重已經少了三公斤；儘管這只讓她的 BMI 指數稍稍下降，但卻大幅改善了肝指數的

數值。相較她還沒開始控制飲食和運動前動輒兩、三倍高的肝指數，複診時她的天門冬胺酸轉胺脢已經回到了正常值，丙胺酸轉胺脢也只比正常值高了一點點而已。

規律運動是最好的良藥

假如你有定期運動的習慣，或是想要甩掉身上多餘的贅肉，大概就會明白運動對體重控制有多麼重要。**我常告訴我的病人，如果不養成規律運動的習慣，很難減掉身上多餘的體重和維持減重後的成果。**我會這樣說不是沒有原因，因為運動確實對體重控制有很多正面影響。大家都知道運動有助燃燒體內過多的熱量，但你知道其實在運動過後的幾小時內，身體也會持續燃燒熱量嗎？沒錯，因為在停止一定強度的運動後，身體的需氧量會比運動前高，進而提升了人體燃燒熱量的速度，讓你能在運動後幾小時內持續燃燒熱量，此現象即為「運動後過量耗氧」，簡稱 EPOC。也就是說，這段期間就算你沒運動也會快速燃燒熱量！

此外，我們在減肥的時候，減掉的重量不可能全都是脂肪，有一些肌肉也會跟著流失。即使你什麼也不做，或是只做些日常小事，例如煮飯、書寫或開車等非運動的活動，基本上，肌肉燃燒熱量的效率都會比脂肪組織高出許多。因此，假如你減去的重量不是以脂肪組織為主，而是肌肉組織，那麼大量的肌肉流失會使代謝率變慢，讓你更難甩掉身上多餘的重量。此外，別以為規律運動的習慣只能讓你的外表變得更加亮麗，它還兼具改善體內健康的功效！簡單來說，運動不只讓你看起來更好，也能讓體內的肝臟和其他臟器的外觀和功能獲得同步的升級。

「有氧運動」有益心血管健康是眾所皆知的事，但其實藉由定期

的有氧運動也可以降低罹患許多疾病的風險，例如第二型糖尿病、高血壓、乳癌、大腸癌、憂鬱症、骨質疏鬆症和在體內神出鬼沒的發炎反應等。持續運動一段時間後，會發現肌耐力增加了、肌肉變得更有力量、抵抗力變好，而且體重也獲得更好的控制。順帶一提，重量訓練和伸展運動還有助打造完美骨質，降低骨質疏鬆的發生機率。因此，為了自己的健康，請務必養成規律運動的習慣；撇開減重的功效不說，運動對肝臟也有諸多好處。現在，就讓我們來看看運動對肝臟健康究竟有多麼強大的影響力吧！

為你的肝臟好好鍛鍊身體

最新的研究指出，日常生活中有規律運動習慣的人，不論做的是有氧運動或是阻力運動（resistance exercise），他們得到非酒精性指肪肝的風險都會顯著降低。許多研究也顯示，想要增加胰島素敏感度或是增進減重的效率（這兩者都有助治癒肝臟的損傷），大量的運動是必備條件。由於脂肪肝常被視為是代謝症候群的臨床表徵之一，而代謝症候群囊括了肥胖和胰島素阻抗的問題，因此多運動除了有機會降低發生脂肪肝的風險，還有助戰勝代謝症候群。

事實上，胰島素阻抗和脂肪肝總是形影不離，它們之間的關係就像是《芝麻街》（Sesame Street）裡的伯特（Bert）和恩尼（Ernie）、美國二重唱團體「賽門與葛芬柯」（Simon&Garfunkel）和諧星團體「艾博特與科斯蒂洛」（Abbott and Costello）一樣，總是焦不離孟、孟不離焦，很難想像他們單獨存在的樣子。

胰島素阻抗與血糖、血脂濃度上升有直接的關係，而這兩項數值的升高，又會對肝臟產生直接傷害。換言之，**若想要掌握脂肪肝的發展，就必須控制好胰島素阻抗的狀況。**

運動是對抗脂肪肝的對策之一，因為它能降低胰島素阻抗，這有助於防堵脂肪堆積在肝臟，或是削減脂肪堆積在肝臟的能力。另外，運動會增加肌肉細胞的氧化能力、提高肌肉將脂肪轉變為能量的機會，因此就不容易有多餘的脂肪被儲存在肝臟。二○○六年，印度的研究發現，定期做中強度有氧運動，能幫助非酒精性脂肪性肝炎患者的丙胺酸轉胺酶恢復正常值，並降低天門冬胺酸轉胺酶的數值。

另外，即便已經過重，或是已經有非酒精性脂肪肝，多活動還是能受益良多，運動永遠不嫌晚。二○一五年，澳洲雪梨大學一項以過重和肥胖者為受試對象的研究就發現，不論他們進行有氧運動的強度和頻率為何（共有三組，分別為：每週四次六十分鐘的中低強度運動；每週三次四十五分鐘的高強度運動；以及每週三次四十五分鐘的中低強度運動），在經過一段時間的規律運動後，他們所有人的肝臟脂肪量都降低了，就算是體重沒什麼減輕的人也不例外。也就是說，只要願意動一動身體，不論是什麼形式的運動都可以促進肝臟的健康。

二○○九年雪梨大學還發現，在肥胖者進行四週的單車有氧運動後，他們的體脂肪少了十二％，而肝臟的三酸甘油酯（另一種形式的脂肪）含量則降低了二十一％。不僅如此，最近日本筑波大學（University of Tsukuba）進行的研究也有類似的結果。該研究召集了一百六十九位患有非酒精性脂肪肝的肥胖中年男性，請他們一起參與為期十二週的減重計畫。實驗過後，研究人員發現，每週做二百五十鐘以上中高強度運動的人，肝功能的狀態獲得顯著改善，主要是因為運動降低了他們體內的發炎反應、氧化壓力和肝臟的脂肪含量。不過，要每週做二百五十鐘的運動，相當於每週要進行五次為時五十分鐘的運動，這樣的運動量一般人恐怕不容易達成，但別擔心，因為該研究也發現，就算是每週只運動一百五十分鐘的人，他們的肝臟狀態也能得到改善。

運動不只是為了瘦身

就算運動者的體重絲毫未變，運動還是能改善他們肝臟的健康，為什麼呢？這是因為運動能影響肝臟裡發生的化學反應。當久坐不動的人開始定期去做有氧運動或阻力訓練時，堆積在他們肝臟和腹部的脂肪量都會降低，而脂肪燃燒率和胰島素敏感度也會提升。

規律運動能增加合成 ATP（adenosine triphosphate，腺苷三磷酸，細胞可利用的能量形式）的效能，並提升細胞對 ATP 的利用率。因此，在細胞間能量流動變好的情況下，肌肉和器官也就能更流暢的運作。此外，運動也能影響腸道的菌相，這會對整個腸胃系統產生正面的幫助，甚至將這份正能量回饋給肝臟。還記得我們稍早提到的日本肥胖中年男性研究嗎？雖然該研究發現與限制飲食組相比，運動十二週的組別其體重減輕的成效令人失望，但是運動組的肝指數、胰島素阻抗、發炎反應和氧化壓力卻獲得顯著的改善。

並非只有肥胖性肝臟疾病的人能因運動受惠，體重正常的人也可以。二〇一四年，沙烏地阿拉伯的研究發現，慢性 C 型肝炎的患者每週做三次中強度有氧運動（在跑步機上跑步），每次四十分鐘，連續三個月後，他們的丙胺酸轉胺酶（ALT）、天門冬胺酸轉胺酶（AST）和 γ-丙醯基轉肽酶（GGT）等肝指數的數值都顯著下降了。更重要的是，他們的整體健康狀態也因運動變得更好。

雖然現在我們都知道運動有助於預防乳癌、大腸癌和攝護腺癌等癌症，但是肝癌方面，目前學界尚未有明確的定論。儘管如此，還是有一些研究支持這份可能性。以二〇一三年德國的研究為例，他們發現每週至少做五次劇烈運動、每次二十分鐘以上的中年人，十年後得到肝癌（成年人最常得到的肝癌類型）的風險比沒運動者少了四十四％。二〇一五年，瑞士伯恩大學（University of Berne）的研究也發

現，對非酒精性脂肪性肝炎的小老鼠來說，運動能降低肝炎發展為肝癌的機會。說得具體一點，就是運動能夠減少不正常細胞的生長，並誘發不正常細胞凋亡（即「細胞自殺」）。

除了有氧運動外，阻力訓練也是一個促進肝臟健康的好選擇。二○一一年，英國的研究發現，原本不太活動的非酒精性脂肪肝成年人，在連續做了八週的阻力訓練後，不管他們的體重或是體脂肪比例有沒有改變，所有人的肝臟脂肪含量都降低了十三％。

無獨有偶，二○一四年以色列的研究也發現，非酒精性脂肪肝的患者每週做三次阻力訓練，每次四十分鐘，能顯著改善他們脂肪肝和其他生理狀況，即使他們的體重沒有變輕（該實驗使用的阻力訓練器材為：腿部推蹬機〔leg press〕、擴胸機〔chest press〕、坐姿划船機〔seated row〕、滑輪下拉機〔lat pull-down〕，每樣器材鍛鍊到的肌群都不一樣。受試者在每樣器材上完成八到十二次的鍛鍊後，方為一個循環，四十分鐘內，他們必須完成三組循環）。阻力訓練還可以為肝病患者帶來其他好處，以重度肝病患者為例，阻力運動能幫助這些等待換肝的病人減少肌肉的流失量。

哪些肝病患者不可以運動？

當非酒精性脂肪性肝炎或其他肝病演變成肝硬化時，他們可能就不太適合運動。通常肝硬化患者對運動強度的耐受性會降低，難以進行持續性的高耗氧量運動。造成這個現象的部分原因和肝硬化的症狀有關，肝硬化患者的症狀有：疲倦、身體不適、胰島素阻抗、細胞層次的肝功能下降以及心肺功能變差等。這些症狀會妨礙他們鍛鍊身體的成效，進而導致患者的肌肉組織減少、肌肉力量變弱。

做什麼運動都行，重點是持之以恆

　　就促進肝臟健康來看，任何體能活動都有正面幫助。這個理論深獲肝臟專科醫師的認同，他們認為規律運動是管理和反轉非酒精性脂肪肝的關鍵要素，同時運動也能預防健康者的肝臟發生病變，讓肝臟保持在最佳的運作狀態。不過有一點必須知道，想要讓肝臟因運動受惠，「持之以恆」才是關鍵。

　　動物實驗發現，**中斷運動一個星期不僅會讓它的好處大打折扣，且若將中斷運動的時間拉長（大約四個星期）就會破壞動物整體的代謝狀況，並導致肝臟健康變差。**為了肝臟和整體健康好，最好養成規律運動的習慣，而且運動的項目要涵蓋有氧運動和阻力訓練（或是重量訓量）。因為有氧運動和阻力訓練必須相輔相成才能發揮最大效能，幫助降低肝臟脂肪的含量、提升身體燃燒脂肪的能力，並且讓血糖獲得更好的控制。除了上述優點外，規律運動還能紓解壓力、改善睡眠品質、提振心情，甚至緩解憂鬱症和躁鬱症的病況，進而提升整體健康狀態。因此多動一動能讓你每天更有活力，擁有更多能量將生活調整到健康的道路上。

打造適合自己的運動計畫

　　想要靠運動保持身體健康，目前美國官方給成年人的建議是：每週至少做一百五十分鐘的中強度有氧運動（以每天三十分鐘來算，一週需進行五天），以及兩天的阻力訓練。有氧運動的部分可以選擇快走、慢跑、游泳、騎單車、團體有氧課程，例如階梯有氧、拳擊或倫巴舞等；或是利用健身房裡促進心肺功能的健身器材，例如滑步機、划船機、跑步機或踏步機等，進行鍛鍊。

那麼何謂「中強度的有氧運動」呢？中強度運動的標準是：呼吸和心跳速度增加，但是還是可以邊運動，邊說出完整的句子。假如運動時很難開口說話，就表示運動強度已經到了劇烈運動的範圍；相反的，如果運動時還可以輕鬆交談、甚至高歌一曲，就表示鍛鍊強度不夠，只達到了低強度運動的標準。

有氧運動除了守護肝臟的健康外，還可以提高心血管系統的運作效能，使整體健康獲得更大、更長久的保障。看看這篇研究的成果，就會明白我說的並非空穴來風。二〇一二年，達拉斯（Dallas）的庫柏研究所（Cooper Institute）發現，靠運動將心肺功能保持在最佳狀態的中年女性，在二十六年後得到心臟病、糖尿病、慢性阻塞性肺病和腎臟病等慢性病的機率，比不運動的女性低了四十三％。

至於要達成增強肌力的阻力訓練，則可以利用啞鈴之類的簡易重量器材、重量訓練設備、自己的體重（像伏地挺身或撐體運動就是靠運動者自身的體重鍛鍊肌力）或是結合上述幾種方法，對肩部、胸部、背部、手臂、腹部、臀部和腿部等部位的大肌群進行鍛鍊。阻力訓練不僅可以保護肝臟，還能增加肌肉的力量、質量（不是讓肌肉更大塊，而是更加精瘦）和耐力，如此可以提升新陳代謝的速率，讓身體可以更迅速地燃燒脂肪，減去多餘的體重。

你以為必須投入大把時間，才能夠獲得運動成果嗎？其實不然。南伊利諾州大學（Southern Illinois University）的研究發現，過重成年人完成一組阻力訓練的時間只要十五分鐘！而且，完成這組阻力訓練後，他們的基礎代謝率（也可以叫做「燃燒熱量的速率」）就提升了，效果更持續了七十二小時之久；在這段期間內，身體消耗掉的熱量相當於他們做了三組的阻力訓練。阻力訓練還可以幫助每一個人對抗老化造成的肌肉流失（此現象稱之為肌少症〔sarcopenia〕），因為大概從三十歲開始，人體的肌肉量就會隨著年齡逐漸減少。

好了，現在已經知道安排運動的基本條件，所以不管是否要減肥，每週運動計畫表應該會跟下面這個範例有點類似：

- 星期一： 游泳或利用促進心肺功能的設備鍛鍊體能（例如：跑步機、滑步機、踏步機或室內腳踏車），持續三十分鐘。
- 星期二： 快走二十分鐘，再做一套增強肌力的阻力運動。
- 星期三： 騎室內腳踏車、跳倫巴舞或是上階梯有氧課程，持續四十五分鐘。
- 星期四： 快走二十分鐘，再做一套增強肌力的阻力運動。
- 星期五： 利用促進心肺功能的設備鍛鍊體能，持續三十分鐘。
- 星期六： 休息。
- 星期日： 騎腳踏車、健行或打網球，至少三十分鐘。

小叮嚀 每天除了可以照著自己安排的計畫表運動外，還可以利用生活中的許多瑣碎時刻增加活動量。例如，去朋友家或辦些小事時，不要開車，以步行取代；或者是，盡可能不要坐電梯，多走樓梯等。

如果你一直以來都是一個不太愛運動，或久坐不動的人，在安排個人運動計畫時請循序漸進，這樣身體才有辦法慢慢適應這些鍛鍊，並逐步達成上面建議的運動時間和強度。或者，也可以把運動的時間拆成好幾個小片段，像是早晚各騎十五分鐘的腳踏車或是散步，而不要一次就做滿三十分鐘的運動量。永遠記得這句話：「任何活動都會為你的身體帶來正面的幫助！」**只要你比過去動得更多，就是在善待自己的身心。**用心努力增加體能活動後，身體必定給你美好回饋，例如提振心情或精神、改善睡眠、降低壓力或氣色變好等，如此一來你就會更願意動下去，幫助自己獲得或是保持良好的體態與健康。

伸展運動：經常被忽略的健身元素

當我們的年紀越來越大，伸展運動的重要性也就越不容忽視，因為隨著歲月的流逝，我們每一個人都很可能失去「柔軟度」。這是人體自然的生理變化，當我們日漸衰老，那些連結肌肉和骨頭的肌腱和組織其含水量會減少，少了水分的它們會變得比較硬、比較無法承受壓力；同時，骨骼之間的韌帶和結締組織也會變得比較沒有彈性，種種因素都會讓我們的行動無法再像過去那般靈活。

失去柔軟度產生的問題，不是只有你無法摸到腳趾頭這麼簡單，更重要的是，它會大幅提高日常生活中受傷的機會。例如，簡單一個撿起地上物品的動作，可能就會讓你閃到了筋骨。幸好，只要我們願意付出努力，改善身體的柔軟度也非天方夜譚。二〇一五年，底特律韋恩州立大學（Wayne State University）的研究發現，在久坐不動的成年人做了八個星期，每週三次的瑜伽或伸展運動後，所有人的體適能指標，包括柔軟度、靈活度、平衡感和肌力強度都提升了。

瑜伽伸展有益肝臟健康

瑜伽不只對身體的柔軟度有幫助，它還能讓肝臟受惠。二〇一四年，《歐洲科學期刊》（European Scientific Journal）刊載了一篇研究，指出瑜伽習慣能夠降低受試者血液中鹼性磷酸酶（ALP）的濃度，並讓他們的體重下降（該研究的受試者為年屆二十至五十歲的成年人，而上述成果是他們進行了一個半月的瑜伽療程後所得）。二〇一五年，印度的研究則發現，若酗酒者連續三十天，每天進行九十分鐘的高強度瑜伽身心訓練，將可以大幅降低他們血液中丙胺酸轉胺酶（ALT）和鹼性磷酸酶的濃度。

　　除此之外，瑜伽還有助管理飲食習慣和體重。二○○九年，西雅圖華盛頓大學的研究發現，定期做瑜伽能改善飲食習慣，讓人懂得放緩吃飯的速度，品味食物的滋味，並且感受身體飢餓和飽足的微妙變化等。然而，該研究中從事散步或是其他中強度運動的受試者，卻沒有獲得這方面的改善。瑜伽的好處說不完，這個兼具身心鍛鍊的運動還可以幫助你釋放壓力、改善睡眠，從而讓身心更順暢的運轉。

　　那麼有特別有益肝臟健康的瑜伽姿勢嗎？當然有。《瑜伽期刊》（Yoga Journnal）發現，某些瑜伽動作有提振消化和排毒作用的效能，進而提升整體的健康狀態。現在瑜伽課已經非常普遍，幾乎每一家健身房都有編制這項課程。不論是初學者或是熱衷瑜伽的高手，亦或是想靠瑜伽放鬆身心的上班族和孕婦，相信都可以在一般的連鎖健身房、平價的 YMCA 或是高級的私人健身工作室中，找到適合自己的瑜伽課程。假如想要自己在家進行瑜伽，則可以買一、兩張瑜伽教學的 DVD 影片跟著做。

　　以下就是瑜伽專家公認，特別有益肝臟健康的四種瑜伽姿勢：

（一）坐姿金字塔式（Wide-Legged Forward Fold in a Chair）

（二）坐姿正體扭轉式（Face Forward Twist in a Chair）

（三）坐姿半扭轉式（Seated Side Twist in a Chair）

（四）坐姿嬰兒式（Child's Pose in a Chair）

　　這些姿勢可以和緩地促進全身的循環，增加流經肝臟的血量，達到提升肝臟整體健康和運作的效果。

　　由於這些動作並不困難，也不需要多大的空間，因此就算是在家中，也可以輕鬆完成這些動作。你只需要穿著舒適、好活動的衣服，再準備一把堅固、僅有椅背的椅子，即可進行這四種瑜伽動作。做瑜

伽的過程中，請記住一個原則，那就是「傾聽身體的聲音」。不管是在做伸展或是任何瑜伽動作時，它們都不應該讓你感到不舒服，請依照自己的體能狀況，溫和地伸展自己的筋骨。做這些動作的時候，也別忘了搭配正確的呼吸方式，如此才能讓身體獲得最大的效益。接下來，就讓我們來看看這四種瑜伽姿勢該怎麼做吧！

● 坐姿金字塔式

抬頭挺胸的坐在椅子前緣，雙足平貼地面，雙膝呈九十度彎曲，腳趾頭和膝蓋都朝向前方。接著將雙腿呈大 V 字型向兩側張開，膝蓋仍要保持九十度的彎曲（腳踝需在膝蓋正下方），腳趾頭和膝蓋的方向也要一致。雙手放在大腿上，深吸一口氣；吸氣時，讓空氣溢滿胸腔和肚腹，並把頭頂往天花板的方向伸展，將脊柱拉直。

接著，吐氣；吐氣時，把肚子往脊柱的方向收縮，讓身體以臀部為基底緩緩前傾。此時脊柱、頸部和頭部應保持在同一直線上，維持這個姿勢做一到兩次的呼吸（也可依個人狀況調整時間長短），再回到一開始抬頭挺胸的坐姿。重複整套動作兩到三次。

● 坐姿正體扭轉式

抬頭挺胸的坐在椅子前緣，雙足平貼地面，雙膝呈九十度彎曲，腳趾頭和膝蓋都朝向前方。雙手放在大腿上，深吸一口氣；吸氣時，讓空氣溢滿胸腔和肚腹，並把頭頂往天花板的方向伸展，將脊柱拉直。接著，吐氣；吐氣時，一邊把肚子往脊柱的方向收縮，一邊讓右手輕觸椅背，左手則放在右側大腿上，最後才把上半身往右側輕輕扭轉。此時肩膀應呈現自然的放鬆狀態，而非聳肩，維持這個姿勢做一到兩次的呼吸（也可依個人狀況調整時間長短），再回到一開始正坐的姿勢。

先做幾次深呼吸，然後再深吸一口氣，讓空氣溢滿胸腔和肚腹，並把頭頂往天花板的方向伸展，將脊柱拉直。接著，吐氣；吐氣時，一邊把肚子往脊柱的方向收縮，一邊讓左手輕觸椅背，右手則放在左側大腿上，最後才把上半身往左側輕輕扭轉。此時肩膀應呈現自然的放鬆狀態，而非聳肩，維持這個姿勢做一到兩次的呼吸（也可依個人狀況調整時間長短），再回到一開始正坐的姿勢。

● 坐姿半扭轉式

抬頭挺胸的坐在椅子右側，雙足平貼地面，雙膝呈九十度彎曲，腳趾頭和膝蓋都朝向前方。雙手放在大腿上，深吸一口氣；吸氣時，讓空氣溢滿胸腔和肚腹，並把頭頂往天花板的方向伸展，將脊柱拉直。接著，吐氣；吐氣時，把肚子往脊柱的方向收縮，雙手放在椅背的上方，最後才輕輕將上半身向右轉。

此時腰背要打直，肩膀則應呈現自然的放鬆狀態，而非聳肩，維持這個姿勢做一到兩次的呼吸（也可依個人狀況調整時間長短），再放鬆背部的肌肉，回到一開始的姿勢。

先做幾次深呼吸，並檢視自己是否仍呈現抬頭挺胸的體態。現在請改坐在椅子的左側，並在吐氣時，把肚子往脊柱的方向收縮，雙手放在椅背的上方，最後才輕輕將上半身向左轉。此時腰背要打直，肩膀則應呈現自然的放鬆狀態，而非聳肩，維持這個姿勢做一到兩次的呼吸（也可依個人狀況調整時間長短），再回到一開始的姿勢。

● 坐姿嬰兒式

抬頭挺胸坐在椅子前緣，雙足平貼地面，雙膝呈九十度彎曲，腳趾頭和膝蓋都朝向前方。雙手放在大腿上，深吸一口氣；吸氣時讓空氣溢滿胸腔和肚腹，並把頭頂往天花板的方向伸展，拉直脊柱。

接著，吐氣；吐氣時，把肚子往脊柱的方向收縮，讓身體緩緩朝大腿的方向蜷曲。將雙手或前臂放在大腿上，支撐上半身的重量，保持脊柱的柔軟度，放鬆胸腔。此時你的頭、頸部應呈現放鬆的狀態，下巴則指向胸部，維持這個姿勢做一到兩次的呼吸，再回到一開始抬頭挺胸的坐姿。重複整套動作兩到三次。

　　讀完了這一章，想必各位已經清楚知道有氧運動和阻力訓練有益肝臟的原因，還有它們改善肝臟健康的方式，所以現在應該好好為自己設計一套專屬的健身計畫了。規畫每週的運動計畫時，可以利用一〇七頁的範例做輔助。放開心胸在不同的場地、跟不同的人一起嘗試各種運動，從中找出適合自己的運動模式。

　　如果你一直都像生了根似地不太愛動，請循序漸進地安排運動計畫，逐步增加運動的強度、時間和頻率，讓身體有時間適應、提升體能。雖然你可能會想要讓鍛鍊有點挑戰，但能看到成效且不超出自己能力範圍的鍛鍊，才能讓我們有動力「持之以恆」運動下去。因為唯有養成運動習慣，肝臟才能真正受惠。

第七章 | 愛護肝臟的飲食策略

　　幾年前，凱瑟琳來到我的診間，想請我協助她減肥。其實她在十幾二十歲的時候，身材還十分纖細，但結婚、生了三個小孩後，她除了得繼續從事繁忙的護理工作，回到家後還要打理猶如戰場般混亂的家務，龐大的壓力讓她的體重直線上升。

　　這些年她已經試過許多減肥方法，但都未見成效，更糟的是，反覆的節食減肥讓她的身體出現了「溜溜球效應」（yo-yo effect），現在她的體重已經超過九十公斤。血液檢測報告顯示，她有代謝症候群，因為她的餐前血糖和血膽固醇含量都超標。如我們前面所說的，代謝症候群很可能會造成肝臟受損。身為護士的凱瑟琳雖然很清楚代謝症候群與心血管疾病之間的關聯性，但卻不知道代謝症候群竟然也會傷害肝臟。在我跟她討論這方面的問題後，凱瑟琳想要減肥的意願更為強烈，因為她是一位護理人員，她非常了解肝臟對健康的重要性。

兩大護肝飲食法

　　來找我的人，最常問我的一個問題就是：「吃哪一種飲食法最好？」這個問題簡單明瞭，但我卻很難用三言兩語回答他們，因為每一個人適合的飲食和他們的個人需求息息相關。因為每一個人都是獨一無二的個體，所以就算他們都是想要減肥、增加肌肉量、改善骨質、促進心臟健康或達成其他健康目標，也不會有一套飲食計畫可以完全符合每一個人的需求。不過，倒是有幾種飲食方式相當受到推崇，因為它們對健康的確有幫助，就連肝臟的健康也能受到庇護。你

一定聽過麥克‧波倫（Michael Pollan）在《食物無罪》（*In Defense of Food: An Eater's Manifesto*）一書裡說的這句養生格言「飲食不過量，並以植物性食物為主」。沒錯，這句話也同時是護肝的至理名言！

● 地中海飲食

地中海飲食大概是世界上最具歷史的健康飲食之一，我建議凱薩琳（還有第六章的瑞貝卡）在飲食上多採取這種飲食的原則。地中海飲食的原則是：多吃蔬菜、水果、全穀物、豆類、健康油脂（尤其是來自堅果、種子的油品和橄欖油）、魚類和海鮮，並且適量攝取葡萄酒和乳製品。與食用標準美式飲食的人相比，採取地中海飲食原則的人通常身體會比較健康，體重也會比較輕盈（我比較喜歡把美式飲食稱之為「西方世界的大災難」，因為它對我們的健康有諸多危害）。

有幾點原因讓地中海飲食成為反轉代謝症候群和肝臟疾病的完美對策。首先，它含有的促發炎食物，像是各種精煉糖、高果糖玉米糖漿、含糖飲料、精緻碳水化合物、飽和脂肪和反式脂肪等的含量很低，能避免或改善血糖、膽固醇和血管功能的異常，促進肝臟和心血管健康。其次，它不含大量紅肉，這一點很重要，因為攝取大量含有豐富血基質鐵（heme iron）的食物，例如牛肉、小牛肉、羊肉和豬肉等紅肉，肝臟可能會因為鐵質存量過多產生損傷；尤其是天生有鐵代謝方面疾病的人，更必須注意這一點。

另外，地中海飲食的食物有助於調控血糖和血脂，此為一大優點。畢竟糖尿病、心血管疾病和肝臟疾病三者間的關係常常糾葛難分，所以在它降低糖尿病和心血管疾病的風險的時候，也能促進肝臟的健康。遵循地中海飲食的原則也能增加血液中的抗氧化力，讓肝臟和全身擁有更強大的能力對抗氧化壓力、損傷和發炎反應。

你不用擔心自己無法長久遵守地中海飲食，因為它不只美味、菜

色豐富，而且還不需要去管惱人的熱量計算（許多人放棄減肥都是因為它），讓你輕輕鬆鬆就可以將健康的飲食融入生活中。

　　通常像凱瑟琳這類的病人，只要將飲食習慣改為地中海飲食，很快就會在血糖、血脂和 C-反應蛋白（一種身體發炎的指標）等方面的數值看到顯著的改善；同時，大部分過重的人，也會因此減去至少十％的體重，為反轉非酒精性脂肪肝帶來更大的勝算。

　　二〇一五年，一篇探討飲食和脂肪肝的回顧性研究發現「連續食用六週的地中海飲食能顯著減少肝臟的脂肪含量」。同年另一篇來自義大利的研究也得到了相似結果：有非酒精性脂肪肝的過重者，在遵循地中海飲食六個月後，他們的肝臟脂肪含量大幅地下降。

● **低 GI 飲食**

　　低 GI 飲食（又叫「低碳水化合物飲食」）也可以增進肝臟的健康，主要是因為它可以改善胰島素阻抗。GI（glycemic index），也就是升糖指數是用來表示含有碳水化合物的食物其上升血糖的速度，這個數值是與基準值比較的一個相對值。低 GI 食物（數值小於或等於五十五）被人體消化、吸收和代謝的速度比較慢，所以吃進這些食物後，人體血糖上升的幅度會比較平緩；相反的，中 GI（數值介於五十六到六十九之間）和高 GI（數值大於或等於七十）的食物就會讓血糖快速的升高。基本上，大家都知道高升糖指數的食物會刺激胰島素分泌，導致脂肪在身上堆積，尤其是肚腹的部位，而肝臟的脂肪含量也會同步增加。

　　屬於低 GI 的食物有：全穀類、豆類、蔬菜、大部分水果（必須以水果原始的型態攝取，而非果汁！）和健康的油脂，它們被吃進肚裡後，血糖上升的速度都比較平緩。因此，與高 GI 的食物相比，當你吃這些食物的時候，它們比較能幫助你保持血糖和胰島素的穩定，

不會讓飯後血糖像雲霄飛車那樣突然飆升。進行低 GI 飲食計畫時，不得攝取含糖的澱粉類食物（如蛋糕、餅乾等烘焙食品）、精製白米、精製麵食和白馬鈴薯，因為它們屬於高 GI 食物，會導致血糖和胰島素大幅度的快速升高。請務必遵守這條規則，因為前面我們就已經說過胰島素異常是造成非酒精性脂肪肝的關鍵角色。

假如我們把胰島素阻抗對肝臟的傷害納入考量，那麼採取低 GI 飲食的確可以實質的減少肝臟受到的壓力。事實上，位於達拉斯的德州大學西南醫學研究中心（University of Texas Southwestern Medical Center），在一項小型研究中發現，當非酒精性脂肪肝的肥胖患者將碳水化合物的攝取量減少到每天二十公克以下，連續兩週後，他們肝臟的脂肪量竟然減少了四十二％。這樣的成果非常顯著，且其成效還遠高於僅僅減少熱量攝取量的患者。

肥胖、胰島素阻抗和脂肪肝的三角關係

研究人員發現美國肥胖和糖尿病的盛行率暴漲，連帶的也讓非酒精性脂肪肝的發生率節節高升。這個現象並不令人意外，因為胰島素阻抗是肥胖不可避免的結果，尤其是蘋果型（腹部）肥胖。胰島素阻抗會讓身體無法有效運用胰島素，導致血糖無法被細胞吸收利用，大量堆積在血液中。

接著，這齣災難的第三個主角「肝臟」登場了：血液中多餘的血糖會被送往肝臟加工為肝醣儲存起來，以供身體未來不時之需。（肝臟就像你放在車庫裡的冰箱，通常那個冰箱裡儲存的食物都不是你馬上要吃的。）如果大量的血糖流至肝臟，肝臟就得被迫超時工作，且血液中的三酸甘油酯濃度也會因此上升，讓脂肪堆積在肝臟。到了這一刻，體內高漲的自由基、發炎因子和氧化壓力（不穩定的氧分子會攻擊細胞膜）就會開始紛紛對肝臟展開攻擊，讓辛勤工作的肝臟腹背受敵。這種情況對肝臟來說，簡直就是四面楚歌！

　　若想徹底貫徹低 GI 飲食的原則，請多攝取富含纖維素的全食物，例如豆類、堅果、全穀類和蔬菜等，因為這類食物需要消化的時間比較長。單吃蛋白質對血糖沒什麼影響，但若在餐點中搭配適量蛋白質，將有助於血糖的控制。**我常告訴我的病人，吃東西的時候，務必讓食物在肚子裡消化時有「競爭性」**。舉例來說，蘋果沾著無糖杏仁粒或是花生醬吃；吃鳳梨的時候，在上頭灑點兒乳酪焗烤，或是將鳳梨丁拌入優格裡享用；食用法羅麥（farro）時，配個半塊雞胸肉一起料理。以上這些搭配都會讓吃進肚裡的碳水化合物在消化時，與蛋白質和（健康）油脂產生競爭性，進而減緩血糖上升的速度。

　　四十三歲的莫妮卡是一家小型社區醫院的專案經理，與十四歲的兒子一起生活。五年前她離婚後，體重就開始向上大幅攀升，她認為這都是單親媽媽的壓力和她久坐少動的辦公室工作造成的。前一陣子莫妮卡去做年度例行體檢時，血液檢測報告指出她的肝指數異常升高。雖然莫妮卡沒有大量飲酒和嗑藥的習慣，但她的 BMI 指數卻高達四十一（屬於重度肥胖）。當時腹部超音波的影像顯示，莫妮卡的肝臟已經被大量脂肪浸潤。

　　健檢的醫師將她轉介給營養師，營養師建議她採取低 GI 飲食，每天攝取以瘦肉、健康碳水化合物（例如豆類、番薯和藜麥）和健康油脂（例如特級初榨橄欖油、堅果和種子）構成的餐點。莫妮卡熱愛咖啡，營養師倒是很鼓勵她繼續保持這個習慣，只是她只能喝黑咖啡，不可以添加任何糖或奶精，如此才能降低糖量，讓它成為低 GI 的飲品。由於莫妮卡的維生素 D 含量過低（可能加快脂肪肝惡化的速度），所以營養師還建議她每天服用一顆維生素 D 膠囊。最後，營養師還要莫妮卡增加活動量，以每天走一萬兩千步為目標。經過六個月的努力後，莫妮卡的體重少了五公斤，先前異常的肝指數和輕微上升的三酸甘油酯，也完全恢復到正常值。

促進肝臟健康的十大養分

　　儘管肝臟的健康和整體的飲食型態或三大營養素攝取量息息相關，但其實飲食中的許多微量營養素也是守護或促進肝臟健康的重要養分，所以不論是奉行地中海飲食、低 GI 飲食或是其他飲食法，都必須多留意這方面。

　　每一份健康飲食都應該涵蓋這些滋養肝臟的營養素或成分，因為它們不只能保護肝臟不受傷害，讓你擁有健康的肝臟，也能改善非酒精性脂肪肝的狀況。接下來，我們就來看看這些促進肝臟健康的養分有哪些。

（一）植化素

　　這些出現在水果、蔬菜、堅果和種子類食物中的植化素，對身體有不少健康功效，還有機會預防癌症和心臟病等重大疾病的發生。就增進肝臟健康方面來看，則屬吲哚類（indoles）、茄紅素（lycopene）、木酚素（lignans）、白藜蘆醇（resveratrol）、花青素（anthocyanin）和槲皮素（quercetin）的效果特別顯著。

　　二〇一三年一篇探討花青素對肝臟影響的研究發現，花青素（存在於黑莓、接骨木莓、覆盆莓、黑葡萄和茄子的表皮）不只能預防肝臟出現脂肪堆積和發炎的狀況，還能幫助肝臟對抗氧化壓力。槲皮素這種屬於黃酮類（flavonoids）的植化素，則被發現具有抑制 C 型肝炎感染的功效；柑橘類、蘋果、洋蔥、巴西里、橄欖油、葡萄和深色莓果裡都含有豐富的槲皮素。另外，二〇一五年中國的研究還發現，槲皮素能改善因高脂飲食所造成的肝損傷（尤其是脂肪堆積的部分）。不過，就像我在第五章提到的，市面上的營養補充劑是不用經過美國食品和藥物管理局檢測和認證的，因此我不建議用營養補充劑來取得這些植化素，直接從新鮮的蔬果中攝取比較健康。

關於脂肪的錯誤迷思

　　長久以來，脂肪一直背負惡名，但事實上攝取脂肪對人體有諸多好處。脂肪能增加我們的飽足感、協助脂溶性維生素的吸收（例如維生素 A、D、E 和 K），還能讓食物更具風味。只不過也不是每一種脂肪都有益人體健康。舉例來說，常出現在加工食品和部分肉類、乳製品裡的反式脂肪就反而會對血脂造成災難，最終這場災難還會延燒到肝臟。想知道包裝食品裡到底有沒有反式脂肪，唯一的方法就是仔細檢視包裝上的營養標示，如果在食品成分裡看到「部分氫化油脂」的字眼，就請你把它放回貨架上，不要購買。此外，也請不要食用飽和脂肪，像是棕櫚油、棕櫚仁油和棉籽油等。

　　為什麼飲食中的油脂有這麼多需要注意的地方呢？大家都知道肥胖是造成非酒精性脂肪肝的重大風險因素，但卻不是每一個過重或是肥胖的人都會出現非酒精性脂肪肝，為什麼呢？過去我們一直想不透是什麼原因造成這樣的差異，但近年的研究顯示這很可能和他們吃進的食物種類有關。

　　二○一五年，南卡羅萊納醫學大學的研究人員將小老鼠分為兩組，分別給予不同成分的高脂飲食（一組吃富含飽和脂肪的飼料，另一組則吃富含不飽和脂肪的飼料）。實驗結束後，雖然兩組的小鼠都變成肥胖鼠，但卻只有飽和脂肪組的小鼠有出現肝臟發炎和非酒精性脂肪性肝炎的狀況。研究人員進一步探討造成差異的原因，發現飽和脂肪組的小鼠血液中，有一種名叫 SIP（sphingosine-1-phosphate，鞘氨醇-1-磷酸）的脂肪分子含量特別高，正是這種分子引發肝臟的發炎反應。在這份研究前，許多研究便已發現過量攝取飽和脂肪會造成 SIP 的濃度上升。因此將這些研究發現的蛛絲馬跡串聯在一起，我們就可以很清楚地了解，只有部分肥胖者會出現非酒精性脂肪性肝炎的原因：主要的肇因就是他們在飲食中吃進了大量的飽和脂肪。

　　想要獲得脂肪對健康的好處，但又不傷身，可多攝取單元不飽和脂肪（酪梨、橄欖油、堅果和種子都是很好的選擇）和多元不飽和 ω-3 脂肪酸。話雖如此，一公克脂肪的熱量是一公克碳水化合物或蛋白質的兩倍之多，所以就算你吃的是有益健康的脂肪，也請不要過量。

（二）咖啡

　　喜歡喝咖啡的人，如果聽到我接下來要說的事實，肯定會覺得通體舒暢。

　　研究發現，喝咖啡能降低得到第二型糖尿病、心臟病、中風、膽結石和巴金森氏症等疾病的風險，而且還可以全面降低早亡的機會。不僅如此，現在研究還發現咖啡可以降低丙胺酸轉胺脢（ALT）、天門冬胺酸轉胺酶（AST）和 γ-丙醯基轉肽酶（GGT）的數值；而且就算這些人有慢性肝病或是過量飲酒、肥胖、抽菸等陋習，咖啡也能發揮一定的功效。另外，連續執行了四個週期的美國國家健康和營養調查（NHANES）報告顯示，咖啡因的攝取量多寡，確實和降低非酒精性脂肪肝的風險有相關性（該報告由美國疾病控制與預防中心的國家衛生統計中心〔National Center for Health Statistics，NCHS〕以問卷的方式進行飲食攝取量的調查）。

　　二〇〇五年，日本的研究人員在分析了兩場前瞻性世代研究（prospective cohort study）的成果後發現，咖啡的攝取量和肝癌的得病率呈反比：與不喝咖啡的人相比，每天喝一到兩杯咖啡者，其得到肝癌的風險降低了四十二％。

　　由於咖啡中含有成千上萬種物質，所以我們不可能直接點名是當中的哪些成分貢獻了這些護肝功效，因為很可能必須要有多種物質相輔相成（例如當中的強效抗氧化劑和抗癌物質相互搭配），方能產生這股守護肝臟的力量；不過最近有研究發現，或許是咖啡中的綠原酸成分所致。不論是飲用黑咖啡或是拿鐵都可以獲得這方面的好處，唯一需要注意的一點，就是沖泡咖啡時最好要有過濾這道手續，因為這個動作可以濾除咖啡中大部分的咖啡固醇（cafestol）和咖啡白脂（kahweol）；這是兩種會讓血中膽固醇含量上升的油性物質。

（三）ω-3 脂肪酸

鮭魚、鮪魚、核桃、亞麻籽和奇亞籽等富含多元不飽和脂肪酸的食物，有助維持心臟、腦部健康和其他身體機能的運作。ω-3 脂肪酸可改善血脂狀態，並降低造成體內發炎的因素，這些優點都對肝臟健康有正面影響。事實上，奧勒岡州立大學新發表的研究發現，屬於 ω-3 脂肪酸一員的 DHA（docosahexaenoic acid，二十二碳六烯酸）能預防脂肪肝，且成效顯著。此外，研究還顯示血液中缺乏 ω-3 脂肪酸是造成非酒精性脂肪肝惡化的直接因素之一。

（四）纖維素

纖維素有兩大類，分別為水溶性和非水溶性；對身體健康來說，它們各有各有的好處。水溶性纖維有助降低體內膽固醇的含量和整體心臟病的風險，同時它也是維持腸道健康的一項重要因素；富含水溶性纖維的食物泡在水裡體積會膨大，例如燕麥、豆類和奇亞籽等。反之，非水溶性纖維雖不會遇水膨大，但它卻能增加食物在腸道內的體積，促進腸胃的蠕動、代謝；富含非水溶性纖維的食物有：堅果、麩皮、糙米、水果的表皮等；這兩種纖維素都有益肝臟健康。

二〇〇七年巴西的研究發現，非酒精性脂肪肝的人連續三個月，每天食用十公克的水溶性纖維（以營養補充劑的形式攝取）後，他們上升的肝指數下降了，BMI、腰圍、胰島素阻抗和膽固醇也有顯著改善。研究也發現，攝取充足的膳食纖維能降低第二型糖尿病（包括胰島素阻抗）的風險、膽固醇和三酸甘油酯的含量，並讓體重獲得比較好的控制——這所有的改變都有助於降低得到肝臟疾病的風險。

（五）益生菌

好菌是讓我們擁有一副健康腸道的關鍵角色，健康的腸道可以為

肝臟的健康帶來保障，因為腸道和肝臟之間的互動密切，就如我們在前面提到的，部分學者甚至創了一個「腸肝軸系」的名詞，來描述腸道菌相可能透過怎樣的機制來保護肝臟不受慢性損傷的迫害。

其實不少研究都已經發現非酒精性脂肪肝、肝硬化或酒精性肝病的病人，其體內的腸道菌相都出現了轉變。好消息是，有研究認為，只要透過食用益生菌（促進腸道健康的好菌）和益生質（人體不能消化的纖維素，但卻可以做為益生菌生長的養分）重新打造出擁有健康菌相的腸道，便能對非酒精性脂肪肝等肝病產生正面幫助，因為益生菌能降低體內發生輕微發炎反應和細菌位移（又稱「腸漏症候群」，請見五十八至五十九頁）的程度。

為了讓我們的腸道好菌多多，可多食用優格、優酪乳、味噌、泡菜、天貝（一種印尼的發酵豆製品）和酸菜等發酵食品，或直接服用益生菌營養補充劑，保持腸道菌相的健康。

幾年前，已婚的珍妮絲因為長期的腸胃不適來向我求診，當時她大概三十五歲，已經反覆腹瀉、便祕、腹痛和脹氣好幾年，甚至有時還會為胃痛和頭痛所苦。另外，珍妮絲的體重有點過重，這也是她找上我的另一個原因，她希望我能協助她瘦下來。

我為珍妮絲做了一些檢測，發現她對麩質和酪蛋白有過敏的狀況，由於她每天都會食用麵包和乳品，所以我請她先全面戒斷這些可能造成她腸胃不舒服的食物。幾週後，她的症狀獲得改善，但還未達到我們預期的目標，於是我們又在她的飲食中加入了多種益生菌和消化酵素的營養補充劑，幫助她減輕脹氣，並提升營養素的吸收率。服用了一個月的益生菌後，珍妮絲不但腸胃的症狀大幅改善，就連頭痛也不藥而癒。經過了這一連串的努力，珍妮絲無疑是提升了自己腸胃的功能，而且增進了肝臟的機能。順帶一提，珍妮絲重獲健康腸道的同時，體重也自然而然地掉了兩公斤之多。

（六）大豆蛋白

　　大豆常常因為它含有雌激素的特性身負惡名，但其實富含天然大豆蛋白（非大豆加工製品）的飲食，對健康有諸多幫助，肝臟也是受惠者之一。研究發現大豆裡的異黃酮能透過調節肝臟的脂肪代謝和改變肝臟的基因表現，來提升肝臟氧化脂肪酸的能力，進而減少脂肪囤積在肝臟的機會，達到預防或治療非酒精性脂肪肝的效果。

　　另外，大豆異黃酮亦具有降低發炎因素和改善葡萄糖耐受度的能力。獲取大豆蛋白的最佳來源是由完整大豆製成的食品，例如豆腐、毛豆、天貝和味噌都是很好的選擇，而非成分中徒有大豆分離蛋白的脆餅或能量棒。

（七）辛香料

　　在料理中添加辛香料，除了可以增加味蕾的豐富性，薑黃、咖哩粉、辣椒、薑和葫蘆巴籽裡的活性成分也能促進肝臟的健康。大部分辛香料的護肝功效都是源自於它們所含的抗氧化物質，不過也有少部分的辛香料是因為擁有抗發炎、改變基因表現或是增進解毒酵素活性的成分。以二〇一四年七月發表在期刊《消化學》（Gut）的一篇研究為例，他們在實驗過程中發現薑黃裡的薑黃素（curcumin）能阻擋 C 型肝炎的病毒進入肝臟細胞；二〇一三年，中國也同樣在實驗時發現薑黃素能阻止肝癌細胞生長。

　　二〇一三年來自台灣的研究團隊則發現，萃取自薑的精油有助於對抗酒精性肝病，因為他們每天餵食患有酒精性肝病的小老鼠薑精油後，小老鼠的肝臟便不再受到損傷。在葫蘆巴籽方面，二〇一一年日本研究發現，當大老鼠採取高油、高糖飲食時，若攝取葫蘆巴籽將能抑制脂肪在肝臟堆積。

（八）綠茶

　　儘管常被用來當成減肥聖品的濃縮綠茶萃取錠劑有礙健康（因為大量服用很可能會導致急性肝衰竭），但適度飲用綠茶卻有益肝臟健康。在二〇〇八年刊登在《國際肝臟》（*Liver International*）期刊上的一篇回顧性醫學文獻中，我們可以看到一些佐證。該篇文獻指出，適量攝取綠茶，或許能降低肝病的風險，尤其是肝癌。

　　這項優點很可能是綠茶多酚的功勞，因為研究已經證實綠茶多酚能降低 DNA 受損機率和血脂濃度。同時，綠茶裡的兒茶素也能在治療病毒型肝炎。不過想要安全無虞的獲得綠茶的好處，我的建議是不要攝取任何營養補充劑形式的綠茶萃取物，要飲用天然的綠茶飲品，不論是冷泡或熱水沖泡的綠茶。

（九）維生素 E

　　抗氧化劑能保護身體不受自由基傷害，維生素 E 就是一種抗氧化劑，所以如果在飲食中適量攝取這種脂溶性維生素，就能守護肝臟健康。研究認為，維生素 E 有助降低升高的肝指數、預防非酒精性脂肪肝惡化，並減少疤痕組織在肝臟生成的機會。

　　就跟前面介紹的幾項護肝養分相同，最好的維生素 E 也是來自食物，而非營養補充劑；富含維生素 E 的食物有：植物油、堅果、種子、全穀類和蛋等食物。

　　維生素 E 並非多多益善，過量攝取維生素 E 反而會對健康造成反效果，尤其是有心臟疾病或服用抗血栓藥物的人，更需要仔細拿捏維生素 E 的攝取量。更重要的是，部分的醫學文獻指出，高劑量的維生素 E 會增加總死亡率（all-cause mortality），但也有研究並未發現這項關聯性。二〇一一年，克里夫蘭診所的研究發現，每天攝取四百國際單位（IU）的維生素 E，會顯著增加健康男性得到攝護腺癌的

風險。這些因素也是為什麼我們最好不要透過營養補充劑攝取維生素E，多從食物中攝取的原因，因為從食物中攝取維生素 E 比較不會有過量的疑慮。

（十）膽鹼

膽鹼屬於維生素 B 的一員，是維持人體正常生理作用不可或缺的元素，許多與肝臟有關的代謝作用都需要它的參與才可以進行，極低密度脂蛋白（VLDL，三酸甘油酯從肝臟被分泌出的形式）的代謝就是一例。萬一體內膽鹼的濃度過低，就會造成脂肪堆積在肝臟，進一步導致粒線體的功能損傷、脂肪酸氧化能力下降和腸道菌相變差等不利健康的生理變化，這簡直是牽一髮而動全身的骨牌效應。

另外，不少研究發現，膽鹼缺乏可能會促進非酒精性脂肪肝和肝癌的生成，然而體內膽鹼含量較高時，卻可能具有預防這兩類肝臟疾病的能力。富含膽鹼的食物有：蛋品、貝類、禽肉、花生、小麥胚芽和全大豆製品。

以上這十大養分除了能支持整體的健康，讓肝臟正常運作，它們還有助反轉或中止非酒精性脂肪肝的病程。不過飲食所帶來的好處還不僅如此，好的飲食習慣能為身體帶來更多的正面幫助，因為它們同時還能讓身體恢復輕盈、預防或反轉第二型糖尿病、降低心臟病和中風等疾病的風險。簡而言之，只要你的飲食主要以全穀類、蔬菜、水果、豆類、堅果和健康的油脂（例如橄欖油）組成，並搭配小分量的乳製品、魚類和海鮮，紅肉則偶爾少量食用，便可充分掌握獲取最佳健康和護肝飲食的重點。這樣的飲食方式會讓你得到大量增進健康的植化素、抗發炎的 ω-3 脂肪酸和保護腸道的益生菌等有益健康的養分，使你活力充沛。

保護肝臟健康的營養補充劑

基於我在前面文章中提及的原因，所以基本上我並不推崇服用營養補充劑，但是為了守護肝臟的健康，有兩種營養補充劑或許值得你一吃：

（一）維生素 D

維生素 D 缺乏除了與心臟病、糖尿病、多發性硬化症、憂鬱症和某些癌症有關外，它其實也和許多肝臟疾病的惡化息息相關，像是肝硬化、C 型肝炎和膽汁淤積性肝病（與膽汁流量的減少或阻斷有關）。

二〇一四年，伊朗的研究發現，每兩個禮拜給予非酒精性脂肪肝的病人高劑量維生素 D 營養補充劑，連續四個月後，他們體內反映有害自由基活動狀況的化合物含量顯著下降，代表全身發炎指標的高敏感性 C 反應蛋白（hs-CRP）濃度也大幅減少。二〇一三年，日本的研究則發現，給予慢性 C 型肝炎病人維生素 D3（具有提升身體免疫力的力量）能讓他們在抗病毒療程和其他治療 C 型肝炎的療程上獲得更好的成效。

（二）益生菌

二〇〇五年義大利的研究發現，用 VSL#3 益生菌治療非酒精性脂肪肝或酒精性肝硬化的病人，可以改善他們的肝指數，並降低患者體內促發炎細胞激素的含量。二〇一一年西班牙的研究則發現，非酒精性脂肪肝的病人如果每天服用一片含有保加利亞乳酸桿菌（Lactobacillus bulgaricus）和嗜熱鏈球菌（streptococcus thermophiles）的益生菌錠劑，連續三個月，可以大幅降低體內 ALT、AST 和 GGT 的含量。另一項研究也發現，服用益生菌可以預防肝硬化這類嚴重肝病造成的腦功能下降（即所謂的「肝性腦病變」）。

益身菌的種類五花八門，保存的方式也不太一樣，各位可以依自身需求和生活習慣選擇一款適合的益生菌，並遵照包裝上的指示保存。但在選購前請務必先跟醫師或是營養師討論，畢竟不同的菌種適用於不同的醫療症狀。假如你不打算攝取營養補充劑，就多吃富含活性益生菌的乳製品或發酵食品，如味噌、天貝、酸菜和紅茶菌水（kombucha）等。

第八章 | 改造廚房，就能改變飲食習慣

從物質層面來看，食物是維持生命和提供營養的來源，讓我們有體力執行日常生活中的各種不同事務。不過，其實食物對我們的意義不僅如此。

就心靈層面來看，食物還會為我們帶來快樂、幸福和放鬆的感受，同時它也是我們用來分享喜悅、愛和關心的方式之一。食物就像是一種社交或是表達文化認同的媒介，能為我們傳遞出許多訊息。的確，我們的生活就是繞著食物打轉，所有你想得到的社交場合，幾乎都少不了吃吃喝喝的元素。基於這些現實面，也難怪對大部分人來說：改變飲食習慣會是一大挑戰。畢竟，沒人喜歡被剝奪享用美食的權利，或是被排除在慶典和社交活動之外。

十大護肝飲食原則

所幸想要吃得健康，不需要忍受這種痛苦。你可以吃你最愛的食物，而且吃得很健康，讓你的肝臟、體重和整體健康保持在良好的狀態。乍聽之下大概會覺得「改造」是一場大工程，但實際執行起來，便會發現並沒有想像中的困難。

在第九章和第十章中的兩項飲食計畫中，主要皆遵循第七章的地中海飲食原則，包含大量抗氧化水果和蔬菜、魚類、富含 ω-3 脂肪酸的食物以及含有益生菌的發酵食品等。

然而，不管你打算採取本書的哪一套「養肝生活計畫」，在執行前，或多或少都需要針對自己原先的飲食習慣做一些調整，以下就是

我要特別提醒各位的幾點：

（一）少吃純白的食物

豆腐、白花椰菜、洋蔥、白豆和棕櫚心不在此限，但必須要杜絕白麵包、精白麵食、白米、脆餅、白馬鈴薯和其他精製的澱粉或含糖食品，因為它們會讓胰島素和血糖大起大落，日積月累之下，胰島素阻抗和肝臟受損的機率就會增加。

為此，請選用以豆類製成的麵食，這類產品現在很熱門，在市面上也很常見。它們和傳統麵食的特性不同，由於是豆類製成，所以它們含有大量蛋白質（每份大約有二十公克）和纖維素（每份大約十公克以上），碳水化合物的含量則較低，食用後不會讓胰島素和血糖大幅震盪。

（二）一定要吃早餐

我建議一週內要有幾天的早餐是由富含蛋白質的食物（例如蛋）和蔬菜組成，因為蛋白質可以增加飽足感，讓我們不會沒過多久又想吃東西；而早上吃蔬菜則可以幫助你在接下來一整天都選擇健康的飲食，同時增加每日的蔬菜攝取量。其他早晨，則可以選用有益健康的全穀類或益生菌，為身體注入能量；再搭配一杯咖啡或綠茶更好，吃完早餐後便會擁有滿滿的活力！

（三）反式脂肪是毒藥

反式脂肪是不折不扣的毒素，因為它們不僅有害血管健康，還會損害肝臟。養成閱讀食品包裝上成分標示的習慣，不要選購或食用任何標有「部分氫化油脂」的食品。此外，也要遠離油炸食品，因為薯條、洋蔥圈和乳酪棒等炸物，大多都是以氫化油脂油炸而成。

（四）從健康的食物攝取三大營養素

　　將飲食中的碳水化合物來源，由精製食物改為全穀類和蔬菜等天然食物；蛋白質來源，由肥肉改為魚肉、豆腐、蛋、豆類和去皮禽肉等瘦肉；油脂來源則從不健康的油品，改為有益健康的單元和多元不飽和油脂，例如有機冷壓橄欖油、酪梨、堅果和種子。

　　健康的碳水化合物、蛋白質和脂肪能保護肝臟，反之，精緻澱粉食物、肥肉、反式脂肪和飽和脂肪則會讓肝臟受罪，甚至使它崩毀。

（五）每天至少攝取五種不同顏色的食物

　　色彩鮮艷的蔬菜和水果，蘊藏著大量的抗氧化劑和有益健康的植化素。藍莓、柳橙、紅番茄、黃甜椒、菠菜和茄子等蔬果的顏色五彩繽紛，不同顏色的蔬果，通常也含有不同類型的植化素。飲食中，蔬果的顏色越豐富，越有益健康。因此，地瓜會比白馬鈴薯好，羽衣甘藍或是蘿蔓生菜的營養則會比美生菜來得好。

（六）吃八分飽就好

　　很多人以為，吃飯就是要吃到肚子飽飽，但其實肚子感到飽，就表示吃進過量食物了。事實上，**吃飯的目的應該是要讓身體不餓，並從中獲得愉悅的滿足感**。有許多百年人瑞的沖繩，在飲食文化上有一大特色，那就是他們崇尚吃飯只吃八分飽。如果不太習慣這樣的飲食習慣，我建議可以先從細嚼慢嚥開始，細細品味口中每一口食物，感受身體傳遞給你的訊號。

　　這個「放慢吃飯速度」的動作可以幫助你充分體會食物帶來的滿足感，同時也不必費心計算自己究竟吃進了多少熱量，因為沒了狼吞虎嚥，就不必擔心自己一不小心吃下過多的食物和熱量。

（七）挑選成分少於六項的食品

這一招能避免把含有添加物、防腐劑和填充劑等人工原料的高度加工食品吃下肚。假如成分標示中有無法唸出名字或是不認得的原料，就不要輕易將它買回家或放入嘴中。基本上，食品成分標示的清單越短，這件產品的屬性就越健康和營養。因此挑選食品時，請務必謹守這項原則。

（八）盡量選用有機食材

沒錯，有機食材通常比較貴，但它們對健康往往也比較好，為此，或許值得你多付出一點金錢。再怎麼說，把自己吃進農藥的機會降到最低，對身體，尤其是肝臟來說，一定是一件穩賺不賠的事情。各位可以參考美國環境工作小組做的農藥檢測數據，了解各項農產品農藥殘留的狀況。其中名列前茅的十大農藥殘留作物有：蘋果、桃子、油桃、草莓、葡萄、芹菜、菠菜、甜椒、黃瓜和小番茄，所以如果可以，上述這些農作物最好都選購有機栽種的。

另外，該組織也列出最安全無毒的作物：酪梨、甜玉米、鳳梨、甘藍、冷凍香豌豆、洋蔥、蘆筍、芒果、木瓜和奇異果等蔬果都榜上有名，所以如果預算沒那麼多，這幾樣蔬果就不一定要買有機栽種的，因為傳統的耕作方式也不會讓它們殘留太多農藥（想了解更多相關資訊，請上 http://www.ewg.org）。

（九）多在家裡開伙

奉行「勤下廚，少外食」這條金玉良言，將更能掌握吃進肚裡的成分和分量。吃外食很容易就會吃進大量的熱量、碳水化合物和油脂，這不但會對肝臟造成不必要的負擔，還會對體重和整體健康產生負面的影響。因此，讓自己每週至少有六天在家裡吃晚餐。

五大禁忌食物

　　以下我列出的五種食物是碰不得的禁忌食物，不管是想要減肥，或是單純想要改善身體健康，都應該遠離這些食物。

　　（一）糖或糖漿：糖、蜂蜜、甘蔗汁、濃縮果汁、各式各樣的糖漿，各位都應該避之唯恐不及，因為它們會造成血糖和胰島素快速飆升，對肝臟產生直接性的壓力。果糖（fructose）大概是眾甜味劑當中，對肝臟健康威脅最大的一項，因為我們吃進加工過後的果糖（例如高果糖玉米糖漿和結晶狀果糖）後，它會直接在肝臟轉化成脂肪，增加肝臟進一步發炎或損傷的風險。

　　（二）過量飲酒：偶爾小酌的一杯紅酒無傷大雅，但是飲用過量的酒精就會對肝臟造成很大的負擔。原則上，成年女性每天喝超過一杯酒就叫做「過量飲酒」，男性則為兩杯。

　　（三）反式脂肪：以營養層面來說，經常出現在烘焙包裝食品中的反式脂肪，目前尚未被發現任何可取之處。更糟糕的是，二〇一〇年辛辛那提大學醫學院（University of Cincinnati College of Medicine）的研究認為，飲食中含有反式脂肪會導致肝纖維化。

　　（四）重鹹：對肝臟已經出現損傷的人來說，攝取過多的鈉可能會導致肝臟出現更嚴重的損傷。大部分加工食品的鈉含量都不低，例如罐頭濃湯、沙拉醬以及洋芋片和椒鹽蝴蝶脆餅這類的鹹餅乾，所以謹守「多吃全食物、少吃加工食品」的飲食原則，可大幅降低鈉的攝取量。

　　（五）精緻穀類：基本上任何穀物被精製後，它們本來擁有的營養素都會隨著纖維素一併消失，只剩下大量的澱粉。此時食入這些精製的穀物就會和吃糖一樣，造成身體血糖和胰島素的濃度如雲霄飛車般大幅震盪，對肝臟產生直接性的壓力。因此，白米、白麵包和精白麵食還是少碰為妙。

自己下廚時，可以多運用一些有益肝臟健康的香草或辛香料調味，像是富含薑黃的咖哩粉、肉桂和薑等，讓餐點更加健康、美味。**我在為病人或客戶做營養諮商時發現，在飲食中應用大量香草和辛香料做調味的人，比較能堅守健康的飲食原則**，因為他們喜歡帶有這些風味的食物。雖然我在第九章和第十章的食譜裡有寫上香草或辛香料分量，但其實在料理時，可以依據個人口味自由增減它們的濃淡。千萬不要錯過這些天然的調味品，它們能在你享受美味的同時，也為你帶來健康。

（十）把白開水當成好朋友

多喝水可以讓你少喝點汽水、果汁或其他含糖飲料，此舉不但能減少熱量攝取，還可以節省荷包。我的原則是，盡可能避免以喝的方式攝取熱量，因為身體並不會因為喝進了這些熱量，就自動少吃一些固體食物。也就是說，這些液態的熱量會為增加許多額外的熱量，使體重直線上升。再說，人體要維持在最佳的運作狀態，少不了水的協助。因此多喝水可以讓體內的水分和電解質保持平衡、促進新陳代謝和消化等等。

另外，可以利用附錄四的「養肝生活週記」，記錄自己做哪些改變、遇到哪些挑戰，又用什麼方法化解它們，成效會更好喔！

用護肝食物巧妙取代危險食材

我想，為了讓肝臟（和全身）保持在最棒的工作效率，各位會願意在飲食上多花點巧思，把原本飲食中的地雷食材換成其他護肝食物。在漸漸把危險食材從飲食中剔除後，你會發現自己越來越喜歡那些取代它們的護肝食物，並且也更能夠品嚐出它們的美味。

以下的表格，即為常見危險食材與護肝食物之間的代換：

危險食材	護肝食物
白米	糙米
精緻白吐司或麵包	全麥或全穀類麵包
即時燕麥片	燕麥粒
精白麵食	純全穀類或豆製麵食
麵粉製墨西哥烙餅	玉米、杏仁或糙米製墨西哥烙餅
精緻麥製脆餅	無穀物、種子製的脆餅
原味貝果	全穀類製英式馬芬
葡萄乾	杏桃乾
純果汁	整顆水果
白馬鈴薯	地瓜或山藥
美生菜	深綠色蔬菜（菠菜、羽衣甘藍、牛皮菜、綜合沙拉葉〔mesclun〕、芥菜）
植物油	特級初榨橄欖油或有機冷壓芥花油
油花豐富的紅肉	瘦肉或魚肉
雞腿	雞胸肉
包覆巧克力的堅果和種子	沒調味的堅果和種子
蜜汁堅果	以無糖肉桂或可可調味的堅果
漢堡	自製黑豆漢堡
養殖海鮮	野生海產
添加蔗糖或蔗糖素（sucralose）的優格	全脂或低脂的優格，無糖或是以甜菊糖（stevia）調味
添加蔗糖或蔗糖素的優酪乳	無糖的優酪乳

危險食材	護肝食物
加工乳酪	陳年乳酪，如帕瑪森乳酪
卡布奇諾或摩卡	黑咖啡（可以加一些無糖杏仁漿和甜菊糖調味）
印度拉茶	熱的綠茶
汽水	帶有天然風味的無糖氣泡飲料
甜茶	無糖的檸檬冰茶
含糖雞尾酒	紅酒
罐裝沙拉醬	優質橄欖油和巴薩米克醋
甜味照燒醬	低鈉醬油
番茄醬	黃芥末醬或法式第戎芥末醬
美乃滋	酪梨或鷹嘴豆泥抹醬
以鮮奶油為基底的醬料	中東芝麻醬（tahini）
調味包	檸檬或萊姆汁
牛奶巧克力	黑巧克力（可可濃度 > 72%）
奶昔	以熟透的香蕉、可可和牛奶自製香蕉可可奶昔
一般布丁或果凍	自製奇亞籽果凍
水果派	將莓果搭配融化的黑巧克力吃
糖漬蜜餞	以甜菊糖醃製的蜜餞
麵食	金線瓜或各式蔬菜絲
所有水果奶昔	搭配蛋白質的蔬菜奶昔
淋有糖漿的鬆餅	全穀類製的莓果法式吐司

打造健康廚房的原則

對許多人來說，廚房是家庭的中心，因為它烹煮出的菜餚能把全家人聚攏在一起。想要讓肝臟因吃進的食物而茁壯，你需要把廚房打造成一個有利健康飲食的環境，讓它時時備有健康的食材，並將有害肝臟健康的食物盡可能趕出家門。

在這一段的內容中，我會告訴各位改造廚房的基本概念。這些原則不需要大興土木，只需要有條理、有組織的將廚房的擺設和內涵稍做調整，就能讓你更有效率的執行護肝計畫。

想要達到這樣的成果，首先，請不要讓零食或垃圾食物進入家門，因為就算你肚子不太餓，也很可能因為嘴饞，一不小心就把它們吃下肚。如果家中已經買了餅乾，請把它放在有門的櫥櫃裡，以降低受到誘惑的機會。萬一習慣家中一定要有一些食物擺在舉目所及之處，則可以擺一盆五顏六色的水果作為替代品。二〇一二年，紐約聖文德大學（St. Bonaventure University）的研究發現，在廚房裡放一盆隨手可得的水果，可以提升家庭成員的營養攝取量。

二〇一五年的秋天，一名年僅二十歲的男孩 AJ，被他的母親送到了我的診間。AJ 有病態性肥胖，他準備重回大學上課，並打算搬進學校的宿舍，宿舍備有廚房，所以他有機會自行料理三餐；如果他能減輕一些體重，或許還可以跟朋友一起到學校的食堂用餐。因此當務之急，就是要讓他了解如何營造一個健康的廚房環境。我告訴他可以在廚房裡擺放哪些基本的食材和冷凍食品，以及利用它們快速烹煮出一道道健康佳餚的方法，如此一來就可以避免他因為怕麻煩，去叫外送披薩的機會。

接著，我帶著他去超市，仔細告訴他挑選食材的祕訣：從如何挑選優質農產品和低脂的蛋白質來源（海魚或放養牛就屬此類），到選

擇健康油品、穀類和罐頭食品該注意的事項。結束廚房改造計畫和採買之旅後，AJ 更有信心去面對他未來的大學生活，因為他知道自己可以成功營造出一個有益健康的飲食環境。

一年後，我和 AJ 又碰面了，此時 AJ 單單靠著我教他的飲食方法，瘦了二十二公斤之多。那一年間，他也大幅減少喝飲料的頻率，並有了一個樂於和他一起下廚的女朋友。看來改變飲食習慣後的 AJ，大學生活不僅過得更健康，也更加精采。

把廚房改造成友善健康的環境有兩大重點，那就是冰箱和食物儲藏室。在開始整頓這兩個地方前，請先買一包密封袋和一些保鮮盒，這樣才能有效幫助你將各種食物分門別類的存放起來。接下來，就讓我們來看看整頓這兩大地點的密技有哪些。

■ 冰箱

整頓冰箱的第一步，就是要確認冰箱的溫度是否正常，這樣才能確保食物的新鮮度。冷藏櫃的溫度應該在攝氏四度，冷凍櫃則應該在攝氏負十七度。不要只依賴冰箱內建的溫度計，請另外買一隻普通的溫度計，親自動手量量看，確實了解冰箱的溫控狀態。採買完食材，回家後請立刻把容易腐壞的食物放入冰箱，謹守「兩個小時的原則」：不要讓肉類、海鮮、蛋和乳製品等需要冷藏保存的食物，在室溫下超過兩個小時，如果天氣很熱的話，則不宜超過一個小時（此原則也適用於剩菜和外帶的餐食）。

完成幫冰箱硬體日常健診的小任務後，就可以著手調整家中冰箱裡的內容物：

● 備妥需提前處理好的食材

「沒時間」是我最常從病患口中聽到的藉口，因為處理新鮮的食

材需要時間，他們大多覺得自己根本分身乏術。為了讓他們可以突破這層障礙，我建議他們去買些有機胡蘿蔔或西洋芹菜等食材，在週末有空的時候就先把食材洗淨、去皮並切塊備用。處理完這些食材後，只需要用餐巾紙包住它們，再裝進有透氣孔的塑膠袋中，放入冰箱保存，便可以讓它們保存五天的鮮度。這個小動作能讓你在接下來忙碌的週間生活中，輕鬆的取用它們，大幅節省平日的備餐時間。

● **善用保鮮容器**

把健康的食物放在透明的容器裡，不健康的食物則存放在不透明的塑膠罐或陶罐裡。如此打開冰箱時，觸目所及就會先看到有益健康的食材，而不會一下就看到像蛋糕、炸物這類比較不健康的食物。如果冰箱的空間允許，我建議將食物都一小份一小份的分裝起來再冷藏，這樣日後就可以一次拿出一份加熱享用，省去每次吃飯都要從一大份食物裡分出一小份的麻煩。

● **儲備一些富含蛋白質的小點心**

在冰箱裡擺放一些富含蛋白質的小份量點心，像是乳酪棒、優格、小包裝分裝的花生醬球（食譜請見二八八頁）和水煮蛋等，肚子餓的時候就可以快速補給能量。

● **把蔬果放在顯眼之處**

俗話說「眼不見為淨」，東西沒擺在眼前，我們就比較不會去理會它。想要提升自己吃蔬果的機會，就把五彩繽紛的蔬果放在冰箱中，視線內的冰箱層架上，甚至旁邊還可以放一些有益健康的沾醬，像是低脂優格、鷹嘴豆泥或酪梨醬等。至於冰箱拉門的空間，則可以用來存放一些比較沒那麼健康的食物，像是多煮的千層麵或甜點。總

之，擺放食物的方式，可以仿照商家的行銷策略，盡可能把健康食物放在冰箱中顯眼的位置，增加它們的曝光率。

● 正確使用冰箱門上的儲藏空間

不要把蛋或是乳製品放在門上的冷藏架保存，因為這些東西很容易腐敗。冰箱門上的冷藏架適合擺放有益肝臟健康的調味料，像是含有辣椒素的辣醬、富含薑黃的黃芥末以及辣根醬、魚露和無麩質醬油等，方便調味時取用。

● 妥善收納冷凍櫃

冷凍櫃是儲存冷凍蔬果和食材的最佳幫手，只是若沒有好好管理冷凍櫃，便很可能會把某些食材擠到邊邊角角，直到下一次清冰箱時才會發現它們的存在。為了避免這種情況發生，請把冷凍的蔬菜和肉類放在冷凍庫前側的中間位置，如此就不怕會忘記吃它們。冷凍庫裡至少要冰一包冷凍蔬菜（例如青花菜），萬一新鮮蔬果吃完來不及補給時，就可以拿來當備案。假如中午是在公司吃自己帶的便當，平時多煮的食物就可以分裝在單人份的保鮮盒裡，冷凍保存，有需要的時候就帶一盒去公司享用。

■ 食物儲藏室

對初學者而言，最好上手的食物儲藏室管理方式是依照「先進先出」的原則拿取食物。不過，嚴格來說，按照營養和食品科學的理論來看，我們應該將儲藏室所有的食物，按照容易腐敗的程度分類，保存時間最長的放在最裡面，保存時間比較短的或是比較容易變質的食物，則放在儲藏室的前側。如果想要增加自己取用健康食材（低熱量、低糖）的機會，也可以把有益健康的食材放在比較顯眼的位置。

不要浪費食物：建立丟棄食物的正確觀念

當問到要如何判定食物新鮮程度的標準，許多消費者都一頭霧水。二〇一一年美國食品行銷組織（Food Marketing Institute）的調查顯示，有高達九十一％的消費者，在看到食物過了「銷售期限」（sell-by date）後，便會把食物丟棄，因為他們擔心這些食物會讓人吃壞肚子。但事實上，這些食品上標示的日期不一定跟你認知的意義一樣。不管是「銷售日期」、「保存日期」或是「賞味期限」，都只是製造商用來告訴消費者，這段期間產品的品質是最好的，建議消費者可以盡早食用，但並不表示過了這個日期，這些食物就不能食用，必須丟棄。只有「到期日」才是真正和食物的安全性有關，一旦食物過了這個日期，你就必須將它丟棄。

以下是一些評判冷藏食品是否該丟棄的標準：

● 通常鮮奶就算過了「保存期限」兩、三天，也還可以安心飲用；但前提是你將它擺放在冰箱內側，因為該處的溫度最低。

● 雞蛋放到超過「銷售期限」數週的時間，仍可以安心食用。

● 未開封的優格和茅屋乳酪（cottage cheese），比「銷售日期」或「最佳賞味期」多放了十四天，仍可以安心食用。

● 新鮮、非冷凍的魚肉、禽肉和牛絞肉，應該在購入的兩天內烹煮，並且食用完畢。

● 午餐肉（luncheon meat）開封後，必須在三到五天內吃完；此標準也適用於其他新鮮的熟食肉片。

如果看完上述標準後，依舊對手上的食物該不該吃下肚舉棋不定，就請用自己的感官幫忙決定吧！倘若發現食物的顏色或型態已經改變，或是聞起來帶有腐敗、酸臭的味道，那最好直接丟到垃圾桶或是堆肥桶裡，絕對不要再放進嘴裡「確認」。

儲藏食物的空間很可能是由多層的狹長拉籃組成，在擺放食物時，可以把分裝好的小包裝堅果和爆米花放在拉籃前側，後方則擺放一口大小的黑巧克力棒。這兩種食物都算是健康的食物，只是堅果和爆米花比較適合做為平時止餓的點心，而黑巧克力則比較適合當作偶爾犒賞自己的小確幸，不宜頻繁食用。以下還有許多方法能幫助你整頓食物儲藏室的秩序：

● 減少儲藏的食物種類

生活或許適合多采多姿、豐富多變，但是說到食物，有太多的選擇不見得是件好事，因為這表示熱量破表和吃進危險食物的機會，可能比較高。因此，限制自己選擇的空間，尤其是在脆餅、零食和麥穀片方面，將有助提高堅守良好飲食信念的成功率。

● 謹慎處理大包裝食物

切記，大包裝食物可能會讓你「大」一號。沒錯，大包裝的食物比較便宜，但一不小心你也會吃下過量的食物。這絕對不會是你想要的結果！解決之道是：在買回這些大包裝的爆米花或麥穀片後，先自行將它們分裝成一包一包的小包裝，再放入儲藏室。如果想要更進一步的提醒自己不要吃太多，也可以用麥克筆在袋子上寫上一些話，像是「細細品嚐」或是「細嚼慢嚥」等字眼，讓自己時時記得分裝食物的意義，堅守原本的飲食攝取量。

● 備妥充足的健康食材

讓家裡的食物儲藏櫃永遠都有健康的食物駐守，如此一來，才能隨心所欲的快速變出一桌營養又美味的佳餚。

另外，以下是家中不可缺少的基本健康食材：

● **罐頭或利樂包包裝食品類**

　　無糖番茄醬、番茄丁、番茄碎、番茄糊、番茄泥、南瓜、野生鮭魚罐頭、沙丁魚罐頭、鮪魚罐頭；低鈉黑豆、花豆、紅豆、鷹嘴豆、扁豆、脫脂豆泥（refried beans，常見於墨西哥菜餚）、有機椰奶、低鈉高湯。由於許多罐頭的內襯含有雙酚A（BPA），所以上述食材最好選用利樂包包裝的產品。

● **麵食類**

　　豆製麵食（例如黑豆、紅扁豆和毛豆）、糙米製麵食、全麥麵食。

● **米和穀類**

　　糙米、紅米、黑米、野米（又稱菰米）、麥米（freekch，以杜蘭小麥粗碾製成）、法羅麥、大麥、古斯米（couscous）、小米。

● **健康零食類**

　　亞麻籽脆餅、斯佩爾特小麥（spelt）製椒鹽蝴蝶脆餅、天然不加糖的椰子脆片、爆米花（只有用油或鹽烹調或是用氣炸的方式製成）。

● **植物性奶類（沒開封前它們不必冷藏）**

　　無糖杏仁漿、無糖腰果漿、無糖大麻籽漿（註：本書指的大麻〔hemp〕與精神藥物的大麻〔Marijuana〕是完全不同的植物）。

● **油脂類**

　　橄欖油、椰子油、酪梨油。

● **醋類**

　　巴薩米克醋、蘋果醋、白酒醋、米醋。

難解的熱量習題

　　各位大概都聽過「熱量恆為熱量」這一句話，在某方面來說，它確實如此。因為我們吃進的熱量，不論來源是什麼，只要沒被消耗掉，通通都會被轉換為脂肪儲存起來。雖然每一種熱量都會為人體帶來能量，卻不是所有的熱量都會在體內產生相同的效益，像肝臟對熱量的來源就特別挑剔。

　　依肝臟和心臟的角度來看，它們最喜歡的熱量來源是：纖維素豐富的食物（如全穀類、豆類、蔬菜和水果）、富有抗氧化劑的食物（如各種五彩繽紛的蔬果）、低脂蛋白質（如魚類、海鮮、去皮雞胸或火雞胸肉、蛋、豆類、堅果、種子和低脂乳製品）以及健康油脂（單元和多元不飽和脂肪）。這些優質的熱量來源應該占整個飲食的九成，剩下一成的空間則可以自由利用，或許是吃些甜點，也可能是偶爾因應節慶放縱一下，例如吃一球冰淇淋或是吃一塊生日蛋糕。

　　「多吃有益健康的食物，少碰有礙健康的食物」是改善健康和縮減腰圍的第一步，因為錯誤的食物會綁架你的胃口、體重和健康。本書列出的飲食計畫不會特別在意你吃進多少熱量，反倒是比較強調從攝取的熱量中，吃進了多少營養密度。這是因為營養密度比較高的熱量，不但會餵飽你，還能避免你暴飲暴食。因此，請讓營養豐富的食材成為你人生舞台上的重要一員，細細體會它們為你身心帶來的改變。

● 香草和辛香料類

　　奧勒岡、迷迭香、薑黃或咖哩粉、黑胡椒、百里香、肉桂、孜然、辣椒粉。

● 堅果和種子類

　　無鹽杏仁、無鹽花生、無糖花生醬、杏仁醬、腰果醬、無鹽腰果、無鹽開心果、奇亞籽、亞麻籽。

● 其他

植物性蛋白粉、乳清蛋白粉、乾豌豆和豆類。

接納新的養肝食材

你（和你的肝臟）可能會對飲食計畫中的某些食物感到陌生，但其實這些食材在一般的超市或有機食品店裡，大多都找得到它們。就算實體店面沒有，在網路上也都可以買得到它們（而且往往更加經濟實惠）。以下我將針對這些少見的食材做些簡短的介紹，讓各位更了解該如何應用它們。

● 杏仁粉

它是杏仁去皮後，輾壓而成的細緻粉末。杏仁粉完全不含麩質，與一般的中筋麵粉相比，它的脂肪含量比較高，碳水化合物含量比較低；另外，它還含有大量的維生素 E，以及豐富的蛋白質，每份杏仁粉平均能提供約六公克的蛋白質。你當然可以直接在超市購買杏仁粉，但能在家中自製杏仁粉會更棒，只需要有一台性能良好的食物調理機，和一把未經加工的杏仁，便可做出新鮮的杏仁粉。

● 杏仁脆餅

和一般的蘇打餅不同，杏仁脆餅不是用穀物製成，而是用杏仁（和其他堅果）、種子和辛香料營造出酥脆、香濃的口感，是一款富含蛋白質的零嘴。很多超市都有賣這類零食，它們通常都會被擺放在靠近無麩質產品的區域。

● 古老穀物

藜麥、斯佩爾特小麥、小米、大麥、布格麥（bulgur）、麥米、

法羅麥、莧米和蕎麥都被視為歷史悠久的古老穀物，因為現在的它們，跟數千年前我們食用的穀物差異不大。相對的，像小麥和玉米這類經濟穀物，現在它們已經跟遠古的樣貌大不相同，因為現代農業對它們的品種進行了層層的篩選，育種出有別以往的品系。古老穀物是優質的全穀類來源，它們富含纖維素，而且通常含有比較豐富的蛋白質和其他微量營養素。它們的料理方式大致上都跟白米一樣簡單，它們可以取代白米，增加餐點的營養和風味。

● 豆製麵食

現在許多超市都有販售這些豆製麵食，它們全都是由黑豆、大豆或扁豆等各式豆類製成。豆製的麵食好處多多，不但可降低餐點碳水化合物的含量，還可提升蛋白質和纖維素的攝取量。每一種豆製麵食都可取代食譜中的傳統麵食，不過依製成它們的豆類不同，它們呈現的口感和風味也會有所差異。另外，食用時也完全不必擔心麩質的問題，因為它們完全不含麩質！

● 黑米

黑米嚐起來帶有一點堅果和大地的氣味，富含纖維素和維生素 B 群。研究顯示黑米裡蘊藏的抗癌抗氧化劑，甚至比藍莓或黑莓豐富。大部分生機飲食店都有販售黑米，可以用它做任何一種米料理。

● 青花筍（broccolini）

青花筍是青花菜和芥藍菜雜交培育出的新品種蔬菜，其外觀像是被拉長了的青花菜，頭頂的綠色花束比較小，莖桿也比較瘦長，與青花菜的口感相比，它的質地比較細嫩、味道也比較鮮甜。青花筍的營養價值和青花菜差不多，烹調方式多元，可炒、可煮也可以直接烘烤

食用。你可以在生鮮蔬果區長到它。

● 糙米製墨西哥烙餅

糙米製墨西哥烙餅以糙米取代了原本的麥粉或玉米粉原料，是一種能提供大量纖維素的全穀類食品，食用方式與傳統墨西哥烙餅完全相同。你可以在生機飲食店的麵包區，或是一般超市的無麩質商品區找到它們。

● 可可粉

可可粉是由整顆烘焙過的可可豆磨製而成，是製作巧克力的原料。將可可粉加在奶昔或冰沙之中，可以讓它們嚐起來有巧克力的滋味，但卻不必吃進其他商業巧克力中的添加物。可可粉帶點苦味，但風味比牛奶巧克力濃醇，且富含鉀、鋅和抗氧化劑。生機飲食店有販售各種包裝的可可粉。

● 奇亞籽

一種墨西哥的古老種子，來自芡歐鼠尾草（Salvia hispanica）這種植物。奇亞籽能提供我們植物性的 ω-3 脂肪酸，還有蛋白質和纖維素，適合各式各樣的料理。不論是加在冰沙、沙拉或米飯裡都很對味；另外，它還很適合用來做濃湯和醬料，因為它遇水後會膨脹變成凝膠狀，能作為天然的增稠劑。與亞麻籽不同，奇亞籽無須碾碎就可釋放 ω-3 脂肪酸。現在大部分超市都有販售奇亞籽。

● 椰絲

乾燥的椰絲很適合應用在冰沙、沙拉和烘焙料理上。許多超市都有販售小包裝的椰絲，想買家庭號的椰絲則可以到生機飲食店找找。購買前，別忘了詳閱成分標示，選擇無加糖的產品。

● 毛豆

其實它就是還沒完全成熟的大豆，是農人在大豆尚未變硬前採收下來的果實。通常毛豆都是以蒸煮的形式料理，再佐以鹽巴簡單調味。日本料理常用它做為小菜，現在美國也很流行把它當作零食或佐料。毛豆非常適合拌在沙拉裡食用，甚至也可以用毛豆為基底做沾醬。大部分超市都有販售新鮮或冷凍的毛豆。

● 大麻籽仁

它是大麻籽的中心部位，也可以說是「去殼」的大麻籽。大麻籽仁有醇厚的堅果香氣，跟松子的風味有點類似，含有豐富的 ω-3 和 ω-6 脂肪酸以及蛋白質。撒一點大麻籽仁在沙拉、蛋白奶昔或燕麥片等料理中，能提升食物的營養密度。

● 風味橄欖油

現在市面上有許多特級初榨橄欖油，這當中也有一些橄欖油直接在油品中添加了天然的辛香料，使油品別具風味。由於添加了巴西里、檸檬、大蒜或迷迭香等香料的風味橄欖油，本身就極具滋味，所以很適合用來當作沙拉淋醬。

● 豆薯

一種根莖類食物，外觀類似馬鈴薯和白蘿蔔的綜合體。生的豆薯帶點甜味，口感猶如荸薺般爽脆。含有大量維生素 C 和纖維素，脂肪含量很低；刨絲加在沙拉裡，或是切成薄片當捲餅的外皮都很美味。你可以在大部分超市的生鮮蔬果區找到它。

● 優酪乳

以牛奶為基底的發酵產品，是優質的益生菌和蛋白質來源。它的

滋味和優格相似，但是質地沒那麼濃稠，可以直接飲用。或者也可以將它入菜，或是與冰沙一起打。另外，現在也有廠商推出了不含乳品的發酵奶。

● **韭菜**

韭菜跟細香蔥、大蒜、洋蔥和紅蔥頭一樣，都是蔥屬植物的一員，外觀就像放大版的青蔥。切片拌炒或是燒烤可以逼出韭菜的甜味和香氣，可以單吃，也可以當作其他菜餚的佐料。大部分超市的生鮮蔬果區都有販售。

● **牛奶替代品**

為了因應無法喝牛奶者的需求，現在市面上出現了各式各樣的植物性替代品，而且市占率還節節高升，因為它們囊括了許多優點。這些植物性的替代品不但含有豐富的營養素，如果你選用的是無糖產品，它們的熱量和含糖量還比牛奶低。美味的無糖香草杏仁漿就是一個代表，它口感綿密滑順，但一杯卻只有三十大卡的熱量。除了杏仁漿，還有豆漿、椰奶、腰果漿和米漿等多樣選擇。這類產品大多以利樂包的形式販售，因此開封前都不必冷藏保存。

● **味噌**

一種由大豆、鹽和種麴發酵而成的糊狀食品，味噌的顏色多樣，有紅色、褐色、黃色或白色等。通常用來做味噌湯，但其實也可以用來調配沙拉醬、增添酪梨的風味，或是做為燉菜和其他湯品的調味料。味噌是獲取異黃酮、維生素 B 群、益生菌和酵素的優質來源。

● **營養酵母**

在生機飲食店裡，經常會看到它以雪花般的薄片販售。營養酵母

是一種失活的酵母菌，不能用來發酵麵包或糕點，但可以用來作為純素者的乳酪替代品。營養酵母嚐起來帶有乳酪、堅果的風味，可以取代帕瑪森乳酪撒在菜餚上。

● 蛋白粉

蛋白粉提供一種輕鬆增加蛋白質攝取量的方法，讓你不必為了多吃點蛋白質，而吃進了大量不必要的脂肪。市面上有許多不同來源的蛋白粉，有分離自大豆或豌豆的植物性蛋白粉，也有分離自乳品（乳清蛋白）和蛋品（蛋白）的動物性蛋白粉。一般大家都會把蛋白粉加在奶昔裡食用，但你也可以把它加在水果優格或自製能量棒裡。選購蛋白粉時，請詳閱成分表示，若產品中含有人工風味劑、甜味劑、色素、大量香草和營養補充劑或是念不出名字的成分，就不要購買，盡量選擇成分最單純、簡單的產品。生機飲食店和一般大型量販店都有販售蛋白粉。

● 藜麥

藜麥是所有穀物中，唯一含有完整必需胺基酸的穀物。藜麥雖然也是全穀類的一員，但和其他全穀類相比，它比較沒有特殊的味道，與米飯的風味有點相似。近幾年食用藜麥的人口越來越多，許多超市都可以見到它的身影。

● 海藻

即生長在海中的藻類，像是紫菜、螺旋藻等。海菜擁有豐富的營養素，料理方式多變，可以加在蛋白奶昔和沙拉裡提味，也可以用來做熱炒料理。很多超市都有販售乾燥的海菜，不同品種的海菜有不同的風味，但它們的味道跟蔬菜一樣，相當溫和，所以你可以把它們當

作蔬菜運用。附錄一的保肝降脂食譜中，也有不少以海藻入菜的料理，各位不妨試試看。

● 蔬菜絲

只需要到生活百貨店或是網路上，買一台平價的切菜機，你就可以輕鬆在家裡把新鮮蔬菜（例如櫛瓜、胡蘿蔔和黃瓜等）切成麵條狀的細絲。蔬菜絲的口感很棒，很適合取代麵食。

● 芽菜

不論是準備發芽的種子或是已經發芽的芽菜，在它們小小的體積裡都蘊藏著大量的營養素。最常見熟悉的芽菜是大苜蓿芽和黃豆芽，其次還有扁豆、豌豆、鷹嘴豆和葵花籽這些豆類和種子發芽後的芽菜。芽菜是沙拉和三明治的最佳拍檔，另外，有些全穀類麵包也會混有一些發芽的種子。

● 中東芝麻醬

芝麻籽製成的中東芝麻醬含有豐富的銅、鎂、鈣和鋅，樣樣都是維持身體正常運作的必備元素。雖然你大概比較習慣把中東芝麻醬當作鷹嘴豆泥的佐料，但其實它也很適合用來做醬料、燉菜、湯品、醃料甚至是烘焙食品。

● 天貝

天貝是一種大豆製的發酵食品，帶有堅果的氣味，質地比豆腐堅硬，能提供豐富的植物性蛋白質和益生菌。大部分超市的冷藏素食區都有它的蹤影。

● 山葵粉

壽司常用的佐料，又叫日本辣根，帶有強烈的辛辣味。經乾燥、製成粉狀的山葵可以隨意添加在沙拉醬、醃料和醬料裡。可以在辛香料專賣店、超市或某些生機飲食店裡找到它。

● 中東混合香料（Za'atar）

這種美味的中東香料是由鹽膚木（sumac）、百里香、鹽和芝麻調製而成，可以撒在薄餅、蛋或清蒸蔬菜上；拌入雞肉的醃料；或撒進特級初榨橄欖油中，調製成全穀類麵包的沾醬。除了提供美味的味覺饗宴，鹽膚木和百里香還能降低食物中毒的發生率。可以在辛香料專賣店、中東商店和許多超市的香料區找到它。

外出旅行時的護肝飲食原則

儘管擁有健康的居家環境對肝臟健康很重要，但我們不可能每天都待在家中，生活在舒適、井然有序的環境裡。我們有工作、旅行計畫、社交應酬和各種行程，使我們不得不離開家，投身不同的場所。想要在外面的世界貫徹養肝計畫，你需要藉助一些工具和技巧的力量。在無法親自下廚，又想兼顧養肝原則時，各位可以運用以下的方法一步步化解困境：

● 行前規畫

現在許多餐廳都會在網路上提供菜單和營養訊息，讓你有機會在上餐館前一窺菜色的樣貌。原則上，選擇菜色多元的餐廳，避免去吃「吃到飽」和以炸物為主的餐廳。一旦選定餐廳後，也可以先打電話去詢問這類問題：「請問廚師可以依照客人的特殊飲食需求調整餐點

的內容嗎？」或是「我可以自備沙拉醬嗎？」

● 盡可能先訂位

　　如果沒有訂位，直接到餐廳後才發現，現場還要再等一個小時才有位子用餐，那麼就算你已經吃過了一些墊墊胃的小點心，恐怕也會因為漫長的等待感到飢餓難耐。或者，為了打發時間，很可能會到吧檯點一杯酒，再吃盤開胃菜。等待期間，也很可能因為其他人餐點的香氣和可口外表，而改變了原本心中的點餐計畫。最後，這漫長的等待說不定會讓你忍不住把所有規畫好的點餐計畫拋諸腦後。因此，為了避免發生上述的窘境，去餐廳吃飯時，請盡可能事先訂位。同時，隨身攜帶一份零食，像是一小包杏仁，以備不時之需。

● 前往餐廳前先吃點東西墊墊胃

　　假如飢腸轆轆的前往餐廳，很容易一不小心就吃進過量的食物。（尤其是在你沒訂位，必須現場排位子的時候！）所以前往餐廳前，最好先吃點東西墊墊胃，而這份小點心必須由蛋白質和複合式的碳水化合物組成，例如低脂優格搭配莓果、鷹嘴豆搭配迷你胡蘿蔔，它們能緩和情緒，使你從容自在的步入餐廳用餐。

● 讓自己成為健康外食的典範

　　對初學者來說，點餐時的同儕壓力恐怕是很難抗拒的影響力。為了不讓自己受到他人左右，最好第一個點餐。研究顯示，一群人一起吃飯時，第一個點餐的人確實比較能忠於自己原本的想法點餐，這能幫助你堅守健康的飲食理念。至於如何避免吃下過量的食物，則可以找一個朋友一起用餐，跟他一起分享主餐。千萬別怕跟別人點得不一樣，一般人都將配菜視為陪襯主菜的佐料，但你也可以點兩道配菜取

代主菜，創造屬於自己的健康素食套餐。

● **勇於向服務生提問（但別當奧客）**

　　想確認餐點中有那些內容物，請勇於向服務生發問。假如菜單上寫著某道菜附有「輕食醬汁」，請不要就你個人的認知自行解讀字面上的意思，直接詢問這份醬汁是由什麼製成才是明智之舉。同樣的，別害怕提出特殊的要求，像是拜託廚師將炸魚改成烤魚；義大利麵的麵少一點、蔬菜多一點；醬汁另外用個小碟子裝，不要直將淋在魚上；或是把餐點裡的料理油從奶油改成橄欖油等。

● **放慢用餐速度**

　　保持在家中用餐習慣：細嚼慢嚥、用心品味每一口食物。咀嚼期間請記得放下手中的餐具，享受聚餐當中的其他事物，例如傾聽朋友的對話，或是適時加入對話。如果有點酒搭配餐點，請不要讓自己喝超過一杯葡萄酒或雞尾酒的量；每啜飲一口酒後，也別忘了搭配幾口水減緩飲酒的速度。

● **聰明選擇甜點**

　　用餐完畢，假如有人問你需不需要參考甜點菜單，你可以跟他說你的肚子已經被美味的食物填滿了，禮貌地回絕他的詢問。可是如果還想來一份甜點，請選擇新鮮水果（例如綜合野莓）或是水果雪糕。又或者是，可以善用分食的技巧，跟其中一個朋友共享一份用料比較豐富的甜點。我們都可以有偶爾打打牙祭的時候，不過關鍵是必須拿捏好分量。

　　透過整頓家裡廚房的環境、天天享用美味健康的餐點，以及聰明

運用外食的技巧，你的身體將獲得最完整的能量，身心也會維持在最佳的狀態。我想，在看完剛剛的那些原則後，不論你改善飲食是為了減肥，或是純粹想護肝養生，一定都迫不急待的想要付諸實行。接下來即將展開的第九章和第十章內容，就將協助你領略實際操作這些策略的精髓，朝著自己的飲食目標邁進。

第三篇

立刻行動！
打造肝臟的美好明天

第九章 | 大眾版養肝飲食計畫

　　一聽到要改變飲食習慣，許多人第一個想到的就是必須餓肚子，或無法享用所愛的美味佳餚。但只要你看過前面幾章的內容，就知道事實並非如此！健康飲食裡的豐富營養素除了可以守護肝臟、體重和身體健康外，也能讓你品嚐到令人回味無窮的美妙滋味。想要避免肝臟受到傷害、提升它的狀態，一定要多攝取蘊含大量營養素和抗氧化劑的食物，少吃第八章提到的那些傷肝的禁忌食物。

　　本章的四週飲食計畫旨在幫助各位維持體重，若想要減肥，那麼可以參考第十章的飲食計畫，它是以減重為目的設計。雖然在執行這些飲食計畫時，可以完全不必計算熱量，不過有些人或許還是會對這部分有點擔心，所以我就先簡單的交代一下：大眾版的每一天總熱量大約是一千八百至兩千大卡；每份早餐、中餐、晚餐和點心的熱量則都落在四百至五百之間。不論你的體重始終標準，還是最近才瘦下來，只要體重落在正常範圍內（或是接近正常範圍），就適合採用大眾版養肝飲食計畫，守護、提升肝臟的健康。

　　接下來，第九章和第十章的飲食計畫以及附錄一的食譜，將用滿滿有益健康的食物餵飽你的五臟廟；它們不但美味、富有飽足感，料理起來也很簡便。肝臟就像掌有大權、藏身幕後操盤一切的魔術師，因此透過少吃有害肝臟的食物，多以營養的佳餚滋養肝臟，就能讓肝臟獲得強大的能量，將你的健康帶往光明的一方。本章的四週飲食計畫囊括了超過八十道的可口菜餚和點心，任君選擇，保證吃進的每一口食物不僅能為身體補給豐沛營養，更能讓味蕾獲得愉悅的滿足感！

　　不過，在我們開始進行這四週的飲食計畫前，請容我先快速的為

大家提醒一些有關飲食中，飲品和點心方面的注意事項：

● 飲品

　　白開水是補充水分的最佳來源，多多益善；但如果真的非喝有味道的水不可，則可以選用無熱量的風味水（例如泡有檸檬片或萊姆片的氣泡礦泉水，或是冰茶），或熱茶和咖啡等無糖的飲品。

● 點心

　　嘴饞想來份點心？前面幾章的內容已經讓你知道了哪些食物對肝臟有益，享用點心時請堅守該原則，用健康的零嘴解饞。例如堅果、水果、鷹嘴豆泥或是一小塊黑巧克力。

　　假如你現在的處境不單單是要養肝，還必須要減肥，那你最好直接參考第十章的飲食計畫。接下來，就讓我們來看看這為期四週的美味菜單吧！

<table>
<tr><td>小叮嚀</td><td>以下菜單中，在菜名右上角有標示「*」符號者，皆可在本書末的附錄一找到詳細食譜；附錄一菜名末端標有「A」者，即代表該道菜屬於第九章的食譜。</td></tr>
</table>

第一週

<table>
<tr><td>星期天</td><td>● 早餐：兩片肉桂黑莓法式烤吐司（打兩顆蛋，與少許肉桂粉和兩湯匙的低脂優格拌勻，放入全穀類麵包浸漬；平底鍋裡加入兩茶匙椰子油，煎烤吐司，起鍋後再撒上半杯的新鮮黑莓點綴吐司，即完成）。</td></tr>
</table>

星期天	● 午餐：花生醬水果捲（先抹兩湯匙的無糖花生醬在全穀類捲餅皮上，再放上半杯的草莓或是切片香蕉，捲起即成）；配菜可以搭配半杯佐以肉桂粉的切片蘋果，或是一份一百七一公克的原味優格。 ● 晚餐：腰果雞丁燴彩蔬飯*（一杯腰果雞丁燴彩蔬，配上一碗煮熟的麥米或藜麥）。 ● 點心：黑巧克力香蕉（半根切片香蕉，灑上二十八公克的黑巧力漿）或是半杯的西瓜。
星期一	● 早餐：什錦燕麥粥（先以無糖的杏仁漿或腰果漿煮一杯燕麥粒，待燕麥粒呈粥狀後，加入一把核桃、半根切片香蕉拌勻，最後佐以肉桂粉調味，即完成）。 ● 午餐：一份四季豆藜麥飯*。 ● 晚餐：一百一十五公克的水煮鮭魚搭配半顆焗烤朝鮮薊*和半杯肉汁野米飯。 ● 點心：一顆中型蘋果，搭配一湯匙無糖花生醬；或三根切成條狀的胡蘿蔔，搭配半杯的白豆泥*。
星期二	● 早餐：二百二十六公克的優酪乳奶昔（將半杯優酪乳、半杯藍莓或覆盆莓以及一茶匙的蜂蜜倒入食物調理機中，攪拌至個人所喜好的顆粒大小；也可依個人需求另外加入一茶匙的乳清蛋白粉）。 ● 午餐：兩杯烤青江菜與半杯的蒜香豆腐*拌勻，搭配一杯糙米飯。 ● 晚餐：一份火雞義大利麵（一杯全麥義大利麵，佐以三顆菠菜火雞肉丸*、一杯燙熟的羽衣甘藍，淋上一杯無糖番茄醬），搭配水煮青花菜。

星期二
- 飯後甜點：一份酪梨布朗尼*。
- 點心：三十公克的大豆堅果；或一杯低脂優格佐半杯覆盆莓和一湯匙奇亞籽。

星期三
- 早餐：元氣墨西哥捲餅（以一湯匙橄欖油炒一顆蛋，蛋成型後拌入半杯番茄碎、兩湯匙巴西里和四分之一杯黑豆，再把所有餡料包入全麥或糙米製的墨西哥烙餅中）。
- 午餐：一杯芒果酪梨黑豆沙拉*佐一湯匙的大麻籽仁。
- 晚餐：一杯快煮玉米濃湯*和一份蒲公英沙拉*佐一百一十三公克烤鮪魚（以一湯匙橄欖油煎烤）。
- 點心：二百二十六公克的綠野仙蹤冰沙*；或十到十二片全穀類脆餅搭配一湯匙杏仁醬。

星期四
- 早餐：莓果優格百匯（一杯低脂優格，搭配各四分之一杯的藍莓、覆盆莓和黑莓，以及二十八公克的核桃碎粒）。
- 午餐：一百一十三公克的烤雞肉佐燉青花菜，搭配一碗藜麥飯。
- 晚餐：兩片鮮魚墨西哥玉米餅*，搭配半杯烤墨西哥三角玉米餅、半杯莎莎醬和四分之一杯酪梨醬。
- 點心：綠茶和一顆中型柳橙或蘋果。

星期五
- 早餐：菠菜班尼迪克蛋三明治（以一茶匙橄欖油煎製班尼迪克蛋，再將蛋和四分之一杯的菠菜一起夾入全麥麵包中）。

星期五	● 午餐：天貝三明治（以一湯匙的橄欖油煎烤一片一百一十三公克任何口味的天貝，再夾入兩片全穀類製的天然發酵麵包中），搭配一杯蒜烤球芽甘藍*。 ● 晚餐：一份夾有一片奇亞籽扁豆漢堡肉*、半杯菠菜、一片番茄和兩湯匙羅勒碎的全穀類餐包，以及一杯烤地瓜條。 ● 點心：半杯自製烤甜菜片*或二十八公克無調味杏仁。
星期六	● 早餐：炒蛋（一顆蛋和兩顆蛋白）佐一百一十三公克的燻鮭魚，搭配半杯的新鮮草莓。 ● 午餐：一碗風味藜麥飯（一杯藜麥飯、拌入適量杏仁漿、蘋果丁、四分之一茶匙肉桂粉和二十八公克的胡桃碎粒）。 ● 晚餐：晚餐：菠菜口袋餅披薩（兩片全麥口袋餅，分別在兩片口袋餅中抹上四分之一杯的低糖披薩醬，灑上兩湯匙的莫札瑞拉乳酪和三葉菠菜，再放入小烤箱烘烤），搭配兩杯鮮蔬沙拉佐兩湯匙巴薩米克醋。 ● 點心：十到十二片全穀類脆餅搭配四分之一杯毛豆泥*；或一個中型的櫛瓜馬芬*。

第二週

星期天	● 早餐：一顆半熟水煮蛋和半顆切片酪梨，夾入以一湯匙橄欖油烤過的全麥英式馬芬

星期天

● 午餐：杏香蘋果燕麥粥（先以無糖的杏仁漿煮一杯燕麥
粒，待燕麥粒呈粥狀後，加入一把杏仁碎粒和半
杯蘋果碎，即完成）。

● 晚餐：一份番茄蔬菜麵（兩杯切成麵條狀的櫛瓜與一杯無
糖番茄醬拌炒，起鍋後灑上兩湯匙帕瑪森乳酪），
和一百一十三公克的烤雞肉或野生鮭魚。

● 點心：六顆裹有黑巧克力的杏桃，或是一根香蕉搭配一
湯匙無糖花生醬。

星期一

● 早餐：藍莓麥穀片佐杏仁漿（一杯方塊麥穀片〔shredded
wheat cereal〕，搭配兩湯匙核桃碎粒和半杯藍莓，
沖入一杯無糖杏仁漿）。

● 午餐：野生鮭魚肉餅（以燒烤或油煎的方式料理），搭配
全麥餐包和番茄芝麻葉沙拉（一杯芝麻葉、半杯小
番茄和兩湯匙檸檬風味的橄欖油）。

● 晚餐：一百一十三公克的烤雞胸肉，搭配一碗藜麥飯佐
甜菜橙汁沙拉*。

● 點心：十五片無麩質杏仁脆餅，搭配半杯低脂茅屋乳酪；
或是一杯低脂原味希臘優格，搭配半杯覆盆莓，
再加上一湯匙蜂蜜或一把核桃。

星期二

● 早餐：一杯常備燕麥粥*佐杏仁醬。

● 午餐：天貝三明治（以一湯匙的橄欖油煎烤一片任何口味
的一百一十三公克天貝，再將兩片全穀類製的天
然發酵麵包抹上兩湯匙酪梨抹醬*，最後將煎好的
天貝和半杯菠菜夾入麵包中）。

星期二	● 晚餐：蒜味紅菜豆糙米飯佐羽衣甘藍（半杯的水煮紅菜豆、一湯匙的蒜味橄欖油、一湯匙紅菜豆罐頭中的汁液和一碗的糙米飯全部倒入煎鍋中拌勻加熱，起鍋前加入羽衣甘藍拌炒，待甘藍皺縮後即可起鍋）。 ● 點心：兩顆花生醬球*；或一顆有機蘋果搭配兩湯匙無糖花生醬和肉桂粉。
星期三	● 早餐：炒蛋（以一湯匙椰子油炒一顆全蛋和一顆蛋白）搭配兩片全穀類製的烤吐司和半杯草莓。 ● 午餐：一杯黑豆濃湯*佐兩湯匙低脂希臘優格和香菜末。 ● 晚餐：一塊一百四十公克的野生鮭魚，煎熟後與半杯毛豆製義大利麵（與兩湯匙玻璃罐裝的青醬拌勻）和一杯蒸煮的青花菜享用。 ● 點心：一塊二十八公克的黑巧克力（可可濃度至少七十％），搭配半杯黑莓；或三杯半的袋裝爆米花（原味，只加少許油脂和海鹽調味）。
星期四	● 早餐：一份抹有兩湯匙天然腰果醬的英式馬芬，搭配半杯蘋果碎。 ● 午餐：兩杯綜合沙拉葉或兩杯菠菜葉混羽衣甘藍，與半顆酪梨碎、四分之一顆橘甜椒丁、兩湯匙的發芽南瓜籽和一湯匙的無花果巴薩米克醋拌勻；搭配一百一十三公克的切片烤雞肉享用。

星期四	● 晚餐：乳酪豆腐酥墨西哥玉米餅（以一湯匙的橄欖油將半杯豆腐丁煎的表皮酥脆後，盛入兩片墨西哥玉米餅中，再從前一天多做的黑豆濃湯裡舀出半杯黑豆，均勻鋪在豆腐酥上，最後以適量低脂切達乳酪、蔥花和番茄丁點綴）。 ● 點心：十五片無麩質脆餅或一杯胡蘿蔔蔬菜棒，搭配四分之一杯鷹嘴豆泥*；或一條乳酪棒配上一顆梨子。
星期五	● 早餐：優格百匯（一杯低脂原味希臘優格，搭配半杯綜合莓果、一茶匙純楓糖糖漿和兩湯匙杏仁碎粒）。 ● 午餐：火雞肉牛皮菜捲（將一百一十三公克無添加硝酸鹽的火雞肉鋪在牛皮菜上，再鋪上一片有機白切達乳酪和半杯酪梨抹醬*，捲起）。 ● 晚餐：一杯無麩質檸香芝麻葉義大利麵*佐兩湯匙的大麻籽。 ● 點心：一杯低脂茅屋乳酪搭配　湯匙蜂蜜；或半杯覆盆莓搭配一到兩把無調味的杏仁碎粒。
星期六	● 早餐：兩小片楔型的義式蔬菜烘蛋*，搭配一片發芽穀物製的麵包和一小碟橄欖油。 ● 午餐：一杯甜菜橙汁沙拉*，搭配一小顆全穀類麵包和半罐一百七十公克裝的野生鮭魚罐頭。 ● 晚餐：兩片懶人田園披薩*。 ● 點心：一杯水果沙拉，搭配兩顆花生醬球*；或是直接灑兩湯匙的核桃碎粒在水果沙拉上享用。

星期天

● 早餐：三片（十公分大小）蕎麥鬆餅（美國 Bob's Red Mill 有出產這類有機穀物鬆餅預拌粉），搭配半杯覆盆莓、半杯藍莓和兩湯匙純楓糖糖漿。

● 午餐：一杯半的黑豆濃湯*，搭配八片全穀類脆餅。

● 晚餐：一塊一百一十三公克的烤雞胸肉搭配一杯烤紫胡蘿蔔片（詳細作法請參照「炙烤五彩蔬菜片」*）和半碗藜麥飯。

● 點心：八片全穀類脆餅或是一杯自製烤甜菜片*，搭配一罐沙丁魚罐頭。

星期一

● 早餐：辣味墨西哥捲餅（一顆全蛋和一顆蛋白混入三湯匙的低脂切達乳酪後，炒成炒蛋鋪至塗有四分之一杯莎莎醬的墨西哥玉米烙餅上，再灑上四分之一杯的玉米粒和適量的辣醬，捲起即完成）。

● 午餐：地瓜鮮蔬藜麥飯佐花生醬*。

● 晚餐：野生鮭魚肉餅佐青花菜，搭配半碗糙米飯

● 點心：炙烤大蒜（去除大蒜尖端處，灑上適量橄欖油，以鋁箔包住，放入攝氏二○五度的烤箱烘烤二十五分鐘）搭配六到八片杏仁脆餅；或是四分之一杯的鷹嘴豆泥*搭配切成條狀的甜椒食用（甜椒的分量沒有設限，可依個人喜好決定）。

星期二

● 早餐：精力蔬果奶昔*。

● 午餐：覆盆莓佐杏仁醬三明治（取一湯匙杏仁醬均勻塗抹在兩片全穀類麵包上，再鋪上四分之一杯的覆盆莓或切片梨子，夾起即成）。

星期二	● 晚餐：三顆菠菜火雞肉丸*搭配一份番茄金線瓜（金線瓜的烹調方式：先縱向對切，清除南瓜籽；在瓜肉表面刷上特級初榨橄欖油，切面朝下放在烤盤上，置於攝氏二〇五度的烤箱烘烤三十到四十五分鐘，使瓜肉軟化，即可取出，並以叉子挑出絲狀的瓜肉。最後取一杯無糖番茄醬拌入兩杯瓜肉即成）。 ● 點心：一把開心果和一顆小型蘋果；或四分之一杯毛豆乾果。
星期三	● 早餐：草莓麥穀片佐杏仁漿（一杯方塊麥穀片，搭配三湯匙核桃、一湯匙奇亞籽和半杯草莓，沖入一杯無糖杏仁漿）。 ● 午餐：扁豆菠菜濃湯（一杯半的低鈉純素扁豆濃湯罐頭，加入一杯菠菜碎末一起烹煮）和一顆全穀類製的天然發酵小麵包。 ● 晚餐：青醬雞肉義大利麵（半杯熟的黑豆製義大利麵拌入四分之一杯罐裝青醬，搭配一百一十三公克的烤雞肉）和一杯蒜烤球芽甘藍*。 ● 點心：一顆蘋果和一條乳酪棒；或一到兩把烤花生粒。
星期四	● 早餐：莓果燕麥粥（一杯煮熟的燕麥粒、半杯新鮮莓果和兩湯匙核桃）。 ● 午餐：鮭魚藜麥飯佐青花筍（半碗淋上一湯匙橄欖油的藜麥飯，搭配一塊一百四十公克左右的烤鮭魚和一杯清蒸青花筍）。 ● 晚餐：一杯南洋紅扁豆濃湯*和半杯咖哩燒白花椰菜*。

星期四	● 點心：兩顆純素松露巧克力*；或是西洋芹棒搭配兩湯匙杏仁醬和一湯匙亞麻籽。

星期五	● 早餐：香菇炒蛋（一顆全蛋和兩顆蛋白與半杯香菇和四分之一顆洋蔥碎拌炒），搭配一片全穀類吐司或直接包在糙米餅皮裡食用。 ● 午餐：開面酪梨三明治（一片全穀類吐司為基底，鋪上半顆切片酪梨、四分之一杯青花菜苗，最後淋上三湯匙鷹嘴豆泥*；若想增加味蕾和視覺的豐富性，可以再加上四分之一杯的紅色生洋蔥絲）。 ● 晚餐：一杯半的薑黃風味燒蔬菜（以兩湯匙的橄欖油、一湯匙的檸檬汁、一茶匙半的薑黃粉、以及適量的鹽和胡椒醃漬切片紅椒、蘑菇、洋蔥和櫛瓜，然後燒烤入味）搭配一碗法羅麥（farro）飯。 ● 點心：花生香蕉泥（一根香蕉壓成泥，拌入一湯匙帶有顆粒的無糖花生醬）灑上一湯匙融化的巧克力豆或是一杯莓果。

星期六	● 早餐：石榴百匯（一杯低脂原味希臘優格，混入一湯匙蜂蜜、一茶匙天然香草精和三湯匙胡桃碎粒，最後淋上半杯的石榴籽）。 ● 午餐：蒜燒紫茄三明治（茄子切成薄片，刷上蒜味橄欖油，以平底鍋稍微煎烤一番；取三湯匙酪梨抹醬*塗抹在兩片發芽穀類製的麵包上，鋪上半杯菠菜，最後放上烤好的蒜香茄子）。 ● 晚餐：兩片青醬櫛瓜披薩*，搭配一份提升抗氧化力的田園沙拉佐巴薩米克醋。

| 星期六 | ● 點心：一顆中型奇異果和兩到三顆中型無花果乾；或是一份全穀類製椒鹽蝴蝶脆餅搭配半杯毛豆泥*。 |

第四週

| 星期天 | ● 早餐：開面香蕉三明治（一根香蕉縱向對切，以一湯匙的杏仁醬塗抹兩瓣香蕉的切面，再灑上一茶匙的櫻桃乾和一茶匙的大麻籽）。
● 午餐：一杯黑莓麥米沙拉*和三顆奇亞籽火雞肉丸*。
● 晚餐：鮮蝦櫛瓜蔬菜麵（一杯切成麵條狀的櫛瓜，以橄欖油稍微拌炒，佐以鹽和胡椒調味，盛盤；盤側放上三隻炙燒的大型野蝦和一杯芝麻葉，淋上少許檸檬風味橄欖油即成）。
● 點心：一顆肉桂烤蘋果（整顆蘋果灑上肉桂烘烤）；或是一杯香酥孜然鷹嘴豆*。 |
| 星期一 | ● 早餐：椰絲麥穀片佐杏仁漿（一杯方塊麥穀片，搭配四分之一杯無糖椰絲和三湯匙大麻籽，沖入一杯無糖杏仁漿）。
● 午餐：一杯混有半杯天貝丁的菇菇熱沙拉*。
● 晚餐：兩串印度鮮蝦烤肉串（每串烤肉串上均有蝦、切塊的甜椒、番茄和洋蔥，並以鹽和胡椒簡單調味）搭配一碗糙米飯。
● 點心：三杯半的原味爆米花；或一杯什錦莓果搭配半杯低脂希臘優格。 |

167

星期二	● 早餐：一杯熱帶風情燕麥粥*。 ● 午餐：一杯半的羽衣甘藍絲蘋果沙拉*。 ● 晚餐：蒜味雞肉義大利麵（一杯黑豆製義大利麵，搭配一杯清蒸青花筍、一湯匙蒜味橄欖油和一塊一百四十公克左右、以鹽和胡椒簡單調味的烤雞胸肉）。 ● 點心：半杯自製烤甜菜片*或兩顆花生醬球*。
星期三	● 早餐：一顆全麥英式馬芬，夾入一顆炒蛋和一片低脂切達乳酪。 ● 午餐：一杯熟扁豆和一塊一百四十公克左右的烤野生鮭魚，搭配半杯胡蘿蔔絲。 ● 晚餐：一大塊香烤花椰菜排*搭配一杯豆腐丁（以一湯匙椰子油拌炒，佐以鹽和胡椒調味）。 ● 點心：一杯全麥製或斯佩爾特小麥製的椒鹽蝴蝶脆餅，搭配四分之一杯鷹嘴豆泥*；或四分之一杯什錦果乾（食材比例：發芽南瓜籽、未調味的腰果、杏仁和黑巧克力豆各半杯，混勻後即成健康的什錦果乾）。
星期四	● 早餐：一杯常備燕麥粥*；可冷食或微波熱食。 ● 午餐：奶香地瓜鑲豆（將一顆中型地瓜微波至熟透後，切開填入半杯黑豆、四分之一杯低脂切達乳酪和四分之一杯希臘優格）。 ● 晚餐：鮪魚口袋餅（取一片全穀類製口袋餅夾入一塊鮪魚肉餅*和半杯青花菜苗），搭配一杯清蒸青花菜。 ● 點心：八顆杏桃乾，沾著四分之一杯融化的黑巧克力漿享用；或是半杯梨子和蘋果丁，灑上肉桂粉。

星期五	● 早餐：一顆嫩炒蛋（以一茶匙的橄欖油拌炒）、半杯青花菜苗，灑上鹽和胡椒調味；搭配一到兩片發芽穀類製的麵包。 ● 午餐：一份野生鮭魚肉餅，搭配一顆全穀類餐包和一份羽衣甘藍菠菜沙拉（一杯羽衣甘藍和一杯菠菜淋上兩湯匙的橄欖油、兩茶匙無花果巴薩米克醋、一茶匙蜂蜜以及適量的鹽和胡椒）。 ● 晚餐：三捲雞肉牛皮菜捲*。 ● 點心：一根南瓜棒*；或一杯烤墨西哥三角玉米餅搭配半杯莎莎醬。
星期六	● 早餐：乳酪炒蛋糙米捲（以一顆全蛋和兩顆蛋白炒蛋，炒熟的蛋鋪於糙米製捲餅皮上，再灑上低脂切達乳酪絲，捲起即成）。 ● 午餐：地瓜鮮蔬藜麥飯佐花生醬*。 ● 晚餐：帕瑪森番茄義大利麵（一杯毛豆製義大利麵拌入一杯無糖番茄醬，灑上三湯匙帕瑪森乳酪）搭配一杯蒸煮青花菜。 ● 點心：一顆切片水煮蛋和半顆切片酪梨，淋上少許橄欖油，並以鹽和胡椒調味；或是一杯低脂優格搭配半杯黑莓和一茶匙蜂蜜。

第十章 | 瘦身版養肝飲食計畫

　　如果你渴望甩掉身上多餘的贅肉，那麼你就來對地方了，噢，不對，是看對章節了！但我必須老實說，減肥絕對不是一件輕鬆的事，只不過減肥也沒有想像中的那麼艱難，只要在減肥前建立正確的心態，瘦身這條路還是可以在這兩個極端點之間取得平衡的，讓你一路上保持在「關關難過，關關過」的微妙境界。

　　為了讓各位能穩定持續減掉身上多餘的體重，除了改變飲食習慣外，還必須同時調整生活中其他的行為舉止；這是成功達成減重目標的關鍵。我向各位保證，當你實踐此原則時，必定會發現這些轉變將為你開啟一道門，引領你擁抱更美好的健康狀態。身為營養諮詢師，我幫助過無數人減肥成功，並且提升了他們的健康狀態；現在，我也打算透過這個章節，協助你達成這個目標。

　　儘管減肥不是一件輕鬆事，但絕對值得你花費心力執行，撇開它對外貌的影響，剷除身上多餘的重量還會對內在諸多器官產生大量正面效益──不僅是肝臟，就連心臟、大腦和全身上下各個部位的運作，都會因減肥受惠。假如你過重，即便減掉的體重不多，也能為肝臟健康帶來許多好處，另外，身上那些促成非酒精型脂肪肝的胰島素阻抗等代謝症候群的症狀，也會一併獲得改善。就如在前幾章的內容看到的，建立良好的飲食和運動習慣，不但有助減肥，更是對抗脂肪肝的神兵利器。事實上，研究發現非酒精性脂肪肝的患者若能減掉多餘的體重，大多都可以徹底揮別非酒精性脂肪肝的侵擾，所以你看瘦下來對健康的好處有多大！

美味不減的低卡護肝料理

　　就基本生理面來看，體重要下降，基本上就是要「少吃多動」。簡單來說，我們吃進肚裡的熱量與身體在維持基本運作和活動時所消耗的熱量，就像是蹺蹺板的兩端，如果消耗的熱量比吃進的多，那麼體重自然會減輕；反之，如果吃進的熱量大於消耗的熱量，則多餘的熱量就會在體內被轉化為脂肪，儲存起來，這對你的肝臟和腰圍絕對是個壞消息！

　　為了讓各位能循序漸進、持之以恆的達成減肥目標，我建議以每天減少五百大卡總熱量為目標，如此一來每週至少可以減輕〇・五公斤的體重（因為〇・五公斤的體脂肪大約等於三千五百大卡的熱量）。這五百大卡的熱量可以單靠飲食（每天少吃五百大卡的食物）或運動（天天健身讓身體多消耗掉五百大卡的熱量）來減少，甚至也可以雙管齊下，同時從飲食和運動方面下手（每天少吃二百五十大卡的熱量，再搭配消耗二百五十大卡的運動）。基本上，我認為雙管齊下是最好的減肥方式，原因有二：（一）比起一下子少吃五百大卡的食物，少吃二百五十大卡的食物比較不會讓你難以忍受；（二）運動不只能預防肌肉流失，如本書第六章所述，它還可以為肝臟和心血管系統提供不少額外的保護力。

　　好消息是，當你在執行這份飲食計畫時，完全不需要分神計算熱量，因為這份工作我已經先幫你做好了！本章的瘦身版養肝飲食計畫，總熱量已經比第九章少了五百至六百大卡左右，每天的熱量大約在一千兩百到一千八百大卡之間，能幫助你在體重持續下降之餘，卻不會感到肚子空空。假如你打算以每週減少〇・五公斤的速度，一步一步卸下身上多餘的重量，我想為自己擬定一份合理的減肥計畫表將讓你在這場長期抗戰中更有勝算。例如，若終極目標是減掉十八公斤體重，那麼可以先以五公斤作為一個奮鬥的基準點，設定自己在兩個

月內達成這個小目標，等攻下這個小目標後，再繼續朝著下一段里程碑奮鬥（減去另一個五公斤），按部就班地邁向減去十八公斤的終點。事實上減肥不宜貪快，許多研究顯示，以循序漸進的步調減肥的人比較不容易復胖。而一旦達成了終極的減重目標，日後的飲食就可以回歸到第九章的大眾版飲食計畫，將體重保持在正常的範圍內即可。

從事營養諮詢師這麼多年，我看過許多人為減肥而奮戰，從陪伴他們戰鬥的過程中，我也獲得了不少寶貴的經驗，並陸續想出了一些幫助患者度過減肥難關的對策。信不信由你，但往往讓減重者半途而廢的都是些雞毛蒜皮的小事，像是日常生活中使用的麵包抹醬或調味料樣式（他們通常偏好高脂、高熱量的醬料，因為覺得它們會讓食物變得更美味）、喝太多飲料、三餐之間的間隔時間太長又沒點心可吃等。不過在執行這份飲食計畫時不必擔心這些問題，因為我已經把它們通通納入了考量。

雖然這份減肥飲食計畫的熱量比你原本的飲食低，但它的營養絕對不會打折扣。瘦身版的養肝飲食計畫幾乎撤除了所有有害肝臟和心血管健康的促發炎食物（例如精煉糖、精緻碳水化合、飽和脂肪和反式脂肪等），整份飲食由大量富含益生菌的食物、抗氧化力豐富的蔬果、纖維素滿滿的全穀類和抗發炎 ω-3 脂肪酸（愛吃魚的人看到這一項一定很開心！）組成；這些食物有助於血糖和血脂的調控，這點很重要，因為降低心血管疾病和糖尿病這類風險因子，往往能提振肝臟的健康。執行計畫時，會發現餐點中還是保有適量的健康油脂（大多是以堅果或是橄欖油的形式出現），並囊括了許多增進健康的香草和辛香料為餐點的美味和營養加分。這所有的飲食設計都是為了讓你在改善肝臟健康時，能同步達到瘦身的效果；瘦下來後，你肝臟的狀態也會因此更上一層樓。

事半功倍的十大瘦身守則

六十七歲的梅麗莎離婚後，打算減去身上多餘的贅肉（她超重九公斤，而且大多集中在腰腹的位置），好好享受她的單身生活，這也是她幾年前主動前來找我的原因。梅麗莎的五個孩子都已長大成人，但她每天依舊忙得像顆陀螺，因為她的生活幾乎被各種非營利組織的活動填滿。忙碌的日子讓梅麗莎的早午餐都仰賴冷凍和微波食品果腹，晚餐則被不同的應酬和晚宴佔據。運動上，梅麗莎除了偶爾做瑜伽外，並沒有其他的運動習慣，也沒有特別做什麼事去管理她的壓力。另外，由於每晚都有應酬，所以她　週至少有五個晚上都會飲酒。

為了幫她瘦下來，我鼓勵她多吃「真食物」而非冷凍食品，同時協助她想出在應酬中該如何用餐的對策，以確保她能夠在與會場合中吃進最健康的餐點。聽了我的建議後，梅麗莎採取的第一個行動是參加養生烹飪課。參加烹飪課後，梅麗莎慢慢培養出以素食為主的飲食習慣：飲食中充滿大量五彩繽紛的蔬果、纖維素、健康油脂和各種無添加人工添加物和防腐劑的天然食材。不僅如此，上烹飪課還讓梅麗莎認識了幾位熱愛跑步的女性，使她在幾個月內完成了她的首場五公里長跑賽。拜智慧型手機的便捷之賜，用餐時，梅麗莎也會利用手機的應用程式紀錄自己的飲食狀況。

在我們共同努力六個月之後，梅麗莎的膽固醇和糖化血色素（HbA1c，監測血糖的指標之　．）下降了，體重也輕了十二公斤。瘦下來的梅麗莎看起來棒透了，她說她覺得自己變得「更強壯、更健康也更有活力」。開心收割這份成果的梅麗莎認為，讓她成功減肥和改變生活習慣的原因有幾項，分別是：了解健康飲食和烹調的方法、聰明外食的技巧，以及認識一群注重健康且支持她的朋友。

堅守減肥計畫的三大密技

減肥首重持之以恆，以下提供三招堅守減肥計畫的實用技巧：

（一）建立親密戰友

將減肥計畫告訴你最親密的家人和朋友，請他們在你奮鬥的過程中支持你，並幫助你對抗路途上的誘惑；假如你還可以明確的告知他們協助你的方式（譬如說，不要帶甜食給你），那成效會更好。理想狀態下，這類主動的請求將大幅降低其他人在無意間破壞你減肥計畫的情況發生。

（二）用餐前喝一大杯水

你可能知道餐前喝點濃湯或是蔬果汁有助於減少吃進的食物量，但其實喝水也有同樣的功效。二〇一〇年，維吉尼亞理工大學（Virginia Tech）的研究發現，假如過重的成年人在用餐前喝下四百五十公升的白開水，用餐時他們吃進的熱量會變少；而且與沒喝水的受試者相比，十二週後，他們的體重會多減輕四十四％。研究人員認為喝水會對減重帶來如此大的幫助，或許是因為餐前飲水可以降低飢餓感，同時增加用餐時的飽足感。

（三）提醒自己這不是最後一次吃東西的機會

萬一你發現自己可能已經吃飽了，但卻還想要繼續吃東西時，請趕快先停下用餐的動作。因為許多人吃飯的速度太快，大腦根本來不及接收到胃發出的飽足訊號。因此，先做一些其他的事，給大腦一些時間感受肚子是否真的吃飽了；假如過了一小時後，仍覺得肚子有點餓，那麼此時請先吃一些健康的小點心就好。

稍後各位即將看到瘦身版的四週養肝飲食計畫，它能幫助你減重，同時預防或反轉非酒精性脂肪肝。不過在此我要先提醒你十點事項，務必在執行此計畫時謹記在心：

（一）早餐一定要有充足的蛋白質

蛋、低脂乳製品（如優格）、豆腐和未加工過的肉品都是富含蛋白質的食物。早餐一定要吃充足的蛋白質主要有兩個原因：❶它們不但方便準備，還擁有豐富的營養素，例如：雞蛋裡的膽鹼就與肝臟的健康息息相關，因為研究發現，人體缺乏膽鹼時會對肝臟造成不良的影響）；❷它們有助於血糖的調控，同時還能增加飽足感。

許多研究指出，早餐吃蛋或許能避免早上吃得過撐的狀況，並且讓你比較能抵抗稍晚想吃垃圾食物的衝動。順帶一提，我們沒有理由不天天吃蛋，因為事實證明蛋並不像以往認為的，會對膽固醇產生負面影響；現在我們知道，飲食中的飽和脂肪和反式脂肪才是造成膽固醇上升的元凶。另外還有部分研究認為，早餐攝取充分的蛋白質，能提升成功減肥的機會。

（二）這個飲食計畫是低糖飲食，且杜絕所有精緻穀物

在這份飲食計畫裡享用的所有食物，都必須是天然、未經加工的樣貌。因此，喝咖啡或吃優格這類食物時，請克制住想要加糖或人工甜味劑的渴望。此外，採買某些食材（例如花生醬）時，也必須謹守這項原則，購入前務必詳閱成分標示，確認該產品沒有額外添加任何糖分。這也是為什麼這份飲食計畫不採納任何人工零脂肪商品的原因（像是零脂沙拉醬、布丁或餅乾），因為廠商為了彌補原本脂肪提供的風味，往往會在這類商品中加入大量的糖增添滋味。瘦身版養肝飲食計畫會幫助你減少糖分攝取，並讓味蕾和大腦不再渴求它。

（三）善用有益肝臟健康的香草和辛香料調味

許多食譜都充分運用天然的香草和辛香料調味，例如百里香、迷迭香、孜然、奧勒岡、香菜、細香蔥、巴西里、羅勒、薑、肉桂和大

蒜等，你可以依個人喜好任意調配它們的用量。這些天然調味料不僅讓食物更美味，不少研究也陸續發現它們對健康的正面幫助。

其中，聖路易斯大學的研究發現，薑黃裡的薑黃素或許能預防或治療脂肪肝惡化造成的肝損傷；伊朗的研究則發現，肉桂似乎可以降低非酒精性脂肪肝病人的發炎指標、肝指數和膽固醇；另外，常常入菜的黑胡椒，它所含的胡椒鹼（piperine）也被發現可能具有抑制脂肪細胞生成的功效。知道了這些香料對肝臟和健康有多麼大的幫助後，以後做菜時也別忘了好好利用它們為你的菜餚增添風味和營養。

（四）偶爾犒賞自己一餐無傷大雅

但是請不要變成整個週末都在享用大餐，因為減肥期間，保持規律的飲食習慣很重要，只適合偶爾在某一餐犒賞自己一下。我都會告訴我的病人，可以一週安排一餐，吃些他們想吃卻不符合飲食計畫原則的食物，藉以做為自己努力執行一週飲食計畫的犒賞。不過有個但書，就是他們吃這些食物的分量仍需合理，不可過量。

我的一位病人就選擇在每週六晚上，以一份起司漢堡和炸薯條犒賞自己；另一名患者則在每週五的時候和兒子一起品味一小份淋有糖漿的聖代。在減肥飲食計畫中穿插一些這類的「小確幸」，或許可以讓你更有動力長期堅守平日的飲食原則，進而增加成功減肥的機會。

（五）放慢用餐速度，細細品味食物

透過一些小動作，例如提醒自己用餐時細嚼慢嚥，或是品嚐嘴裡的每一口食物時，先放下手中的餐具，自然而然就會放慢吃飯的速度，讓你的胃有時間向大腦傳達「已經吃飽了」的訊息。如此一來，就不會在囫圇吞棗的情況下，吃下一大堆不必要的熱量，因為你的腸胃有充分的時間調控與飽足感有關的荷爾蒙（飢餓素和瘦體素）濃

度，讓大腦接收到肚子發出的飽足訊號。

我常常問病人，用餐時他們是怎麼決定自己該停止吃東西的時間點，他們的答案往往是「當我把盤子裡的食物一掃而空時」或「當我肚子撐到吃不下的時候」。比較健康的方式，其實是「吃巧不吃飽」，也就是說，吃東西是為了讓我們不餓，而不是為了要吃到「飽」。如果你能夠確實執行一開始我們說的「細嚼慢嚥」和「在品嚐口中食物時，暫時先不要夾取其他食物」等放慢吃飯步調的小動作，便可以達成「吃巧不吃飽」的境界，這對減肥絕對有很大的幫助。

（六）多喝水，少喝有熱量的飲料

白開水是補充水分的最佳來源，但如果真的非喝有味道的水不可，則可以選用無熱量的風味水（例如泡有檸檬片或萊姆片的氣泡礦泉水，或是冰茶），或熱茶和咖啡等無糖的飲品。此外，適量的咖啡有益肝臟健康，能夠降低肝臟發炎的機會，但記得不可以加糖和奶精。上述的這些飲料全都可以幫你甩掉討人厭的肥肉，因為只要你不額外加糖，它們本身通通不含任何熱量。

（七）少量多餐，每四小時就吃點東西

不論是三餐還是點心，保持每四小時就吃點東西的頻率，有助於保持血糖的穩定，還能避免發生餓過頭、大吃特吃的狀況。營養專家常會警告大家不要在飢腸轆轆的時候才吃晚餐、去看電影或是去採買，因為飢餓感的威力驚人。

畢竟當餓到前胸貼後背時，很少人會想要靠吃青花菜填飽肚子；飢餓感會驅使你選擇高糖或高澱粉的食物，促使血糖快速上升，好讓身體立刻感到活力充沛。但是這種靠高糖食物獲得的活力來得快，去得也快，所以一份好的體重管理飲食計畫應該也要避免自己落入過度飢餓的狀態。

對抗嘴饞的好方法

當你突然很想吃某一種食物的時候（通常是帶有甜味或鹹味的食物），大多會認為這是身體渴求該食物或滋味所發出的信號，但事實並非如此，此現象多半只是心理因素造成的。定時以天然的食物餵飽肚子，並時時攝取充足的水分，就可以避免這類嘴饞的念頭破壞減肥計畫。

萬一在做了這些預防措施後，嘴饞的念頭還是不幸找上你，請不要馬上屈服於它，先給自己一點時間跟它抗衡，做一些事情分散自己對它的注意力。假如還是敵不過嘴饞的誘惑，請試著以比較健康的食物取代原本想吃的零食。想吃點甜的，你可以吃一碗鮮美多汁的芒果丁；想吃鹹食的話，則可以喝一碗味噌湯過過癮；如果非常渴望一嚐巧克力的滋味，則可以含一小塊黑巧克力、吃一顆純素松露巧克力或是一些肉桂風味的烤杏仁（它的成分含有可可粉）。然後，在你細細品嚐完這些食物、滿足口腹之欲後，請立刻把嘴饞的念頭逐出腦中！

（八）用「對的食物」放大餐點的分量

運用大量的蔬菜、水果、全穀類和油脂含量低的蛋白質入菜，能幫助你吃得飽飽，熱量卻不超標。另外，含有大量水分（例如濃湯）或空氣（例如奶昔）的食物也能達到同樣的效果。掌握此原則對這份減肥飲食計畫很重要，因為它能讓你在攝取比較少熱量的情況下，填飽肚子。

（九）嘴饞時，先給自己五分鐘的時間做些別的事

有時候當嘴饞的衝動來襲時，你需要先給自己一些時間去跟它抗衡，因為大部分嘴饞的衝動都會在五到十分鐘內消退。因此嘴饞時，可以先設下一個五到十分鐘的計時器，去做一些可以分散注意力的事

情，例如摺衣服、收電子郵件、整理最近拍的照片或是其他手邊可以處理的事務；它們都可以幫助你對抗渴望大嗑餅乾、洋芋片或其他食物的念頭（欲知更多管理嘴饞衝動的對策，請參照前一頁灰框的內容）。

（十）跟壞習慣徹底分手

的確，想要徹底革除舊習不是一件容易的事，但是如果你想要一勞永逸、不再復胖，請務必果斷地與它們徹底分手。二〇一一年發表在《新英格蘭醫學期刊》（*New England Journal of Medicine*），由哈佛醫學院研究員撰寫的文獻發現，洋芋片和含糖飲料攝取量越多、活動時間越少、看電視時間越長和晚上睡眠時間過長（超過八小時）或過短（少於六小時）的人，長期下來，比較容易出現發福的狀況。

更驚人的是，研究人員發現這些壞習慣對體重的影響力十分迅速，只要短短幾個月，便可以明顯看出體重的變化。因此，倘若想要減肥成功並不再復胖，就別再和壞習慣藕斷絲連。

控管飲食分量的技巧

要讓自己吃得健康，並且瘦身有成，只懂得如何挑選食物是不夠的，還必須注意飲食的分量。眾所皆知，現在我們生活在一個盛行巨無霸飲食的時代，但這不表示你一定要順應這股潮流。以下有五個技巧可以讓你的肝臟和腰圍倖免於巨無霸飲食文化的荼毒：

（一）縮小餐盤的大小

康乃爾大學（Cornell University）的布萊恩‧汪辛克（Brian Wansink）博士和同事一起做了一個大規模的研究，探討餐盤大小對

人們食量的影響和控制分量的成效。經過反覆的觀察後,他們發現,吃飯時用的餐盤越大,用餐者就越容易在盤子裡放上越多食物,進而吃進比較多的熱量。由此可知,視覺對飽足感的影響甚大,所以把你承裝食物的餐具(如盤子或碗)換成比較小的尺寸確實能有效減少食量,讓你的視覺和肚子同時獲得滿足。

(二)運用生活中常見物品的大小,估算食用分量

要天天隨身攜帶量杯或是量匙秤量分量,是個不切實際的做法,其實生活中就有許多物件可以輔助你估算自己吃進的分量恰不恰當。例如:一人份的魚肉大概是一本支票簿的大小;一人份的紅肉或雞肉則近似於一副撲克牌或掌心的大小;一份麵、飯、豆類和蔬菜的體積約略跟拳頭一般大;一份水果大約是一顆網球大;兩湯匙的花生醬差不多跟一顆乒乓球一樣大;一份油脂的分量則相當於一個大拇指指節的大小。

(三)善用分裝袋或保鮮盒

在吃麥穀片、全穀類脆餅或是椒鹽蝴蝶脆餅時,請不要一整大盒直接開了就吃;開封後,先把它們用塑膠袋或保鮮盒分裝成多份剛好一次食用的分量,再收納進食物儲藏櫃裡。這個分裝的動作能有效控制飲食分量,因為一大包食物直接吃,常常會抓不準分量,一不小心就吃下了過多的熱量。當然,如果你願意,也可以多花點錢,直接購買獨享包的小包裝產品,省下自己在家分裝花的時間。

(四)選擇「需要花點工夫才能放進嘴裡」的食物當作零食

例如吃帶殼的花生或是開心果;不要選擇微波爆米花,請購買需要自己烘烤的爆米花粒;或者是需要去皮、切塊的食物(如柳丁或芒

果）。這些需要花點心力才可下肚的零食，可以減少因一時衝動吃零食的機會，再者，它們也可以自然而然地讓你放慢吃東西的步調，避免一下子吃進過量的食物。

（五）不要把菜餚擺滿桌面

在家吃飯時，不要把煮好的菜都盛盤端到餐桌上，把自己要吃的分量盛裝出來即可，其餘的菜餚請讓它留在廚房的爐子或是料理台上。只將自己要吃的分量盛裝出來，如此，不僅可以控制食量，也可以避免吃飽後不由自主地又多夾了幾口菜的機會。如果習慣桌面上擺滿豐盛的食物，那可以做一些沙拉或多煮一些非澱粉類的蔬菜（像是青花菜或蘆筍等）擺在桌上，由於這些食物熱量比較低、飽足感也比較高，所以不必太擔心自己會吃過量。甚至，假如想要做得更徹底一點，還可以在取出自己要吃的分量後，就把剩下所有放涼的菜餚收入冰箱，以防自己禁不住誘惑又跑去廚房偷吃幾口。

四週飲食計畫

好了，現在我們已經瞭解所有減肥時該注意的大小事，接下就讓我們來看看這份瘦身版的四週養肝飲食計畫有哪些美味料理吧！

> **小叮嚀** 以下菜單中，在菜名右上角有標示「*」符號者，皆可在本書末的附錄一找到詳細食譜；附錄一菜名末端標有「B」者，即代表該道菜屬於第十章的食譜。

第一週

星期天

- 早餐：一份無派皮韭香番茄鹹派*。
- 點心：六粒核桃和一顆柳丁。
- 午餐：希臘沙拉（兩杯深綠色蔬菜、三顆橄欖搗碎、四分之一杯番茄丁、四分之一杯黃瓜丁、一湯匙羊乳酪和兩湯匙巴薩米克醋沙拉醬），搭配一百一十三公克的烤雞柳享用。
- 晚餐：不含麵粉的花椰菜脆皮披薩*，搭配一杯無糖番茄醬和一杯菠菜碎。
- 點心：半杯藍莓和一杯低脂希臘優格。

星期一

- 早餐：一份酪梨蛋糙米捲餅（一顆水煮蛋切碎，一顆酪梨切片，包入糙米製墨西哥烙餅或餅皮）。
- 點心：一顆中型蘋果和一湯匙無糖花生醬。
- 午餐：半份火雞三明治（以一百一十三公克的火雞肉、三片酪梨、一片番茄和一片全穀類麵包組成），搭配三根胡蘿蔔和四分之一杯鷹嘴豆泥*。
- 晚餐：一百一十三公克的烤鮭魚，搭配一杯清蒸蒜味青花菜和半碗藜麥飯。
- 點心：半顆葡萄柚和二十八公克（約一小把）杏仁。

星期二

- 早餐：杏香黑莓燕麥粥（以無糖杏仁漿煮半杯燕麥片，再加入兩湯匙杏仁碎和四分之一杯黑莓，即完成）。
- 點心：半杯藍莓以及一杯撒上一茶匙肉桂粉的原味低脂優格。

星期二

- 午餐：櫛瓜法羅麥熱沙拉*搭配三大隻烤蝦。
- 晚餐：一百一十三公克的瘦肉漢堡（肉排以放牧肉品製成，漢堡包則以芥藍菜的葉片取代），搭配半杯地瓜薯條*（大約八根）。
- 點心：半杯奇亞籽布丁*。

星期三

- 早餐：三顆炒蛋白，再搭配兩湯匙墨西哥辣醬和半杯莎莎醬。
- 點心：二十八公克（一把）的開心果。
- 午餐：一份火雞胸肉沙拉（一百一十三公克的火雞胸肉、兩杯芝麻葉、四分之一杯西洋芹、兩湯匙蔓越莓乾、一茶匙檸檬汁、一湯匙特級初榨橄欖油），搭配兩片全穀類製的麵包或是四片全穀吐司脆餅（melba toast）。
- 晚餐：一杯半的鷹嘴豆燉菜*，搭配一杯燙牛皮菜和一片切成四等分的全麥口袋餅。
- 點心：四分之一杯什錦果乾（由切碎的葵花籽、杏仁和杏桃乾組成）。

星期四

- 早餐：一片抹上一湯匙杏仁醬的全穀類吐司，搭配半杯切片草莓。
- 點心：半杯紅甜椒條搭配四分之一杯的鷹嘴豆泥*。
- 午餐：兩杯嫩菠菜（baby spinach）沙拉，搭配一百一十三公克的鍋烙天貝和一湯匙羅勒風味的特級初榨橄欖油。

星期四	● 晚餐：豆腐什錦蔬菜雜燴（兩湯匙蒜末、兩湯匙薑末、半杯豆腐丁、半杯雪豆和半杯胡蘿蔔絲一起拌炒），搭配半碗糙米飯。 ● 點心：半杯覆盆莓搭配一湯匙黑巧克力豆（可可濃度需達七十％）。
星期五	● 早餐：蛋白奶昔（以無糖蛋白粉〔如 Orgain 的巧克力乳清蛋白粉〕、半根香蕉、一杯杏仁漿和米製成）。 ● 點心：半杯清蒸毛豆。 ● 午餐：半杯雞胸肉佐素蛋黃醬沙拉*搭配一份糙米餅和半杯什錦水果。 ● 晚餐：一份蒜烤鮭魚排佐球芽甘藍*。 ● 點心：四顆 Medjool 椰棗。
星期六	● 早餐：蛋白版義式蔬菜烘蛋（由三顆蛋白、半杯紅甜椒丁和半杯櫛瓜碎製成）。 ● 點心：兩根切成條狀的西洋芹沙拉棒，搭配一湯匙的堅果醬和一茶匙的亞麻籽。 ● 午餐：一份素食漢堡，搭配一份莓果菠菜沙拉佐油醋醬（內含兩杯菠菜、四分之一杯黑莓和四分之一杯覆盆莓；油醋醬則是兩湯匙檸檬風味的橄欖油拌入一湯匙的巴薩米克醋）。 ● 晚餐：一百一十三公克的烤鮪魚排，搭配半杯清蒸青花菜和半杯古斯米飯。 ● 點心：三杯 SkinnyPop 的爆米花。

第二週

星期天	● 早餐：豆腐炒蛋（以一湯匙的橄欖油拌炒半杯的板豆腐丁和半杯炒好的蛋白，並以薑黃粉調味），搭配半杯藍莓。 ● 點心：一顆中型蘋果搭配一湯匙無糖花生醬。 ● 午餐：一杯半的菠菜豆腐味噌湯*，搭配一份亞洲風味的涼拌菜（有三到四片海帶以及半杯豌豆和胡蘿蔔）。 ● 晚餐：一杯泰式雞丁麵佐青花菜*。 ● 點心：四分之一杯香酥孜然鷹嘴豆*。
星期一	● 早餐：番茄羅勒歐姆蛋（一顆全蛋、一顆蛋白、半杯番茄丁、半杯羅勒和四分之一杯低脂茅屋乳酪），搭配半顆梨子。 ● 點心：一杯半的「偽乳酪」爆米花（爆好後，撒上營養酵母粉）。 ● 午餐：半杯長鰭鮪魚沙拉*，搭配一片糙米餅和一小份淋有巴薩米克醋的蔬菜沙拉。 ● 晚餐：一杯三豆番茄燉菜*撒上兩湯匙的低脂切達乳酪。 ● 點心：半根香蕉沾著一湯匙融化的黑巧克力豆享用。
星期二	● 早餐：莓果優格（一杯低脂原味優格、四分之一杯藍莓、四分之一杯覆盆莓和兩湯匙核桃碎粒）。 ● 點心：一杯藍莓。 ● 午餐：一杯繽紛蔬果華爾道夫沙拉*，搭配一杯快煮玉米濃湯*。

星期二	● 晚餐：一百一十三公克的家傳鮭魚排*，搭配六根淋有一 茶匙特級初榨橄欖油的青花筍，和半杯糙米飯。 ● 點心：一小包（十公克）的烤海苔。
星期三	● 早餐：一顆水煮蛋，淋上一茶匙橄欖油和胡椒；一片發 芽穀物製的烤吐司，夾一片酪梨片；一個橘子。 ● 點心：一顆花生醬球*。 ● 午餐：一份帕瑪森芝麻葉沙拉（兩杯芝麻葉、四分之一杯 帕瑪森乳酪粉、兩湯匙櫻桃乾、兩湯匙開心果和 一湯匙檸檬風味的特級初榨橄欖油）。 ● 晚餐：一杯泰式椰香金線瓜，搭配四串沙嗲雞胸肉串。 ● 點心：半顆葡萄柚。
星期四	● 早餐：快煮歐姆蛋（三顆蛋白和兩湯匙低脂切達乳酪放入 陶瓷布丁模後，微波一分鐘）。 ● 點心：六顆核桃。 ● 午餐：一塊鮪魚肉餅，搭配一杯清蒸菠菜和半杯綜合水 果沙拉。 ● 晚餐：一杯根莖蔬菜大匯烤*，搭配兩杯芝麻葉，灑上兩 湯匙檸檬風味的特級橄欖油。 ● 點心：半杯奇亞籽布丁*搭配四分之一杯黑莓。
星期五	● 早餐：一顆水煮蛋，搭配一份水果燕麥粥（一杯燕麥片、 半杯蘋果碎和半杯覆盆莓）。 ● 點心：八片亞麻籽脆餅搭配一湯匙杏仁醬。 ● 午餐：兩杯鷹嘴豆酥沙拉*搭配兩湯匙巴薩米克油醋醬。

星期五	● 晚餐：一百一十三公克的辣味火雞堡*搭配十根烤蘆筍。 ● 點心：半杯咖啡巧克力豆腐慕斯*。

星期六	● 早餐：兩片（約十公分）高蛋白鬆餅（可用美國 Bob's Red Mill 出產的無糖蕎麥鬆餅預拌粉為基底，再加上一湯匙的豌豆蛋白粉），搭配半杯覆盆莓。 ● 點心：二十八公克（一把）開心果。 ● 午餐：雞肉沙拉全麥口袋餅（把一百一十三公克的雞胸肉佐素蛋黃醬沙拉*填入半張的口袋餅），搭配一杯清蒸青花菜。 ● 晚餐：一百一十三公克的烤鱒魚，搭配一杯蒜烤球芽甘藍*和一顆中型的烤地瓜。 ● 點心：半杯覆盆莓搭配與一湯匙的核桃碎粒和一茶匙的黑巧克力漿拌勻享用。

第三週

星期天	● 早餐：菠菜蛋糙米捲餅（把一顆煎蛋、一杯蒜味炒菠菜和一片低脂切達乳酪通通包入糙米製的餅皮或墨西哥烙餅）。 ● 點心：一杯低脂希臘優格搭配半杯香蕉和適量肉桂粉。 ● 午餐：一杯低脂茅屋乳酪、半杯蘋果丁、半杯鳳梨、四分之一杯核桃和適量肉桂粉。 ● 晚餐：波特貝羅菇三明治*，搭配半杯地瓜薯條*（大約八根）。 ● 點心：二十八公克的（一把）肉桂烤杏仁*。

星期一	● 早餐：兩份青蔬藜麥焗烤鹹派*。
	● 點心：一顆中型蘋果，搭配一湯匙無糖花生醬。
	● 午餐：一百一十三公克的烤雞肉，搭配一份莓果蘿蔓沙拉（兩杯蘿蔓、半杯藍莓、小番茄和檸檬風味的橄欖油）。
	● 晚餐：三顆奇亞籽火雞肉丸*，搭配半杯黑豆製義大利麵、半杯無糖義式大蒜番茄醬（marinara sauce）以及一份什錦蔬菜沙拉。
	● 點心：一小顆肉桂烤蘋果。

星期二	● 早餐：一份燻鮭魚乳酪貝果（三片煙燻鮭魚、一顆全麥貝果和一湯匙低脂乳酪醬）。
	● 點心：六到十片全穀類製脆餅，搭配兩湯匙黑豆泥。
	● 午餐：一杯奶油南瓜濃湯*，搭配半杯藜麥飯和半杯清炒菠菜。
	● 晚餐：一份鮭魚煎餅*搭配兩杯綜合沙拉葉和兩湯匙巴薩米克油醋醬。
	● 點心：三杯氣炸爆米花。

星期三	● 早餐：薑黃炒蛋（兩顆全蛋、一茶匙半的薑黃粉和一茶匙的特級初榨橄欖油）
	● 點心：一杯低脂茅屋乳酪，搭配半杯梨子丁。
	● 午餐：一杯燕麥粥，搭配半杯蘋果碎和一茶匙肉桂粉。
	● 晚餐：一百一十三公克的炙燒放養側腹牛排（flank steak），搭配一杯烤白花椰菜和一杯清蒸青花菜。
	● 點心：兩顆花生椰棗（以一茶匙的無糖花生醬當作Medjool 椰棗的餡料）。

星期四

- 早餐：奇亞籽布丁*，搭配四分之一杯胡桃碎粒和四分之一杯杏仁乾（如果想要甜一點，可以另外加一湯匙蜂蜜提味）。
- 點心：十二片烤墨西哥三角玉米片，搭配四分之一杯的毛豆泥*。
- 午餐：半罐一百七十公克的野生鮭魚罐頭，搭配一杯青醬羽衣甘藍大麥沙拉*。
- 晚餐：一杯半的菠菜豆腐味噌湯*和兩顆麻香糙米丸子*。
- 點心：二十八公克的果乾堅果黑巧克力*。

星期五

- 早餐：一片糙米餅，放上一顆水波蛋和五十六公克的煙燻鮭魚。
- 點心：一杯菇菇熱沙拉*。
- 午餐：一杯青花菜沙拉*，灑上一湯匙南瓜籽。
- 晚餐：黑豆酪梨藜麥飯（半杯黑豆、半杯酪梨塊和一碗藜麥飯），淋上一茶匙特級初榨橄欖油。
- 點心：一顆柳丁。

星期六

- 早餐：高蛋白羽衣甘藍奶昔（一杯羽衣甘藍絲、一顆蘋果碎、一杯黃瓜碎、一杓原味豌豆蛋白粉）。
- 點心：五條沙丁魚，搭配五到六片的全穀類製脆餅。
- 午餐：一杯芒果藜麥沙拉*，搭配八到十二片烤墨西哥三角玉米片和半杯莎莎醬。
- 晚餐：一杯咖哩豆腐燴青花菜*，搭配半碗黑米飯。
- 點心：半杯奇亞籽布丁*。

第四週	

星期天	● 早餐：一份草莓法式吐司（一片無麩質全穀類麵包，沾附一顆蛋的蛋液，以不沾鍋煎烤，起鍋後灑上適量肉桂粉，並擺上半杯切片草莓）。 ● 點心：半杯西瓜丁。 ● 午餐：花生香蕉糙米捲餅（一片糙米餅皮，抹上一湯匙無湯花生醬，再擺上半根切片香蕉，捲起）。 ● 晚餐：一杯熱帶鮮蝦黑豆沙拉*，搭配一杯清蒸青花菜。 ● 點心：半杯咖啡巧克力豆腐慕斯*。
星期一	● 早餐：一顆炒蛋，搭配一片塗有酪梨的發芽穀物製吐司。 ● 點心：一顆中型蘋果，搭配一湯匙無糖花生醬。 ● 午餐：一杯半的烤甜菜沙拉*。 ● 晚餐：一百一十三公克的烤鮪魚排，搭配兩杯蒜炒菠菜和一碗淋有一湯匙蒜味特級初榨橄欖油的法羅麥飯。 ● 點心：六顆核桃和四顆杏桃。
星期二	● 早餐：一個花生糙米捲餅（一片糙米餅皮，抹上一湯匙無糖花生醬，鋪上一根切片香蕉，最後淋上一茶匙蜂蜜，捲起） ● 點心：四分之一杯黑豆泥*和兩個中型的斯佩爾麥製椒鹽蝴蝶脆餅。 ● 午餐：一杯咖哩扁豆*，搭配半杯紅甜椒丁。 ● 晚餐：一百一十三公克的香煎黑芝麻豆腐*，搭配半杯總匯海藻沙拉*和一個蔬菜捲。 ● 點心：一顆小蘋果和一湯匙無糖花生醬。

星期三	● 早餐：乳酪蛋口袋餅（一顆蛋白和兩湯匙低脂切達乳酪拌炒，起鍋後塞入半張全穀類口袋餅）。 ● 點心：一杯低脂希臘優格，搭配半杯新鮮覆盆莓。 ● 午餐：一杯球芽甘藍熱沙拉*，搭配一個素食全穀漢堡。 ● 晚餐：地瓜鑲火雞肉（一顆中型地瓜，塞入半杯火雞肉末），搭配半杯清蒸青花菜。 ● 點心：二十八公克的肉桂烤杏仁*。
星期四	● 早餐：草莓燕麥粥（將半杯燕麥片與一杯無糖杏仁漿一起烹煮，起鍋後擺上半杯切片新鮮草莓）。 ● 點心：兩杯氣炸爆米花。 ● 午餐：一杯奶油南瓜濃湯*，灑上半杯全穀麵包丁或是搭配六大片全穀脆餅享用。 ● 晚餐：一百一十三公克的烤雞胸肉，搭配一杯烤四季豆和白花椰菜（以一茶匙半的薑黃粉調味）和一碗糙米飯。 ● 點心：半顆葡萄柚。
星期五	● 早餐：西南風味豆腐炒蛋捲餅（半杯豆腐丁、一顆全蛋、半顆紅甜椒碎和適量薑黃，全部一起拌炒；起鍋後，鋪於糙米餅皮上，捲起） ● 點心：蘋果和一湯匙無糖花生醬。 ● 午餐：一杯青花菜沙拉*佐一杯香煎豆腐丁。 ● 晚餐：一百一十三公克的烤鮭魚，搭配一杯清蒸四季豆和一個全穀小餐包。 ● 點心：巧克力核桃（六顆核桃沾裹十五公克融化的黑巧克力）。

星期六

● 早餐：蘋果肉桂百匯（由一杯低脂原味優格、一茶匙天然香草精、半杯蘋果丁、兩湯匙胡桃和一茶匙肉桂粉組成）。

● 點心：半杯什錦莓果，撒上兩湯匙杏仁碎。

● 午餐：半杯長鰭鮪魚，搭配七片全麥或無麩質脆餅和一小份蔬菜沙拉。

● 晚餐：迷你菠菜義式番茄披薩（兩瓣全麥英式馬芬，烤過後塗上無糖番茄醬、鋪上嫩菠菜葉，再撒一些莫札瑞拉乳酪），搭配一小份蔬菜沙拉佐兩湯匙巴薩米克油醋醬。

● 點心：一顆花生醬球*。

減肥小幫手

正所謂「工欲善其事，必先利其器」，再完備的計畫若沒有適當的工具輔助，恐怕最後也只能失敗收場。因此，以下我要告訴各位三項減肥小物，讓它們在減肥旅程中助你一臂之力：

● 精準的體重計

想要準確掌握自己的減肥進展，請養成定期秤量體重的習慣。每週量一次體重的頻率，能讓你了解自己體重因為生活習慣改變所產生的變化。二〇一四年芬蘭的研究發現，若天天量體重，體重將減輕；不過，一旦超過一個月都沒有量體重，體重往往會上升。此外，捲尺也是減肥的得力小幫手，它能幫助你監控腰圍和臀圍的變化。

● 減壓小抄

找出能有效舒緩自身壓力的方法是成功減肥的必備要素，因為當壓力纏身時，身體的壓力荷爾蒙（皮質醇）的含量會增加，導致體重變重。對抗壓力的第一步，就是了解引發壓力的原因。可以利用附錄三的「壓力追蹤紀錄表」找出它們，再擬定減緩壓力的對策。

事實上，世界各地活得長命百歲的人都有一套轉換壓力的獨特方法，例如：沖繩人每天會花一點兒時間緬懷祖先；信奉天主的人會禱告；伊卡瑞亞人（Ikarian）會小憩一會兒；撒丁人（Sardinian）則會在特定的時間點，讓自己好好的放鬆一番。為自己擬定一套減壓對策，再把自身適合的減壓方式全列在一張紙上，貼在家中顯眼的地方，提醒要自己適時疏通壓力，別讓壓力成為你減肥和邁向健康的絆腳石。

● 活動紀錄器

根據密西根大學的研究指出，每天記錄自己活動的步數能激勵自己多動一些。簡單的計步器，或是能同步紀錄活動和睡眠狀態的多功能智慧手環，都可以幫助你掌握活動的狀態。

近來研究發現持續性的自我監測飲食和運動習慣，有助減肥和維持健康體重。此外，本書附錄四的「養肝生活週記」也能幫助各位有效記錄。

第十一章 | 二十八天消除脂肪肝計畫

　　南森，四十歲，結婚五年了，是兩個孩子的爸，也是一名業務繁忙的律師。婚後，蠟燭兩頭燒的壓力使南森的體重直線飆升，褲子的尺碼比婚前大了兩號，且總是感到飢餓難耐，又無法克制想吃東西的衝動。南森也常常工作到深夜一點才休息，隔天清晨六點便又起床趕往公司。南森來找我諮詢時，他的 LDL 膽固醇（壞的膽固醇）有略微上升的狀況，HDL 膽固醇（好的膽固醇）則呈現過低；這讓他憂心忡忡，因為他的父親五十出頭就死於心肌梗塞。最重要的，南森覺得自己已無力獨自對抗這一切，希望我可以幫助他戰勝飢餓感、改善飲食習慣，好讓他重拾往日的健康與活力。

　　首先，我請南森在飲食習慣上做出這些改變：以全穀類取代精緻穀類、少吃紅肉，並且用自然風味的零熱量氣泡水取代含糖蘇打飲料。在做了這些改變，再搭配南森開始每週至少散步三天後，他的精神好多了，體重也出現微幅的下降，只不過他體內張牙舞爪的飢餓感和渴求食物的衝動仍沒有獲得改善。於是，在我進一步剖析南森的睡眠狀態後，我建議他每晚至少要睡滿七小時，因為睡眠不足會導致荷爾蒙失調，進而讓飢餓感增加。就在南森遵從我的建議在睡眠上做出調整後，他超重的體重沒多久就下降至正常值，而他心臟疾病的整體風險當然也一併降低了。

　　從南森的例子我們可以清楚發現，比起只採取單一措施，全方位改變生活習慣通常可以為健康帶來更大的幫助。以南森來說，他同時在飲食、運動和睡眠三方面付出努力：讓自己健康飲食、規律運動並睡得更好，所以才能讓自己在體重和精力方面獲得更好的成效；這些

都是單靠飲食無法達成的。

換句話說，**想要打造出一套完全符合個人需求的養肝計畫，除了飲食外，還必須將我們前面所說的概念都納入考量**。為了讓各位快速的將這些理念融會貫通到你的計畫中，本章將以二十八天為範本，告訴你如何把前面幾章說到的養肝元素一一放入計畫中，按部就班的替肝臟打造出健康的未來。另外，附錄四的「養肝生週記」也能幫助你在進行計畫時，了解自己的狀況，即時調整計畫的內容和步調。

第一週：動起來！

研究顯示，規律的運動習慣對肝臟的自癒能力有很大的影響，且不同的運動類型對肝臟的幫助也有所不同。本週的重點將放在帶你進入運動的世界，一天一天地慢慢引導各位建立運動的習慣。

● 第一天：瞭解身體的狀況

請醫師為你做詳細的身體檢查，了解自己目前的體能狀態適不適合做運動，又適合做哪些運動。與醫師討論時務必詳實告知自己的健康狀態，若身體有任何慢性疼痛的問題，也必須與醫師確認它們會不會對你運動的方式構成限制。如果經過醫師評估後，現在的狀態並不適合運動，就請與醫師討論該做哪些努力改善體能狀態，未來才有辦法展開運動計畫。

● 第二天：重新定義「運動」的標準

運動不一定要上健身房，也不一定要大汗淋漓，如果你本來就有自己喜歡的活動，大可用它們作為活動身體的方式，例如跳舞、園藝、散步或騎腳踏車等。每一個人喜好的運動各有不同，不見得好朋

友或是鄰居採取的運動項目也適合你；運動最重要的就是持之以恆，所以如果該項運動符合這項標準，就是最適合你的運動方式。

此外也可以想一想有哪些方法可以讓運動變得更有趣，或許是運動時聽些輕快動感的音樂，又或者是邀約朋友一起去健行或散步。

● 第三天：飯前做些短時間的高強度運動

二〇一四年紐西蘭的研究發現，飯前在有坡度的地面快走一分鐘，再慢慢走一分鐘，共做六組；或是快走和慢走交替，搭配阻力運動共做三十分鐘，有助改善胰島素阻抗者的血糖調控狀況；該研究的研究人員將這種運動稱之為「開胃運動」。

我建議可以在原本的運動計畫中安插一些這種短時間卻高強度的運動方式，一週安排個幾天即可，特別是在晚餐前執行。另外，也可以在沒有安排運動的日子，做這種形式的運動。

● 第四天：善用閒暇時間鍛鍊身體

看電視的時候（或廣告時間），甚至是和朋友講電話的時候，都可以做些深蹲、跨步、二頭肌彎舉、三頭肌撐體或棒式等動作鍛鍊肌肉的強度，增加它們的質量和協調性。與其靜靜的坐在書桌前看書，邊看邊騎室內腳踏車或是走跑步機是更好的選擇。請記住，多一分鐘的活動和肌力訓練都會為你帶來改變！

● 第五天：擬定鍛鍊計畫

就像你會把重要的就醫或是會議時間標註起來一樣，請你也將運動計畫標註在月曆或是行事曆上，此舉能讓你更把它們當一回事，付諸行動。今天就花個幾分鐘的時間規畫一下未來三十天的運動計畫吧！接著在規畫好哪幾天要做有氧運動、哪幾天要做肌力訓練後，如

實履行這些增進健康的約會。

● 第六天：開始記錄活動的狀態

買一個計步器、智慧手環或是利用智慧型手機追蹤你的活動狀態，除了既定的運動行程外，每天還要督促自己走一萬步。很多方式都可以增加走路的機會，例如到附近辦事時不要開車，改用走路的；去商場購物時，把車子停在離賣場入口遠一點的車位；還有不要坐電梯，多走樓梯等。一旦開始記錄活動的狀態，它就會變成一個每天非做不可的習慣，督促你多多活動！

● 第七天：好好伸展身體

做完體能訓練後，別忘了花幾分鐘的時間好好伸展全身的肌肉；伸展運動除了能增加肌肉的柔軟度外，還可以減輕運動後的肌肉痠痛，讓你繼續堅守運動計畫。

柔軟度是常被忽略的健身要素，但它卻會影響我們每天日常生活中的感受、活動和生理機能。克里夫蘭診所的網站（http://www.clevelandclinicwellness.com）有提供完整的基礎伸展操範本，或者也可以參考杰・布萊尼克（Jay Blahnik）的《打造身體柔軟力》（暫譯，*Full-Body Flexibility*）一書。

第二週：居家環境大掃除

想要淨化肝臟，乾淨的環境和飲食是首要條件，因此本週的重點將放在家中的清潔用品和食物上，力求減少這兩方面產生的毒素，營造一個更友善肝臟的居家環境。

● 第一天：整頓食物儲藏櫃

移除食物儲藏櫃中的加工食品，例如盒裝的起司通心粉、精緻白麵粉做的餅乾、垃圾食物和其他含有大量糖分的產品；成分標示的前五項原料含有不利肝臟健康的成分（任何形式的糖或糖漿，或是椰子油以外的飽和脂肪）的食品；非百分之百全穀類製的穀物產品；大幅改變食物原本型態的食品，例如低脂花生醬、奶油噴霧、無脂沙拉醬或任何含有人工甜味劑的產品；還有不含天然纖維素的餅乾零食。

● 第二天：整理冰箱內部的秩序

你不需要什麼食物都買有機的，美國環境工作小組的網站上（http://www.ewg.org）有詳細列出「十二大農藥殘留作物」和「十五大安全作物」，建議可以參考這份資料，自行決定你願意多花點錢買哪些有機作物。乳製品和肉品方面，我也建議選購有機的產品，因為有機的乳品、禽肉和放牧牛肉，能降低我們吃進不必要荷爾蒙、抗生素和細菌的機會。

把最健康的食物放在冰箱前側的顯眼位置，例如可以在冷藏櫃最上層擺上一壺由莓果、小黃瓜、柑橘片或薄荷泡製的冰茶，或是幾罐無添加人工甜味劑的風味氣泡水，它們都能減緩你在肚子不餓時想亂吃東西的衝動。隨時在冰箱裡存放一些可作為點心的新鮮切塊蔬菜（例如胡蘿蔔、甜椒、西洋芹等），旁邊也別忘了放一罐搭配食用的鷹嘴豆泥或杏仁醬。其他適合放在冰箱顯眼處的食物還有：水煮蛋、乳酪條和新鮮的綜合莓果等。

● 第三天：清除家裡有毒的清潔用品和器皿

——檢視家中的清潔用品，將含有有毒物質的產品丟棄（這類產品的包裝上通常標註有「危險」、「警告」或「小心」等字樣），並以

有機或天然萃取的清潔用品取代（選購小技巧：成分越簡單，而且你念不出名字的成分越少，毒性越低）；基本上水溶性的清潔劑對人體的傷害較低。另外，請丟棄家中用來盛裝水和食物的塑膠器皿，因為它們大多含有雙酚 A，改用玻璃和瓷製的器皿。

● 第四天：吃野生漁獲

盡可能只吃野生的鮭魚、虹鱒魚、鯰魚和其他捕撈漁獲，不要吃養殖漁產，因為有些養殖漁產會受到多氯聯苯的汙染。不過，漁獲中也有另一項常見的汙染物，就是汞。為了避免吃進過量的汞，請挑選汞含量較低的魚種食用，例如：鯷魚、鱈魚、河鱸、鮭魚、沙丁魚、蝦、比目魚、鯛魚和鱒魚。欲瞭解更多避免食入汞污染魚類的資訊，可以至自然資源保護委員會的網站 http://www.nrdc.org/health/effects/mercury/ guide.asp，查看「魚獲含汞量指南」。

● 第五天：盤點營養補充劑

把存放在藥櫃、櫥櫃和家中各處的營養補充劑通通拿出來，檢查當中是否有會對肝臟造成傷害的成分存在，諸如卡瓦胡椒、草麻黃（ephedra）、鯊魚軟骨素、美黃岑（skullcap）、小榭樹（chaparral）、育亨賓（yohimbe）和胡薄荷（pennyroyal）等，一旦發現營養補充劑含有這些成分，請將它們丟棄。當然，在檢查成分的同時，也別忘了確認保存期限，若營養補充劑已經過了使用的黃金期，請毫不猶豫的把它們丟進垃圾桶。

● 第六天：使用小尺寸的餐盤

不要用大餐盤吃飯，改用尺寸比較小的沙拉盤或是甜點盤盛裝食物，如果是用碗，則請從碗公換成比較小的湯碗或飯碗。即使換了小

餐盤後會有續盤的需求，但原則上，食量會隨著餐盤尺寸的變小，而一併縮小。為了方便評估自己吃進的食物分量是否適當，以下我列出一份以日常物品體積估量肉、魚、豆泥、乳酪和油脂分量的方法，如果有需要，也可以將這些物品帶在身上。

- 一份（八十五公克）畜肉或雞肉＝一副撲克牌的大小
- 一份（八十五公克）魚肉＝一本支票簿的大小
- 二十八公克的堅果＝一顆高爾夫球的大小
- 二十八公克的乳酪＝三顆骰子的大小
- 一湯匙油或豆泥＝一個下注籌碼的大小

● 第七天：擁抱當令蔬果

在廚房裡常備當令的香草、蔬果：冬天有奶油南瓜、地瓜和白蘿蔔；春天有朝鮮薊、蘆筍、巴西里、蕨類植物、韭、蒜和百里香；夏天有新鮮玉米、秋葵、茴香和櫛瓜；秋天則有橡實南瓜、球芽甘藍、羽衣甘藍、檸檬草和牛皮菜。

第三週：重拾良好睡眠品質

睡覺是人體充電的方式，細胞會在睡覺時更新，學習到的新知識也會在睡眠中內化到記憶裡。假如一直讓身體處於緊繃的狀態，疏於給予身心充足的休息和放鬆，最終體內分泌的壓力荷爾蒙會造成生理失能，並對健康造成巨大的傷害。因此，為了避免深受睡眠不足之害，因此本週將把重心放在重建良好的睡眠品質。

● 第一天：與家人約定固定的作息時間

和家人討論各自需要多長的睡眠時間，一起訂出一個共同的就寢

和起床時間。每到就寢時間的前三十到六十分鐘，請做一些有助睡眠的活動，例如泡個放鬆全身的澡、聽個沉澱身心的音樂或是讀一本書等等，這些活動都可以跟你的孩子一起進行。

　　為了讓全家人擁有更好的睡眠品質，請家裡的每一位成員每天都謹守共同討論出的作息時間和睡前活動。若寵物經常在夜間把你吵醒，請不要跟牠們同床共枕，訓練牠們睡在自己的睡墊上；萬一這樣的效果仍然不彰，或許就要考慮禁止牠們進入臥房和你一起睡覺。

● 第二天：打造一個舒眠的臥鋪

　　想要提升睡眠品質，最好花點心思將臥房營造出助眠的氛圍。自我評估一下房中床墊的舒適度和支撐度是否充足，好的床墊應該會讓你一覺醒來後，神清氣爽、全身舒暢，而不會有僵硬和痠痛的感覺（假如你有這種感覺，或許表示你該買個新的床墊了，因為根據美國國家睡眠基金會〔National Sleep Foundation，NSF〕的數據顯示，多數床墊的壽命只有八年左右）。

　　枕頭方面，無論喜歡的是柔軟或紮實的觸感，一旦它們的枕型變形或出現結塊、不蓬鬆的情形，就代表該換新枕頭了。床單和被毯的材質也很重要，不管是棉質、聚酯纖維、絲質、亞麻、竹、混紡或是適合冬季的法蘭絨、羊毛，請選擇你睡起來舒服的產品。

● 第三天：調暗臥房的亮度

　　因為明亮的光線會干擾身體分泌退黑激素（melatonin，它是一種助眠的荷爾蒙）的節律。二〇一一年，波士頓布萊根婦女醫院（Brigham and Women's Hospital）的研究發現，與睡前房間燈光昏暗時相比，睡前仍暴露在一般室內光時，受試者身體分泌退黑激素的時間延遲了九十分鐘。因此最好在臥室照明上下點功夫，使用多段式照

明設備，睡前幾小時就把燈光的亮度轉暗，讓它的光線不要太亮；就寢時，更要盡可能讓房內保持一片漆黑。

另外，移除臥室裡所有會產生光線的科技產品，假如鬧鐘有夜光功能，不要把它放在靠近床邊的位置，以免其光線影響睡眠，或者也可以改用「晨光鬧鐘」，該款鬧鐘會模擬陽光初升、攝入室內的光線效果，藉以將使用者從睡眠中喚醒。如果街燈或是鄰近住家的光線會照進臥房，則可以考慮加裝個遮光簾擋住睡眠時不必要的光線；如果衛浴間在臥室，睡覺時請將它的門緊閉，並在房內裝設可以短暫照明的感應式夜燈，方便在漆黑的房內行動。

● 第四天：保持舒適的臥房溫度

今天的任務是要找出一個不冷不熱，適合入眠的舒適溫度，和挑選一套舒服的睡衣。根據美國國家睡眠基金會的調查顯示，許多人都認為攝氏十八度是最舒眠的室內溫度。

睡衣的質料對睡眠也有影響，不論是棉質、絲質、緞面或低過敏性的竹製睡衣，在選購時請以它的舒適性為挑選重點。天氣比較冷的時候，可以穿保暖的法蘭絨製睡衣；不過如果你有夜間發汗或盜汗的問題，請挑選排汗性好的睡衣，這樣才能讓肌膚在睡眠時保持乾爽。

● 第五天：移除臥房內的電子產品

睡前仍捧著手機、平板或電子書閱讀器猛滑，或盯著電視看，會讓你在就寢時久久無法入眠。為什麼呢？因為這些電子產品發出的光線會抑制退黑激素的分泌。想要避免這種情況發生，最好的方法就是在睡前一到兩小時不要碰任何資訊電子產品，也就是說，這段期間內請不要收發電子郵件、不要看電視、不要讀電子書、不要使用筆電，也不要滑手機，只做一些有助放鬆身心、培養睡意的活動。倘若在睡

前一到兩小時不碰這些東西有如天方夜譚，那麼請至少謹守入夜後就不要再將這些電子產品帶入臥房的原則。

● 第六天：揪出讓你睡不好的飲食因素

找出自己吃哪些東西會影響夜間的睡眠品質，避免讓自己再誤觸失眠地雷。切記，晚上喝茶、喝咖啡、吃巧克力或是吃咖啡口味的冰淇淋、優格等，都會干擾睡眠品質，因此睡前四到六小時最好不要碰這類食物和飲品。同樣的，香菸裡的尼古丁也有提神效果，吸菸本來就對健康有害無利，該敬而遠之，但若真的有菸癮，也請至少做到晚間不吸菸，才有辦法改善睡眠品質。

另外，也別忘了酒精一開始雖然會讓你昏昏欲睡，但是在幾個小時後，這些酒精反而會讓你無法安穩入眠，因此飲酒時千萬不要貪杯。最後，有使用助眠藥的人要特別注意，泰諾 PM（Tylenol PM）這類的助眠藥含有乙醯胺酚和苯海拉明（diphenhydramine，一種具有鎮靜功能的抗組織胺劑），大量服用時，乙醯胺酚會對肝臟造成傷害，而且不管是在白天或是晚上服用這類藥物，若在服藥期間飲酒，還會加劇藥物對肝臟傷害。

● 第七天：睡前好好的放鬆自己

為了擁有好的睡眠品質，睡前可以做一些放鬆身體、沉澱心靈的活動。例如，泡熱水澡、做些伸展或瑜伽動作、聽和緩的音樂、做個芳療、看本有趣的書、深呼吸或冥想等；這些溫和的活動可以讓身心獲得徹底的放鬆，幫助你更容易進入夢鄉。

第四週：找出宣洩壓力的管道

不是生活中的壓力讓你不舒服、焦躁或是精疲力竭，而是你應對它的方式！因此，第四週的目標是要讓各位了解有哪些辨認壓力和更有效管理壓力的法寶。（請善用附錄三的「壓力追蹤紀錄表」，將對你有所幫助。）

● 第一天：調整呼吸方式

不論你相不相信，儘管呼吸是我們的本能，但許多人的呼吸方式都不正確（一般人的呼吸幅度都太過輕淺）。正確的呼吸不僅能減緩身體的緊迫感，深呼吸更是調解壓力最有效的方法之一。

深呼吸時，請先緩緩地從鼻子深吸一口氣，接著讓這股氣盈滿肺臟，再延伸到肚腹，之後再將這股氣由嘴巴慢慢呼出，呼氣之際，會感受到氧氣和二氧化碳已經在體內充分交換，而這個完整的氣體交換作用能減緩心跳和血壓，為身體帶來深層的放鬆感。

每次依照著這方式做個五到十鐘的深呼吸，每天兩到三次，能幫助你調整平時呼吸的韻律，並瞭解深呼吸的重要性——深呼吸能讓你更有效率的管理壓力和排遣壓力。

● 第二天：練習冥想

冥想擁有沉澱身心和紓緩壓力的強大力量，而且它完全不受時間和空間的限制，也不需要花任何一毛錢。四十六歲的克莉絲塔就是一個好例子，她的身、心都因為冥想受益良多。

克莉絲塔是一名家庭主婦，有兩個孩子，為了減掉她身上最後七公斤的產後贅肉，她已經有長達六個月的時間都到我的診間報到。雖然克莉絲塔不太願意承認，但是她的生活壓力確實不小：她的丈夫因為工作的關係，一週常有四到五天都必須到外地出差，所以平時她除

了要照顧兩個年幼的孩子外，還要照料與她同住又體弱多病的母親。

為了減掉產後的贅肉，克莉絲塔有特別少吃，但是她常常會因為心情不好又吃進了額外的熱量（通常是甜食），並且總是以各種藉口推託自己沒時間、也沒體力運動。的確，就某方面來看，克莉絲塔的理由合情合理，可是好歹她一週還有三天有請保母來幫忙帶小孩，而且她家裡也有完備的健身器材。

有鑑於克莉絲塔在減肥上面臨的最大阻礙是壓力管理，我建議她去跟一位正念專家談談，經過多次鼓勵後，她也終於答應去試試看。與這位正念專家談過後，克莉絲塔開始每天做三次引導意象式的冥想運動，同時還搭配呼吸運動。做了幾個月的冥想運動後，克莉絲塔便又開始做鍛鍊體能的運動，此時她的飲食習慣和分量控制技巧也大為改善。那時候我問克莉絲塔，為什麼她會出現這麼大的轉變，她說這都多虧冥想運動的幫忙，讓她得以打開心胸，看清自己必須為減肥付出的努力。就克莉絲塔的例子來看，冥想是幫助她瞭解自己一直瘦不下來的原因，讓她明白過去自己並未好好的為減肥展開實際行動。

以下是一套入門版的冥想技巧，每天做兩到三次，有助你保持身心的專注力和平靜：

（一）找一個安靜、沒人打擾的地方（一間房間，或是一間房間的角落也可以）獨處。

（二）坐在椅子上或直接盤腿席地而坐，腰背打直，雙手放在膝上或是大腿上，閉上雙眼。

（三）透過基礎的正念冥想開始沉澱你的心靈，把注意力集中在呼吸上，當思緒竄入腦中時，請不要加以評斷或是解讀它們，就讓它們如漂浮在流水上的落葉般，自由在腦海中飄移，把全副心神重新放回呼吸的韻律上。

● 第三天：走向大自然

　　除了既定的運動計畫外，閒暇時也請到綠意盎然的地方走走，例如公園、森林或鄉間小路，也有助於紓緩壓力。這能讓你的視野更開闊，對外界的感受更為敏銳，因為途中你會：觀察到四周花花草草和野生動物的百態；傾聽到鳥兒啁啾和樹梢隨風起舞的沙沙聲；嗅聞到沿途玫瑰、紫丁香和金銀花散發出的芬芳；以及感受到陽光輻射出的溫暖熱度，和微風輕觸肌膚的沁涼舒適。徜徉於大自然能帶走每天的煩惱，讓心靈回歸平靜。就算是嚴寒的冬季，也可以在附近的街區走走，欣賞燈光錯落的冬季夜景。

● 第四天：午休時間利用想像力放鬆一下

　　繁忙的上班日，可利用引導意象式冥想快速放鬆身心，這十分鐘的冥想運動將使你忙了一上午的心靈變得比較平靜。步驟如下：

（一）在安靜的空間裡找一張舒適的椅子，隨意地坐下。

（二）閉上雙眼，慢而深的呼吸，同時在腦海中想像最能讓你放鬆的地方，可以是緊鄰熱帶島嶼的澄澈湛藍海洋，也可以是登頂後的壯麗開闊山景。

（三）當腦中清晰浮現讓你放鬆的場景後，請試著喚回你的感官，去想像在那個地方你會看到什麼事物、聽到什麼聲音、聞到什麼氣味，還有那裡的空氣又會讓你的肌膚體會到什麼樣的感受。盡情沉浸在你所想像的感官當中，暫時拋開現實的紛擾，好好享受這名副其實的短暫神遊。

● 第五天：建立一套排遣壓力的作戰守則

　　列出一份幫助你紓緩壓力的對策，例如：寫日誌、聽撫慰人心的音樂、打電話給老朋友、做些進階版的肌肉放鬆運動等。把這份作戰

守則貼在冰箱上，如此一來下一次壓力破表、準備打開冰箱大吃一頓發洩時，就可以轉而從中挑出一項對策，以健康的方式處理壓力。

● **第六天：找一個真心喜愛的嗜好**

打毛線、畫畫、攝影、烹飪或是任何你有興趣的活動都可以，只要在做這項活動時能全心投入，投入到不知道時間的流逝，那麼這項嗜好自然而然就有助排遣壓力、放鬆身心。更重要的是，從事喜歡的活動還可以讓你得到精神上的回饋，進而使心靈獲得寧靜和滿足。不過，找到能對你產生這種影響力的活動後，也別忘了定期花時間投入其中，讓它實質地對你發揮紓解壓力的功效。

● **第七天：選定一個可靠的夥伴**

在改變生活習慣的時候，如果身邊有一個值得信賴且無條件支持你的親朋好友，不但能減輕你的心理壓力，還能讓你更有動力朝健康的目標邁進。

這個夥伴最好和你互動緊密，能在生活中扮演你的啦啦隊，激勵你繼續朝對的方向前進，並督促你為自己的行為負責。假如這個人還跟你一樣也想變得更健康，那麼或許他就是你萬中選一的絕佳拍檔，和他一起努力變健康吧！

二〇一二年，密西根大學的研究發現，在做棒式運動時相較於那些獨自進行的學員，有夥伴從旁實質陪伴的學員，不論是在努力度和持久度方面都比較好。萬一在現實生活中找不到適合的夥伴，也可以在健康社群網路上尋找同好，或是直接向線上的健身教練發出求援，他們同樣也能激勵你達成這些成果。

透過這樣按部就班的計畫，你可以一週一週、一天一天的慢慢提

升自己的生活習慣，並讓每一步邁向健康的步伐走得更穩健、更有條不紊。另外，所有的計畫都應該至少在執行的前一天規畫完畢，如此才可以每天持之以恆的按表操課，一點一滴的進步，並從實做中獲得正向的回饋。健康不是一蹴即成，但只要願意天天堅持做對的事，終有一天定會養成良好的生活習慣，而這些習慣則會進一步提升肝臟和整體身心健康，讓你精力豐沛，並且更有動力長期堅守這個養肝行動，加油！

第十二章 改善脂肪肝的非飲食療法

　　幾年前，五十九歲的電腦工程師吉姆，因為肚子不舒服來到克里夫蘭診所做檢查。當時他的肝指數已經異常好多年了，BMI 指數也高達四十五，屬於病態性肥胖；以上的種種原因導致他出現了脂肪肝。不僅如此，腹部超音波的影像顯示，他還有肝硬化現象：肝臟的質地不再光滑，變得粗糙不平。

　　不幸中的大幸是，雖然吉姆已出現肝硬化，但卻沒有出現腹水（液體累積在腹部）、消化道出血或是神智渾沌（毒素累積在體內所造成，醫學上稱之為肝性腦病變）等常見的併發狀況。

　　依照吉姆當時的情況來看，即便他的肝臟已經出現不小的損傷，但它似乎仍奮力的盡忠職守，用尚能運作的正常細胞去彌補受損細胞所無法執行的任務。然而，假如此時吉姆再不採取積極的行動去改善肝臟的狀況，他的病情極有可能會繼續惡化，朝著肝衰竭或者是必須肝臟移植的方向推進。好險身為兩個孩子的爸的吉姆，在得知自己的狀況後，展現出積極改善健康的意願，因為他還想要陪著未來的孫子們一起遊戲、成長。吉姆展開的第一項行動，就是接受胃繞道手術（bypass surgery），手術後三個月，他的體重就掉了二十公斤。

　　吉姆的體重獲得大幅改善後，他先前偏高的血壓也回歸到了正常值，甚至就連手術前必須定期服用的降血壓藥，也可以停止用藥。手術後六個月和一年後，吉姆又分別來診所做了兩次追蹤檢查，這兩次的檢查都顯示他的肝指數恢復到了正常值。之後到了手術完成兩週年之際，吉姆回診追蹤時，我們為他做了肝臟切片，切片報告發現他的肝硬化狀況已經好轉為比較輕微的第三期，雖然第三期的肝硬化對健

康仍有威脅，但至少從這個結果來看，吉姆的整體健康是朝對的方向推進。

　　不過，吉姆的案例算是比較特殊的個案，因為一般來說，治療非酒精性脂肪肝時，通常不會動用到藥物或是手術。**基本上，大部分的人都可以透過調整生活習慣，例如改善飲食、多運動和減肥來擺脫非酒精性脂肪肝**。可是倘若改變生活習慣的效果不彰，那麼或許就有必要跟吉姆一樣，採取更強烈的手段來達到目的。

藥物治療

　　事實上，目前並沒有任何研究證實，有哪些特定藥物能有效治療非酒精性脂肪肝和非酒精性脂肪性肝炎。但就部分研究的成果來看，還是有某些藥物能幫助難以單靠改變生活習慣或減肥來改善病況的非酒精性脂肪性肝炎患者，獲得更好的健康狀態。

● 胰島素增敏劑（insulin-sensitizing agent）和降血脂藥物

　　對有非酒精性脂肪肝，同時又患有糖尿病或出現膽固醇異常的人來說，胰島素增敏劑和降血脂藥物或許能輔助他們緩解病況。我們在前面就已經說過，胰島素阻抗和代謝症候群常常跟非酒精性脂肪肝和非酒精性脂肪性肝炎脫不了關係，所以具有降血糖功效的胰島素增敏劑（例如二甲雙胍〔metformin〕、匹格列酮〔pioglitazone〕和羅格列酮〔rosiglitazone〕）確實能夠改善脂肪肝的狀況。

　　二〇〇五年義大利的研究以無糖尿病的非酒精性脂肪肝患者為受試者，將他們分為三組，分別給予三種不同的介入方式：一組為每天給予兩公克的二甲雙胍，一組為每天給予八百國際單位的維生素 E，最後一組則採取減肥飲食。進行十二個月的實驗後，三組受試者的天

門冬胺酸轉胺酶（AST）數值都改善了，體重也都下降了；只不過二甲雙胍組的成果最為顯著，這組的受試者不僅有五十六％的人丙胺酸轉胺酶（ALT）回歸正常，部分組員的肝臟切片也顯示他們脂肪肝和肝纖維化的狀況顯著降低。由於大多數沒有糖尿病的非酒精性脂肪性肝炎病人，都有血糖偏高（胰島素阻抗）的狀況，因此二甲雙胍也能降低他們發展為糖尿病的風險。儘管如此，其他研究卻沒發現二甲雙胍對非酒精性脂肪肝和非酒精性脂肪性肝炎的病人，有哪方面顯著的幫助，故目前學界對這方面的理論仍未有定論。

除了剛剛說得幾種胰島素增敏劑外，臨床上認為另一類噻唑烷二酮類（thiazolidinediones，TZDs）的胰島素增敏劑對非酒精性脂肪性肝炎的治療非常有幫助，它的成分同時含有匹格列酮和羅格列酮。不過，噻唑烷二酮類似乎對改善肝臟脂肪浸潤現象（也就是脂肪肝）的功效特別顯著，對改善肝細胞發炎、空泡性病變（ballooning）和纖維化的功效則沒那麼突出。

可惜的是，噻唑烷二酮類藥物對患者沒辦法造成永久性的影響，只要一停藥，他們肝臟就又會漸漸出現狀況，所以想要保有該類藥物對肝臟的正面幫助，一般都需要長期服藥。這一點讓人相當不放心，因為長期服用羅格列酮恐怕會產生安全上的疑慮，衍生諸如心血管疾病、鬱血性心衰竭（congestive heart failure）、膀胱癌和骨質流失等健康問題；正因為羅格列酮對心臟的風險如此大，歐洲目前已經禁賣羅格列酮，美國也將之列為高度管制的藥物。

最近，學者還發現了另一種治療第二型糖尿病的藥物利拉魯肽（liraglutide），也有助於管理非酒精性脂肪性肝炎的病情。就理論來看，這款長效的胰島素藥物確實有辦法透過改善胰島素阻抗，來減少脂肪在肝臟堆積的狀況和肝指數的數值，現在也有一些證據支持它。

二〇一五年，英國在好幾個不同的地方做了利拉魯肽的研究，他

們發現每天給予過重的非酒精性脂肪性肝炎病人一・八毫克的利拉魯肽（以注射的方式投藥），連續四十八週，有三十九％患者的非酒精性脂肪性肝炎都好轉了，但安慰劑組卻只有九％的人有所改善。

無獨有偶，二○一五年，日本研究人員在先導型研究（pilot study）中，給予歷經了二十四週生活習慣調整，卻無法改善血糖和丙胺酸轉胺脢（ALT）數值的病人利拉魯肽；這些病人吃了二十四週的利拉魯肽後，在 BMI 指數、腹部脂肪含量、肝指數和血糖方面都獲得了顯著的改善。在這兩項研究當中，病人對利拉魯肽的適應性都不錯，也顯示它的安全性和功效性值得信賴。只不過，儘管這些研究的成果振奮人心，但單憑它們還不足以確立利拉魯肽對脂肪肝的效用，若想要將利拉魯肽廣泛應用在脂肪肝上，還有賴更多的研究證據支持。

● 史他汀類藥物

許多小型的研究初步認為，主要用來治療膽固醇異常的史他汀類藥物，或許具有降低非酒精性脂肪肝和非酒精性脂肪性肝炎病人的肝指數，和改善他們肝組織外觀的功效。

二○一一年日本的研究發現，若每天給予膽固醇異常的非酒精性脂肪性肝炎病人史他汀類藥物，他們的肝指數和血脂狀況都能在一年後獲得顯著改善。近期，廣島大學（Hiroshima University）在二○一四年的研究中，則以比較舊型的降膽固醇藥物普魯布考（probucol，它是一種強效的抗氧化劑）來治療膽固醇過高的非酒精性脂肪性肝炎病患；結果發現，每天服用五百毫克普魯布考，連續四十八週後，他們的肝指數、總膽固醇含量和胰島素阻抗狀況皆下降，就連他們非酒精性脂肪肝和肝臟纖維化的程度也獲得了改善。

● 抗氧化劑

氧化壓力過高（係由體內的自由基含量過高，身體來不及清除，所造成的失衡狀況）本來就會導致肝臟受損，並加重非酒精性脂肪性肝炎的病情，所以使用抗氧化劑治療非酒精性脂肪性肝炎並不奇怪。

● 維生素 E

二〇一〇年《新英格蘭醫學期刊》刊登了一篇大型臨床試驗的研究成果；研究人員發現，每天給予非酒精性脂肪性肝炎的病人八百國際單位的維生素 E，連續九十六週後，他們的健康狀況與安慰劑組相比，獲得顯著改善，包括肝臟脂肪含量降低、發炎狀況減輕和肝指數數值下降等。

不過維生素 E 有一項很大的健康疑慮，那就是有部分研究發現，高劑量的服用維生素 E 竟可能增加服用者整體的死亡率。儘管如此，由於維生素 E 對減緩肝臟脂肪堆積、發炎和空泡性病變的效果頗佳，甚至還可以反轉非酒精性脂肪性肝炎，所以一般臨床上經由切片檢查確認病人有非酒精性脂肪性肝炎且沒有糖尿病後，醫師都會先投予他們每天八百國際單位的維生素 E。

五十五歲的保羅就是因維生素 E 重拾肝臟健康的例子，他因為脂肪肝的問題被轉介給漢諾納醫師。保羅的健康狀態一直不錯，但三個月前他開始出現頭痛的問題後，才讓他興起去看醫生的念頭。保羅是一名已婚的呼吸治療師，育有兩名年幼的孩子，有高血壓，BMI 指數高達三十八，還是典型的腹部肥胖。我們為保羅做的初步血液檢測報告顯示：他的禁食血糖正常；三酸甘油酯為 220 mg / dL，稍高；HDL 膽固醇（好的膽固醇）的濃度過低，只有 25 mg / dL。

進一步的血液檢測則發現，保羅的肝指數過高：天門冬胺酸轉胺酶（AST）為一一〇單位 / 公升（正常上限是四十單位 / 公升），丙

胺酸轉胺酶（ALT）則為一四五單位／公升（正常上限是五十六單位／公升）。飲酒方面，保羅只會偶爾小酌一番；而 B 型和 C 型肝炎方面，篩檢的結果皆呈現陰性。腹部超音波的影像顯示保羅有脂肪肝，所以醫師為他做了肝臟切片，檢驗報告指出他有三十五％的肝臟都被脂肪佔據，且合併發炎和第一期纖維化的狀況。

醫師要保羅將減肥視為改善肝臟健康的第一要務，建議他透過調整飲食和運動設立一套嚴謹的減肥計畫。不過由於保羅的肝臟狀況需要更即時的介入，以避免損傷繼續蔓延，所以醫師在他進行減肥計畫的同時，也為他開立了每天八百國際單位維生素 E 的處方，而且開藥時醫師一併告知保羅，大量服用維生素 E 可能增加的健康風險（諸如心肌梗塞、中風和攝護腺癌等）。經過一年的努力，保羅靠著減肥計畫順利的瘦了十一公斤，肝指數也回歸正常值，而有鑑於長期服用維生素 E 可能對其他方面的健康造成風險，因此從那時候開始他就沒有再服用維生素 E 了。

● 輔酶 Q10

輔酶 Q10 又叫做「泛醌」（ubiquinone），是另一種強大的抗氧化劑，功用和維生素類似。在體內，輔酶 Q10 可以協助細胞將食物轉化為可利用的能量。另外，最近的研究也發現輔酶 Q10 或許具有反轉非酒精性脂肪肝的能力。

二○一五年，伊朗的研究人員以四十一名患有非酒精性脂肪肝的男女作為受試者，每天給予他們一百毫克的輔酶 Q10，連續十二週；結果發現，他們的肝指數、肝臟發炎和脂肪堆積狀況都改善了。甚至還有另一項伊朗的研究發現，只要連續四週，每天給予非酒精性脂肪肝的病人一百毫克的輔酶 Q10，即可顯著地降低天門冬胺酸轉胺酶（AST）的數值。

● 新藥物

在此同時，學界也開始重視非酒精性脂肪肝藥物的研發，為此，美國食品和藥物管理局已經建立了快速追蹤的系統，以增進治療非酒精性脂肪肝和非酒精性脂肪性肝炎的新藥開發速度。近期已經有不少研究發現，抗發炎藥物配妥西菲林（pentoxifylline）應用在非酒精性脂肪性肝炎的病患身上時，不但能使他們的體重減輕、肝功能變好，還能降低肝臟脂肪堆積和發炎的狀況。除此之外，最近還有一項研究發現，奧貝膽酸（obeticholic acid）這種原本用於改善膽汁分泌狀況的藥物，竟然也能對非酒精性脂肪性肝炎的病人產生幫助，只不過長期使用這款藥物是否對人體安全無虞，仍有待進一步的探討。我想，隨著現在越來越多研究開始探討非酒精性脂肪肝這個領域，未來我們必定有望開發出其他新療法，對抗這種可能危及性命的疾病。

減肥手術

萬一調整生活作息、減肥和藥物都無法扭轉非酒精性脂肪性肝炎對肝臟造成的傷害，那麼或許這些人就該像吉姆一樣，考慮以減肥手術改善整體的狀況。雖然目前尚未有任何研究證實可調式胃束帶手術（adjustable gastric banding）或胃繞道手術（Rouxen-Y gastric bypass）具有改善非酒精性脂肪肝和非酒精性脂肪性肝炎之功效，但是臨床上卻有不少實例支持這些減肥手術對肝臟健康的正面成效。好幾項研究都曾以重度肥胖的病人做為受試者，比較他們做減肥手術前後的肝臟狀況。

二〇〇五年，法國的研究以九百八十一名重度肥胖的肝纖維化和非酒精性脂肪性肝炎患者為研究對象，檢視減肥手術對他們肝臟健康的影響；研究人員發現，手術五年後這些受試者的脂肪肝盛行率、病

況和肝臟空泡化的現象都獲得顯著改善，絕大部分病人的肝臟狀況都減輕至輕度的非酒精性脂肪肝。

　　另一項二〇一五年的法國研究則發現，病態性肥胖的非酒精性脂肪性肝炎患者接受了減肥手術之後，不僅體重大幅降低，而且他們的肝指數和胰島素阻抗狀況也有了長足的進步；手術後一年，肝纖維化的病人減少了三十四％，更有八十五％的病人徹底擺脫了非酒精性脂肪性肝炎。

治療其他肝臟疾病的方法

　　由於每一種肝臟疾病的成因都不一樣，因此治療的方式當然也會有所不同。現在 C 型肝炎已經可以在短短八到十二週內治癒，這全多虧美國境內的五款認證藥物（缺點是這些藥物通常非常昂貴）。酒精性肝臟疾病的治療方式，則偏重於戒酒，讓肝臟得以自行再生和復原，酒精性肝炎和酒精性脂肪肝都是以此原則治療。原發性膽汁性膽管炎的治療目標則是放在：減緩病情惡化的速度、緩解症狀（例如搔癢）和預防併發症，一般都是使用膽烷酸（ursodiol）這類的藥物提升肝臟的運作能力。

　　另一方面，血色素沉著症（一種肝臟囤積過多鐵質的先天性疾病）的治療重點是要降低患者肝臟的鐵含量；常見的療法有放血法（phlebotomy，以類似捐血的方式移除血液中過多的鐵質）和螯合療法（chelation therapy，利用藥物和鐵質螯合，讓過多的鐵質可以由尿液或糞便排出）。同樣地，威爾森氏症的治療重點則著重在降低患者體內過量的銅，通常是透過青黴胺（penicillamine）、三乙烯四胺（trientine）和乙酸鋅（zinc acetate）等藥物來達成這個目的。

肝臟移植的真相

我們永遠都要記得肝臟是一個非常有彈性的器官，就算肝細胞受損，它也能靠自己的再生力量，將肝臟重建回原本的大小。然而，一旦肝臟因為某些疾病受到極度嚴重的傷害時，它就不再擁有再生能力，無法自療癒，此時患者就只能仰賴肝臟移植一途來保命。

有肝硬化的病人不見得就需要肝臟移植，部分肝硬化的病人並沒有任何併發症，肝臟的功能也沒有到達完全停工的地步。事實上，許多肝臟疾病即便在出現併發症後，也能透過積極的介入獲得改善。例如酒精性肝病患者的肝功能下降、黃疸和其他症狀，大部分都可以透過長期的戒酒得到解決。這就是為什麼有些肝臟嚴重受損者的移植申請會被推遲或駁回的原因，因為院方可能評估病人的狀況仍可靠藥物治療控制（像是 B 型肝炎能以口服抗病毒劑控制，免疫性肝炎能以皮質類固醇藥物控制）。

不過，當肝硬化的病情和併發症發展到末期肝病的程度時，病人就該和醫師認真討論肝臟移植的事了。假如非酒精性脂肪肝和非酒精性脂肪性肝炎發展成肝硬化，並且出現腹水、肝性腦病變、靜脈曲張出血（腫脹的靜脈破造成的出血）或是肝功能嚴重失能等併發症，就差不多要考慮移植的事宜。好消息是，肝臟移植後的一年存活率高達九成以上，五年存活率也超過七成；這樣的數據非常耀眼，反之，若末期肝病的患者如果沒接受肝臟移植，死亡率近乎百分之百。

接受肝臟移植後，患者的餘生都必須服用抗排斥藥物，遺憾的是，這些藥物並非沒有副作用。「他克莫司」（tacrolimus）是最常見的抗排斥藥物，此種藥物會對腎臟造成毒性，所以服用此藥的患者必須密切監控腎功能的狀態。另外，他克莫司還會增加患者得到糖尿病的風險，故也必須密切監控血糖的狀況。環孢靈（cyclosporine）是另

一款常見的抗排斥藥物，它則會增加肝臟移植者出現高血壓的風險。

除此之外，所有的抗排斥藥物都會抑制免疫系統，導致移植者在術後受到感染的機會大增，因此為了降低這方面的風險，移植者通常必須終生服用預防性的抗生素，如 Bactrim（注：這是一款磺胺類抗生素）。但是這些投藥並無法完全驅除移植者感染的風險，他們仍然很容易受到其他病毒或是真菌的感染，所以移植者一定要定期接種流感疫苗和肺炎疫苗。明白移植者術後會面臨多少潛在的長期風險後，也不難理解為什麼每一位肝臟移植者術後一生都必須定期向醫師報到追蹤，密切監控身體的狀況了。

還有一項事實也需要了解，即：等待肝臟移植的時間大多很漫長，不是你想要就馬上有合適的肝臟可以移植的。更重要的是，不是每一個肝硬化病人的移植優先順序都一樣；病態性肥胖或有太多糖尿病和心血管疾病併發症的肝硬化病人，由於移植的風險太大，很可能會無法順利排上優先移植的名單。

知道有這麼多人正在積極的開發更有效的非酒精性脂肪肝、非酒精性脂肪性肝炎和其他肝臟疾病的治療方式，儘管很令人安心，但是最好還是從現在開始保護肝臟的健康，盡可能不要讓它受到嚴重的傷害。縱使你已經有肝臟疾病，也不必灰心，仍然可以採取行動扭轉它進展的方向（或至少中止它繼續惡化），改善肝臟的健康狀況。所以絕對不要坐以待斃，主動積極地正面迎戰吧！我們每一個人都應該努力提升自己的飲食和運動習慣、更有效率的管理自己的體重，並且避免讓自己暴露在有毒的環境裡，因為現代的生活方式把我們全籠罩在非酒精性脂肪肝和非酒精性脂肪性肝炎的風險之中。養肝，絕對是一件攸關生死的大事，畢竟我們的身體是否能正常運作，確實和肝臟的健康狀態關係密切。

【結語】
肝臟，是生命的泉源

人生值得享受嗎？這全取決於肝臟。

——美國心理學家和哲學家
威廉‧詹姆士（William James）

　　我們誠摯地希望看到這裡，各位已經打從心底對肝臟產生一股不同於以往的敬意，我們希望這本書能激發你立刻展開行動，開始給予肝臟適當的關注和呵護，讓它得以長保健康和活力，並將這股健康和活力同步回饋到整體健康！就如你在本書中所了解的，肝臟就猶如躲在幕後的魔術師，雖然沉默無聲，卻擁有掌控全局的強大力量；肝臟對人體的運作至關重要，我們體內有多達三百多項的生理機能都少不了肝臟的參與，包括：新陳代謝、排毒作用、消化吸收等不勝枚舉。只不過，在忙碌、嘈雜的生活中，我們常常都會忘了關心總是二十四小時盡忠職守的肝臟。

　　就某種程度來說，人類是一種感官動物，也就是說我們對可以看到、觸碰到或可以實質感受到的事物比較有感，或許這也是為什麼大部分的人不太會去關注肝臟的原因。然而，不管你是否明白肝臟對人體的重要性，肝臟一直都為你做了很多事：每一個想要活得健康、有活力的人，都必須仰賴肝臟的無私付出；可是要讓肝臟游刃有餘的完成這些任務，絕不是單靠它孤軍奮戰就好，我們也必須善盡該盡的義務。假如你的體脂肪過高、飲食中充滿垃圾食物、老是窩在沙發上不

活動、飲用過量酒精或是老是做一些有害健康的事，那麼就很可能害得肝臟被脂肪包圍，拖垮肝臟的運作效率。被脂肪包圍的肝臟就像是一塊佈滿灰白大理石斑紋的醜陋肉塊，更嚴重者還會像是一塊腐肉。我想，不論是在超市或是餐廳裡，你都不會想要花錢買一塊這種賣相的肉排，所以到底有什麼理由要讓身體裡如此重要的器官置身於這副德性的風險中？千萬不要！

趁著我們的肝臟還沒出現問題前，趕緊對它付出關心和尊重，主動給予肝臟關懷的方法並不如想像中的困難！先從簡單好達成的目標著手，一天天逐步地調整生活習慣，就能慢慢建立有益肝臟健康的生活態度和行為。

一開始，可以盡可能在飲食中多攝取一些色彩豐富的天然食物，比方說水果、蔬菜、堅果和種子等。接著，開始動手把飲食中有害健康的食物換成有益健康的選項，例如精緻穀類換成全穀類產品，劣質的油脂換成優質的油脂；假如習慣每晚小酌個一、兩杯紅酒放鬆身心，以茶代酒是更好的選擇，一或兩杯的無咖啡因熱茶亦能撫平一整天緊繃的神經。改善飲食之餘，也別忘了提醒自己多活動：你不必去跑馬拉松，只要努力讓自己今天的活動量比昨天多，並且每天持之以恆，用心去完成每一分鐘、每一個動作和每一個呼吸的過程，即可以讓身體擁有更好的狀態。最後，每天還要記得撥點兒時間好好深呼吸，定期紓解心理的壓力，才不會讓心中的鬱悶對肝臟造成傷害。

只要願意改變飲食，就能守護肝臟

依我和漢諾納醫師的經驗，只要患者願意按照本書的方式改善生活習慣，每一週他們都可以從中獲取一定程度的進步，舉凡是生活環境中的有毒物質或是得到重大疾病（例如非酒精性脂肪性肝炎）的風

險，皆可因此降低，使健康狀態一天比一天更好。患者的健康狀態是否提升，並非我們空口白說，而是依據他們在血液檢測和體重秤量呈現出的客觀數值，以及患者的主觀感受和整體表現來評估；你不用羨慕本書患者所獲得的成果，因為你也具備改變自己生活習慣的能力，能夠守護肝臟的健康，讓它以最佳的狀態執行生理功能。

改善飲食品質、增加活動量、瘦身減肥、戒菸和減少暴露在有毒化學物質之中，或多或少都會為肝臟的健康帶來正面的幫助，而這股正面能量也會全面影響身上的其他器官。沒錯，你的心臟、肺臟、消化系統、大腦和其他部位都會因此受惠，但它們的狀態能夠提升，不單純是直接受惠於生活習慣的改變，還有一部分是因為肝臟的狀態與大腦、心臟、肺臟、消化系統和腎臟功能的運作性能息息相關。因此，透過改善生活習慣，絕對可以為自己的身心健康創造出一連串的正面效益，不僅如此，就長遠來看，也會因為良好的生活習慣活得更健康、更有活力和更長壽。

若要追本溯源，探究守護肝臟的根本，我想你肯定就是那個責無旁貸之人，而我們這些醫療人員，充其量只能在一旁扮演協助、敦促的角色。假如你認為肝臟是守護健康的天使，你大概會竭盡所能的讓它持續發光發熱，使它得以繼續庇蔭你的健康。

請將這一場護肝計畫視為是一張讓自己活得更長久、更精力豐沛的入場券；將它視為是一份提升未來生活品質的投資，因為擁有健康的肝臟，也就同時擁有了更強健的人生。一旦心中有了這個概念，便會積極的從生活的各個面向改善生活習慣，並將這些好習慣內化為你生活中的一部分。俗話說「坐而言，不如起而行」，所以就從今天起付諸實行，讓自己變得更快樂、更健康吧！在這條路上你不會孤單，因為我們會在一旁持續為你加油打氣，陪著你一起向前邁進！

保肝降脂食譜

　　為了方便大家應用，每一道料理的菜名後方，我們皆依照它們的屬性標註。標註 A 者，表示它屬於第九章的「大眾版」養肝飲食；標註 B 者，則表示它屬於第十章的「瘦身版」養肝飲食。

早餐

綠野仙蹤冰沙 ᴬ

　　用這杯冰沙開啟美好的一天吧！它富含蔬果以及有益肝臟健康的大麻籽和螺旋藻，也非常適合做為午後提振精神的飲品哦！

材料（4 人份）

羽衣甘藍......1 杯（剁碎）　　　　大麻籽......1 茶匙

蘿蔓生菜......1 杯（剁碎）　　　　螺旋藻......1 茶匙

綠色的無籽葡萄......1 杯　　　　　椰子水......1/2 杯

巴特利西洋梨......1 顆（去梗去核）　冰塊......2 杯

柳丁......1 顆（去皮）

香蕉......1 根（去皮）

作法

1. 把所有材料放入食物調理機，以低速攪拌 15 秒。

2. 接著把攪拌速度調為中速，再漸漸調至高速。

3. 待所有材料均勻混合後，即可享用。

精力蔬果奶昔 ^A

你可能常常用酪梨做沙拉或是酪梨醬，但你知道嗎？其實酪梨綿密滑順的質地和蔬果拌在一起也十分美味，且絕對能讓你早餐吃得飽足感十足。

材料（1 人份）

冷凍香蕉（切塊）......1 根（切塊）　　　熟透的酪梨......1/2 顆

原味低脂優格......1/2 杯　　　無糖杏仁漿......1/2 杯

藍莓......1/2 杯

羽衣甘藍（切碎）......1 杯（剁碎）

作法

把所有材料放入食物調埋機，以高速攪拌至喜好的濃稠度，即可享用（不宜久置，建議立即飲用）。

熱帶風情燕麥粥 ^A

這道以全穀類燕麥片做為主食的早餐，不僅富含具有飽足感的膳食纖維，還可以讓你一早就獲取滿滿的營養，充滿活力的度過整個早晨。此外，搭配帶有熱帶風情的酸甜芒果和清甜椰肉果乾，喝下一碗彷彿置身於小島度假的悠閒氛圍。

材料（1 人份）

無糖杏仁漿......1 杯　　　核桃碎粒......2 湯匙

全穀類燕麥片......1/2 杯　　　無糖椰肉片......1 湯匙

芒果塊......1/2 杯

作法

1. 將杏仁漿和燕麥片倒入一只可微波的小碗。
2. 以大火微波 6 分鐘後，取出攪拌，靜置 2 分鐘。
3. 放上芒果塊、核桃碎料和椰肉片點綴，即可享用。

常備燕麥粥 A

　　如果你發現經常沒時間吃早餐，那麼這份簡單的早餐就是為你量身訂做的。只需一個密封罐，再把前一晚所有的材料都裝入，放入冰箱，隔天早上出門前就可以直接取出，放到包包裡帶去公司享用了。

材料（1 人份）

燕麥片......1/2 杯　　　　　　　　杏仁醬......2 湯匙

無糖杏仁漿......1 杯　　　　　　　蜂蜜......1 湯匙

作法

1. 取一只中型密封罐，把所有材料倒入，拌勻後密封。
2. 放入冰箱冷藏一夜，隔天早上即可直接享用；若想熱食，也可稍微微波加熱。

櫛瓜馬芬 A

　　利用週末有空的時候多做一點，一半與親朋好友一起享用，另一半則可以用夾鏈袋個別分裝，放入冷凍櫃保存，做為取代早餐糕點的健康選擇。

材料（12 人份）

噴霧式椰子油......適量　　　海鹽......1/2 茶匙

核桃或胡桃......1 杯　　　　天然香草精......1 茶匙

杏仁粉......2 杯　　　　　　櫛瓜......2 根大型或 3 根中型（刨成絲）

香果粉......1 又 1/4 茶匙　　雞蛋......4 顆

肉荳蔻粉......1 茶匙　　　　蘋果醬......1/3 杯

肉桂粉......1 茶匙　　　　　特級初榨椰子油......1/4 杯（請先加熱融

小蘇打......1 又 1/4 茶匙　　成液態）

作法

1. 烤箱預熱至 180°C，並在 12 連馬芬烤模上，噴上一層椰子油。

2. 利用食物調理機把核桃或胡桃研磨成粗粒大小。

3. 取一只小碗，將磨好的堅果碎粒、杏仁粉、香料、小蘇打和鹽混勻。

4. 另取一只大碗，把香草精、櫛瓜絲、蛋、蘋果醬和椰子油全部倒入，
   待拌勻後，再把步驟 ❸ 的乾料倒入，充分攪拌均勻。

5. 平均地把調勻的蛋糕糊填入烤模中，烘烤 30 分鐘，即可享用，最多
   可冷藏保存 5 天（欲確認蛋糕是否有熟透，可以用刀子或是竹籤插入
   蛋糕體中心，若抽出後的刀身或竹籤沒有任何麵糊沾黏，即表示蛋糕
   已熟透）。

無派皮韭香番茄鹹派 B

　　近年來，雞蛋一直背負汙名，但其實它不僅是優質的蛋白質來源，
更含有豐富的必需維生素和礦物質。這一道蘊含傳統風味的美味早餐，
就是把吸附濃郁蛋汁的蔬菜放入烤箱中烘烤，相當美味。

材料（6 人份）

噴霧式料理油......適量（避免成品沾黏烤模用）

羽衣甘藍......60 公克（冷凍的）或 2 杯（新鮮的）

雞蛋......2 大顆

蛋白......3 大顆

韭菜碎末......1/4 杯

風乾蕃茄碎末......1/4 杯

黃甜椒碎末......1/4 杯（去籽）

作法

1. 烤箱預熱至 180℃，在 6 連馬芬烤模裡放上杯狀蛋糕襯紙，並在襯紙內側噴上防沾黏的料理油。

2. 如果使用冷凍的羽衣甘藍，先用微波爐大火微波 2 分半，並瀝掉解凍後流出的多餘水分。

3. 取一只大碗，把雞蛋、蛋白、韭菜、番茄乾、羽衣甘藍和甜椒全部倒入後拌勻。

4. 把混勻的材料平均地填入烤模上的蛋糕杯中，烘烤 20 分鐘（或是刀子插入蛋糕體中心完全無麵糊沾黏時），即可享用。

小叮嚀 成品冷藏數天仍可保有良好的風味，但不適合冷凍保存。

青蔬藜麥焗烤鹹派 B

屬於古老穀物一員的藜麥，在這道充滿奶蛋香氣的佳餚中扮演著畫龍點睛的角色，讓整道菜的蛋白質含量，更為豐富多元。

材料（6 人份）

噴霧式料理油......適量（避免沾黏用）

洗淨的生藜麥......1/2 杯

橄欖油......2 湯匙

洋蔥......1 顆（切細絲）

洗淨的菠菜葉......4 杯（撕碎或切碎）

大蒜......1 瓣（切末）

青蔥......1/2 根（切碎）

海鹽和現磨黑胡椒......適量

低脂切達乳酪絲......1/2 杯

帕瑪森乳酪粉......1/2 杯

雞蛋......2 大顆

蛋白......4 大顆

作法

1. 烤箱預熱至 200℃，在 6 連馬芬烤模裡放上杯狀蛋糕襯紙，並在襯紙內側噴上防沾黏的料理油。

2. 把藜麥放入一個小湯鍋，倒入 1 杯水，煮至沸騰；沸騰後轉小火，蓋上鍋蓋，持續燜煮 15 分鐘。再將整個鍋子從爐火上移開，掀開鍋蓋讓藜麥飯冷卻。

3. 取一只大煎鍋，倒入橄欖油，以中火加熱。油熱後放入洋蔥，拌炒 3～4 分鐘。待洋蔥呈半透明時，再將菠菜、大蒜和青蔥放入鍋中拌炒，並加入鹽和胡椒調味，大約再拌炒 2 分鐘，至菠菜完全皺縮、熟成後，即可將鍋子從爐火上移開，放涼備用。

4. 取一只大碗，把放涼的藜麥飯、菠菜混料和乳酪全部放入，再把雞蛋和蛋白一併倒入，混勻所有的材料。

5. 把混勻的材料平均地填入烤模上的蛋糕杯中，烘烤 35 分鐘（或是蛋糕體表面呈現金黃色澤時），即可享用。

小叮嚀 成品冷藏數天仍可保有良好的風味，但不適合冷凍保存。

沙拉

青花菜沙拉 [B]

這道沙拉中,提供爽脆口感的食材不只有青花菜,開心果、胡蘿蔔和甜椒也都提供了不同程度的脆口度,而豐富多樣的蔬果亦使整道菜的風味更具層次。此食譜一併附上自製沙拉醬的配方和製作方式,不過如果你已經有自己喜歡的沙拉醬,也可以省略這部分。

食材(4 人份)

青花菜......1 杯(切成小朵)

紅洋蔥碎末......1/4 杯

胡蘿蔔絲......1 杯

橙色甜椒碎末......1/4 杯(去籽)

開心果碎粒......1/3 杯

克里曼汀紅橘......1 顆

沙拉醬

新鮮蒜末......1 茶匙

特級初榨橄欖油......1 湯匙

現榨柳橙汁......1/4 杯

現磨黑胡椒......適量

作法

1. 取一只大碗,放入青花菜、紅洋蔥、胡蘿蔔、甜椒、開心果和橘瓣。
2. 取一只小碗,放入製作沙拉醬的全部食材,混勻,並以黑胡椒調味。
3. 把沙拉醬淋上步驟 ❶ 的沙拉上,充分拌勻。
4. 拌勻後,把整碗沙拉放入冰箱,至少冷藏 1 小時,待沙拉入味後,即可取出享用。

總匯海藻沙拉 [B]

假如平常沒有吃海藻習慣的人,我強烈建議從這道沙拉入手,試著嚐試這海藻的滋味!你會發現搭配這道沙拉的醬汁,完美地帶出海藻的鮮美,讓你從此愛上海藻。

食材（4 人份）

綜合海藻乾......60 公克

萊姆汁......1 顆

海鹽......少許

胡蘿蔔......1 小根（去皮、切薄片）

櫻桃蘿蔔......5 顆（切薄片）

小黃瓜......1 根（去皮、切薄片）

烘烤過的黑芝麻粒......2 茶匙

大麻籽......2 茶匙

青蔥......4 根（切蔥花）

沙拉醬

米醋......2 湯匙

椰糖......1 茶匙

薑末......2 茶匙

山葵粉......1/2 茶匙

低鈉醬油......2 茶匙

烤芝麻油......1 湯匙

作法

1. 把海藻乾放入大碗中，倒入可完全覆蓋碗中海藻的冷水，浸泡約 5～10 分鐘。

2. 待海藻乾復水、變軟後，以濾器瀝掉水分，再用餐巾紙輕輕拍打復水後的海藻，吸掉多餘水分，即可放入之後要盛盤的沙拉碗中備用。

3. 取一只小碗做沙拉醬。把醋、椰糖、薑、山葵粉、醬油和芝麻油全部倒入小碗中拌勻。

4. 將一半的沙拉醬淋在步驟 ❷ 的海藻上，同時加入萊姆汁，輕柔地將碗中食材拌勻。此時可以試試味道，如果覺得味道不夠，可以加少許鹽巴調味。

5. 將切成薄片的胡蘿蔔、櫻桃蘿蔔和小黃瓜片，沿著拌好的海藻沙拉周圍排成一圈。

6. 淋上另一半的沙拉醬，再撒上黑芝麻、大麻籽、蔥花和少許海鹽，即可享用。

繽紛蔬果華爾道夫沙拉 [B]

這份食譜是我和吉姆・柏寇（Jim Perko）大廚一起研發的，首次公開發表是在「奧茲醫生秀」（Dr. Oz）的網頁上（編註：「奧茲醫生秀」為美國知名的健康類節目）。蘋果和西洋梨不但有助減肥，還可以讓血糖獲得更好的控制。此外，搭配有益肝臟健康的爽脆豆薯，我想它們之間碰撞出的絕佳風味，肯定會令你回味無窮！

材料（10 人份）

豆薯......450 公克

無糖鳳梨汁......2 杯

富士蘋果......3 顆

不同顏色的西洋梨......3 顆

紅葡萄......2 杯

烤焙過核桃碎粒......1/2 杯

無鹽葵花籽......1/4 杯

葡萄乾......1/2 杯

（紅、白葡萄乾皆可）

不含奶類的美乃滋......340 公克

烤焙過的杏仁片......1/2 杯

作法

1. 豆薯去皮，切成骰子大小的丁狀後，放入裝有鳳梨汁的大碗中，浸泡約 2 分鐘後瀝乾備用。這個動作是為了防止切好的豆薯褐變。浸泡過豆薯的鳳梨汁請不要倒掉，之後還要用來處理蘋果和西洋梨，防止它們褐變。

2. 蘋果去核切丁，浸泡在步驟 ❶ 的鳳梨汁，約 2 分鐘後瀝乾備用。

3. 洗淨西洋梨，去核、切丁，浸泡在泡過豆薯和蘋果的鳳梨汁中。浸泡西洋梨時，請同時清洗葡萄，並將它們對切；待處理完葡萄後，即可將西洋梨瀝乾，並保留鳳梨汁備用。

4. 取一只大碗，將所有材料和鳳梨汁拌在一起，即可享用。

球芽甘藍熱沙拉 B

球芽甘藍雖然是小巧玲瓏的十字花科蔬菜，但這道沙拉卻徹底烘托出它們的光彩；利用簡單的料理手法，即能帶出材料最純粹的美味。

材料（8 人份）

球芽甘藍......780 公克（剝除最外層和品質不好的葉片）

特級初榨橄欖油......5 湯匙

紅蔥頭......12 中顆（切薄片）

大蒜......6 瓣（切薄片）

現榨檸檬汁......2 湯匙

海鹽和現磨黑胡椒......適量

作法

1. 把球芽甘藍分批放入裝有切片刨刀的食物調理機中，切成薄片；或者，也可以直接用刀子將它們切成薄片。

2. 取一只大鍋，倒入橄欖油以中火加熱，再放入紅蔥頭拌炒至半透明狀，約 3 分鐘；接著放入大蒜拌炒約 1 分鐘，最後，再把所有的球芽甘藍倒入鍋中。

3. 將火力調至中大火，把球芽甘藍拌炒至軟，約 8 分鐘。

4. 拌入檸檬汁，並以鹽和胡椒調味，即可盛盤享用。

芒果酪梨黑豆沙拉 A

這道沙拉極具墨西哥美式料理的風味，但它的熱量卻不會對身體帶來沉重的負擔！黑豆豐富的纖維素和酪梨的油脂提供了飽足感，而芒果的清甜則讓整道菜的滋味更為爽口。

材料（6 人份）

現榨萊姆汁......1 湯匙

熟透但不軟爛的酪梨......2 顆（對切後去皮去籽，再切成方糖大小）

熟透但不軟爛的芒果......2 顆（去皮去籽並切成方糖大小）

無鹽黑豆罐頭......1 罐（瀝乾湯汁再以清水沖洗）

萊姆沙拉醬

萊姆皮末......1 茶匙　　　　　　海鹽......1/2 茶匙

現榨萊姆汁......2 湯匙　　　　　糖......1/4 茶匙

新鮮香菜末......2 湯匙　　　　　現磨黑胡椒......1/4 茶匙

香菜......完整的數朵（裝飾用）　特級初榨橄欖油......3 湯匙

作法

1. 取一只中碗，放入酪梨丁和芒果丁，再倒入萊姆汁，以輕拋的方式將材料混勻備用。

2. 取一只大碗製作萊姆沙拉醬。把萊姆皮、萊姆汁、香菜、鹽、胡椒和糖全部放入大碗中混勻，再加入橄欖油充分攪拌，使醬汁質地濃稠。

3. 把黑豆和步驟 ❶ 混勻的材料全部倒入步驟 ❷ 的大碗中，以輕拋的方式讓所有材料與醬汁充分融合。

4. 上桌前將沙拉以單人份分裝在盤子上，擺上香菜盤飾，即可享用。

芒果藜麥沙拉 B

　　這道沙拉運用了極具飽足感的黑豆和藜麥入菜，還加入了酸甜開胃的芒果、椰子和萊姆；整體分量十足，可以做為一份清爽的正餐享用。

材料（6 人份）

白酒醋......4 湯匙

特級初榨橄欖油......3 湯匙

現榨萊姆汁......1 湯匙

常溫藜麥飯......2 杯

芒果......1 顆（去籽切成丁）

新鮮香菜......1 把（切碎）

黑豆罐頭......1 罐

（瀝乾湯汁並以清水沖洗）

橙色甜椒......1 顆（去籽切碎）

青蔥......6 根（切成細蔥花）

無糖椰子絲......3 湯匙

作法

1. 取一只小碗，倒入醋、橄欖油和萊姆汁，拌勻。

2. 取一只大碗，把椰子絲以外的材料全部倒入碗中，並淋上步驟 ❶ 的醬汁；以輕拋的方式讓碗中材料混勻後，放入冰箱冷藏至少 1 小時。

3. 取出享用前，撒上椰子絲，即可享用。

甜菜橙汁沙拉 [A]

　　烘烤過的甜菜，甜味更為突出，再搭配柳橙和藜麥，讓這道輕食沙拉不僅健康又富有飽足感。

材料（4 人份）

噴霧式橄欖油......適量

甜菜......3 中顆（去籽，切成丁狀）

藜麥......1 又 1/3 杯（洗淨備用）

柳橙皮末......1 湯匙

柳橙......2 顆（去皮切片）

蔥花......2 湯匙（只取綠色部分）

特級初榨橄欖油......1 茶匙

海鹽和現磨黑胡椒......少許

白酒醋......1 茶匙

作法

1. 烤箱預熱至 230°C，在大烤盤上噴上橄欖油，並鋪上一層甜菜丁；鋪好後，以鋁箔紙封住烤盤，烘烤 15 分鐘。

2. 烘烤 15 分鐘後，再將鋁箔移除，繼續烘烤 10 分鐘，直到甜菜的質地變軟，叉子能夠輕鬆刺穿甜菜丁時，即可取出烤箱，放涼備用。

3. 烘烤甜菜時，請另取一只中型鍋，倒入 2 杯水，以大火煮滾；水滾後倒入藜麥，將火轉至中火，蓋上鍋蓋，燜煮 12 分鐘，即可離火以叉子翻鬆藜麥飯。

4. 取一只大碗，將放涼的甜菜丁、柳橙皮、柳橙瓣、蔥花、橄欖油、醋、鹽和胡椒倒入，以輕拋的方式混勻。

5. 享用時，先在餐盤上放上 3/4 杯的藜麥飯，再淋上 3/4 杯步驟 ❹ 的甜菜沙拉，即為一人份的分量。

烤甜菜沙拉 ^B

　　味道清淡但富含多種維生素和礦物質的甜菜和羽衣甘藍，搭配風味濃厚的沙拉醬一起食用，交融出簡單又香醇的美好滋味。

材料（8 人份）

甜菜嬰......680 公克（去除梗、葉）	法式第戎芥末醬......1 茶匙
特級初榨橄欖油......1/3 杯和 2 湯匙	海鹽和現磨黑胡椒......適量
紅酒醋......3 湯匙	青蔥......3 根（切成細蔥花）
粗鹽......1/2 茶匙	羽衣甘藍......6 杯（去梗撕碎）
蒜頭......1 顆	新鮮香菜末......3 湯匙

作法

1. 烤箱預熱至 160°C。

2. 甜菜充分洗淨。剝除蒜頭的外皮，但不要將蒜瓣掰開，直接在整顆蒜

頭頂端水平切一刀。

3. 取一只小烤盤，放入甜菜、兩湯匙橄欖油和粗鹽，封上鋁箔，放入烤箱烘烤至甜菜軟化，約 75 分鐘；待甜菜熟透後即可移出烤箱，放涼備用。

4. 取一只中型碗，放入醋和芥末醬，拌勻；持續攪拌，並分批慢慢加入 1/3 杯的橄欖油。

5. 待步驟 ❹ 的材料混勻後，以海鹽和胡椒調味，再將蒜頭拍碎、去膜，加入碗中拌勻。

6. 將放涼的甜菜去皮、切丁，與蔥花一起放入碗中，以輕拋的方式讓醬汁充分包覆在材料上。

7. 上桌前，將羽衣甘藍鋪在餐盤上，再倒上步驟 ❻ 的甜菜混料，最後以香菜點綴裝飾，即可享用。

菇菇熱沙拉 ^A

　　精心調味的菇類，搭配營養豐富的羽衣甘藍，讓這道沙拉既健康又能填飽肚子。

材料（4 人份）

羽衣甘藍......8 杯（去梗切碎）

特級初榨橄欖油......2 湯匙

紅蔥頭......1 大顆（切片）

什錦菇類（例如香菇、杏鮑菇、小褐菇等）......3 杯（切片）

海鹽......1/4 茶匙

現磨黑胡椒......1/4 茶匙

白巴薩米克醋......2 湯匙

蜂蜜......1/2 茶匙

作法

1. 取一只大碗，把處理好的羽衣甘藍放在碗中備用。

2. 取一只大煎鍋，倒入 1 湯匙的橄欖油，以中火加熱，再放入紅蔥頭拌炒約 3～4 分鐘。

3. 待紅蔥頭呈半透明狀時，放入香菇、鹽和胡椒繼續拌炒約 5～7 分鐘。

4. 菇類熟透軟化後，即可離火，將剩下 1 湯匙的橄欖油、醋和蜂蜜倒入，與所有材料拌勻。

5. 最後把拌炒好的溫熱菇類混料，全部倒入步驟 ❶ 的大碗中，以輕拋的方式讓所有材料均勻沾附到醬汁，即可享用。

青醬羽衣甘藍大麥沙拉 B

　　由羽衣甘藍製成的青醬雖然完全不含乳製品，卻仍保有青醬的濃厚堅果風味和口感。搭配富含纖維素和抗氧化劑的大麥等全穀類一起享用，簡直是絕配！

材料（4 人份）

全穀大麥......1 杯（約 226 公克）

松子......2 湯匙

特級初榨橄欖油......1/2 杯和 2 湯匙

紅蔥頭末......1 湯匙

羽衣甘藍......4 杯（去梗、撕碎）

現榨檸檬汁......1 湯匙

粗鹽......適量

醃漬檸檬末......2 湯匙（依個人喜好選用）

作法

1. 取一只中型湯鍋，倒入加鹽的滾水煮大麥，小火滾煮約 30～45 分鐘；待大麥軟而不爛時，即可將大麥瀝乾，置於大碗中放涼備用。

2. 煮大麥時，同時烘烤松子。取一只擦乾的小煎鍋，放入松子，以小火拌炒約 3～5 分鐘，直到松子的表皮略帶金黃色澤，即可倒出備用。

3. 在炒過松子的小煎鍋裡，倒入 2 湯匙橄欖油，以中火拌炒紅蔥頭約 3 分鐘；待紅蔥頭呈金黃色時即可起鍋，倒入裝著大麥的大碗中，並撒上松子。

4. 將 2/3 的羽衣甘藍和檸檬汁一併放入食物調理機中攪拌，並在機器持續運作的情況下，緩緩加入 1/2 杯的橄欖油，讓所有材料均勻融合。待調理機中的材料呈現滑順的質地時，即可加入少許鹽巴調味，並直接將它淋上步驟 ❸ 的大碗中。

5. 放入剩下的羽衣甘藍葉和醃漬檸檬末（如果有準備的話），並依個人喜好撒上少許鹽巴調味，以輕拋的方式混勻所有材料，即可享用。

羽衣甘藍絲蘋果沙拉 ^A

　　無花果、蘋果和開心果強化了沙拉的甜味和口感，簡便優雅的風格很適合做為清爽的午餐或晚餐的配菜。

材料（6 人份）

現榨檸檬汁......3 湯匙

特級初榨橄欖油......2 湯匙

粗鹽......少許和 1/4 湯匙

羽衣甘藍......1 顆（去梗，葉片切細絲）

無花果乾......1/4 杯

蜜味脆蘋果（Honeycrisp apple）......1 顆

烤焙過的開心果碎粒......1/4 杯

現磨黑胡椒......適量

作法

1. 取一只大碗，倒入檸檬汁、橄欖油和 1/4 茶匙的鹽，拌勻後，加入羽衣甘藍，以輕拋的方式讓醬汁均勻沾附食材，靜置 10 分鐘，備用。

2. 待羽衣甘藍入味時，將無花果乾切成細絲，並將蘋果去核、切片，再切成火柴棒粗細的條狀。

3. 把無花果、蘋果和開心果全部倒入步驟 ❶ 的大碗中，加入適量鹽和胡椒調味，最後以輕拋的方式混勻所有材料，即可享用。

櫛瓜法羅麥熱沙拉 B

　　櫛瓜富含維生素 A 和 C，法羅麥則有豐富的蛋白質和纖維素；是一道簡單又帶點蒜香的熱沙拉。

材料（2 人份）

橄欖油......2 湯匙	海鹽......1/2 茶匙
洋蔥碎末......1/2 杯	粗磨黑胡椒......1/4 茶匙
新鮮蒜末......1 湯匙	法羅麥飯......1 杯
櫛瓜丁......2 杯	

作法

1. 取一只 30 公分的平底鍋，倒入橄欖油以中火加熱，再放入洋蔥，拌炒約 5 分鐘。

2. 待洋蔥呈半透明時，加入大蒜，繼續拌炒 1 分鐘，再加入櫛瓜、鹽和胡椒，將所有材料拌炒均勻。

3. 最後放入法羅麥飯繼續拌炒，待鍋中所有材料都充分受熱後，即可熄火，盛盤享用。

蒲公英沙拉 [A]

如果你從未料理過蒲公英這類蔬菜，那麼這道沙拉是很好的入門菜。蒲公英葉的味道樸實，帶有堅果的香氣和些許苦味，與營養豐富的南瓜籽芽和甘甜的葡萄乾一起享用，更能烘托出它獨特的韻味。

材料（8 人份）

蒲公英葉......1 公斤（挑去粗梗，斜切成約 5 公分的段狀）

特級初榨橄欖油......1/2 杯　　　　細海鹽......1/2 茶匙

大蒜......5 瓣（搗成泥）　　　　南瓜籽芽......1/2 杯

白葡萄乾......1/2 杯

作法

1. 取一只 10 公升左右大小的湯鍋，以煮滾的鹽水汆燙蒲公英葉，大約 10 分鐘。

2. 蒲公英葉的梗軟化後，即可用濾器瀝掉水分，再以冷水沖洗，避免餘熱持續對蒲公英葉加熱。最後，瀝乾冷卻的蒲公英葉備用。

3. 取一只 30 公分的厚底煎鍋，以中火加熱橄欖油至微滾，再放入大蒜拌炒。

4. 待大蒜帶有淡金黃色澤時，放入葡萄乾拌炒約 45 秒，再將火轉為中大火，放入蒲公英葉和鹽巴，拌炒約 4 分鐘，使所有材料充分加熱，即可盛盤，撒上南瓜籽芽享用。

黑莓麥米沙拉 [A]

麥米是一種經過烘烤的古老穀物，有堅果的香氣和爽脆的口感。搭配富含抗氧化力的黑莓和牛皮菜，使這道美味沙拉的營養更為豐沛，既可做為正餐，亦可以當作配菜享用。

材料（4～6 人份）

麥米......2 杯（煮熟冷卻）

新鮮黑莓......1 杯

牛皮菜......1 又 1/2 杯（切碎）

杏仁碎粒......1/2 杯

橄欖油......2 湯匙

現榨檸檬汁......3 湯匙

海鹽和現磨黑胡椒......適量

作法

1. 取一只大碗，放入麥米、黑莓、牛皮菜和杏仁，充分拌勻。

2. 加入橄欖油和檸檬汁，以輕拋的方式讓所有材料都裹上醬汁。

3. 最後以鹽和胡椒調味，即可享用。

鷹嘴豆酥沙拉[B]

　　這道簡單的沙拉以鷹嘴豆酥增加了蛋白質含量和整體風味。如果你沒有無花果風味的巴薩米克醋，用一般風味的巴薩米克醋也無妨。

材料（1 人份）

特級初榨橄欖油......1 湯匙和 1 茶匙

蘑菇......1/2 杯

鷹嘴豆酥......1/2 杯（作法詳見 P.255）

羽衣甘藍葉......2 杯（去梗剁碎）

無花果風味的巴薩米克醋......2 茶匙

作法

1. 取一只中型的平底鍋，加熱 1 茶匙的橄欖油，並放入蘑菇拌炒約 7 分鐘；待蘑菇軟化後，即可盛盤備用。

2. 把鷹嘴豆酥和羽衣甘藍倒入炒好的蘑菇裡，拌勻。

3. 淋上巴薩米克醋和 1 湯匙的橄欖油,以輕拋的方式混勻所有材料,即可享用。

雞胸肉佐素蛋黃醬沙拉 [B]

　　這道健康的沙拉會成為你的午餐新歡!捨棄傳統的美乃滋沙拉醬,以富含 ω-3 脂肪酸的素蛋黃醬(不含蛋)做為醬料基底,搭配大蒜、芥末和西洋芹調味,交融出的滋味就跟傳統沙拉醬一模一樣,卻更美味健康,你一定要試試看!

材料(4 人份)

帶骨帶皮雞胸肉......2 副或 4 瓣(對切)

橄欖油......少許

素蛋黃醬......1/2 杯

粗鹽和現磨黑胡椒......適量

法式第戎芥末醬......1/2 茶匙

新鮮蒜泥......1 茶匙

西洋芹丁......1 杯(大約 2 瓣)

綠葡萄......1 杯(一顆切成 4 等分)

作法

1. 烤箱預熱至 176℃。

2. 雞胸肉帶皮面朝上,平鋪於烤盤上,在雞肉表面抹上橄欖油,並撒上大量的鹽和胡椒。烘烤約 35〜40 分鐘,雞肉熟透後,即可取出,放涼備用。

3. 雞肉冷卻後,剝除雞皮和骨頭,並把雞肉切成約 2 公分的塊狀,放在大碗中。

4. 把素蛋黃醬、芥末醬、大蒜、西洋芹和葡萄倒入大碗中,並以 1 又

1/2～2 茶匙的鹽和 1 茶匙的胡椒調味。

5. 以輕拋的方式混勻所有材料後，放入冰箱冷藏，欲享用時再取出。

長鰭鮪魚沙拉 B

　　酪梨是這道沙拉的祕密武器，它和優格或素蛋黃醬、香料混在一起製成佐醬後，放在米餅上，就成了一道爽口的輕食主餐。

材料（1 人份）

水漬長 鮪魚......1 罐（約 140 公克）　橙色甜椒......1/2 杯（去籽切碎）

酪梨......1/2 顆（去皮去籽，切成塊狀）　檸檬汁......1/2 顆

紅洋蔥......1/4 杯（切碎）　　　　　　乾蒔蘿......1 茶匙

原味希臘優格或素蛋黃醬......1 湯匙　　咖哩粉......1/2 茶匙

蒜鹽......1/2 茶匙　　　　　　　　　　乾巴西里......1/2 茶匙

現磨黑胡椒......1/4 茶匙　　　　　　　糙米餅......數片（盛盤裝飾用）

西洋芹末......1/4 杯

作法

1. 取一只大碗，瀝乾鮪魚的水分，拌入酪梨塊、紅洋蔥、優格、蒜鹽、黑胡椒、西洋芹末和甜椒。

2. 充分混勻後，加入檸檬汁、蒔蘿、咖哩粉和巴西里調味，即可搭配糙米餅一起享用。

熱帶鮮蝦黑豆沙拉 B

　　這道使用多種香草和香料的沙拉，因為芒果和鳳梨的滋味多了一點熱帶風情，是一道冷熱皆宜的美味佳餚。

材料（4 人份）

蘋果醋......1/4 杯

蒜味橄欖油......3 湯匙

辣椒粉......1 湯匙（可依個人喜好調整分量）

孜然粉......1 茶匙

海鹽......1/4 茶匙

熟野蝦......450 公克（去殼去腸泥，切成約 1 公分的大小）

黑豆......1 罐（約 425 公克，瀝乾湯汁並以清水沖洗）

橙甜椒......1 大顆（去籽切碎）

芒果塊......1/4 杯

鳳梨塊......1/4 杯

蔥花......1/4 杯

新鮮香菜末......1/4 杯

作法

1. 取一只大碗，放入醋、橄欖油、辣椒粉、孜然粉和鹽，充分拌勻。

2. 再放入蝦、黑豆、甜椒、芒果塊、鳳梨塊、蔥花和香菜，以輕拋的方式讓所有材料沾附上醬汁，即可享用（可以常溫食用，也可以冷藏後再享用）。

湯品

菠菜豆腐味噌湯 [B]

這道湯品簡單易做，不但有富含益生菌的味噌，還有對健康好處多多的海藻，且滋味就跟日式料理店做的一樣，可口美味。

食材（8 人份）

嫩豆腐......1 塊

昆布乾......1 片（切成條狀 1/4 杯）

白味噌糊......4 湯匙

青蔥......4 根（切成蔥花）

菠菜葉碎片......6 杯

胡蘿蔔絲......2 杯

去殼毛豆......2 杯

作法

1. 以兩層餐巾紙包裹住整塊豆腐，放在盤子上。以雙手或碗底壓出豆腐多餘的水分，再剝除紙巾，將豆腐切成約 1 公分的小塊狀。

2. 取一只湯鍋倒入 4 杯水，以中火加熱至微滾，再放入昆布煮 6 分鐘。

3. 熬煮昆布的同時，舀一些步驟 ❷ 的熱湯到裝有味噌的碗裡，拌開糊狀的味增，再將它倒入步驟 ❷ 的鍋中。

4. 接著把豆腐丁、洋蔥和菠菜放入鍋中，煮 1 分鐘左右，使所有食材充分加熱，即可將湯鍋從爐火上移開。

5. 將整鍋湯分裝成 8 碗，每碗湯撒上 1/4 杯胡蘿蔔絲和 1/4 杯毛豆，即可享用。

黑豆濃湯 [A]

這是一道容易料理又營養豐富的湯品！不但選用了蘊含豐富 ω-3 脂肪酸的奇亞籽，其用來增添風味的肉桂，長久以來亦被認為是具有類似中藥食補功效的材料。

材料（8 人份）

橄欖油......1 湯匙	孜然粉......1 茶匙
洋蔥......1 小顆（切丁）	肉桂粉......1 茶匙
乾黑豆......450 公克	奇亞籽......2 湯匙（可依個人需求調整用量）
蔬菜高湯......12 杯	低脂原味希臘優格......1 杯
蒜鹽......1 茶匙	香菜末......1/3 杯（盤飾用）

作法

1. 取一只大湯鍋，倒入橄欖油以中火加熱，放入洋蔥拌炒至半透明狀。

2. 倒入黑豆、蔬菜高湯、蒜鹽、孜然粉、肉桂粉和奇亞籽，小滾後蓋上鍋蓋，慢燉至少 2 小時，或是煮到黑豆熟透。

3. 如果想要讓湯的質地更濃厚，煮熟材料熄火後，可以再加入 1 湯匙的奇亞籽；或者也可以用食物調理棒將一半的湯品打成泥。

4. 享用時，將希臘優格倒在湯品上，並撒上香菜末，即可享用。

南洋紅扁豆濃湯 [A]

薑黃是一種抗發炎的香草，在這道湯品中，我們把它與薑等其他香料混合在一起，創造出暖身又滋補的效果，而且每加熱一次，其風味就會更加濃厚。

材料（8 人份）

橄欖油......1 茶匙　　　　　　海鹽和現磨黑胡椒......少許

黃洋蔥......1 小顆　　　　　　蔬菜高湯......5 杯

胡蘿蔔末......1 杯　　　　　　乾紅扁豆......1 又 1/2 杯

大蒜......4 瓣（切末）　　　　番茄丁......1 罐

孜然粉......1 茶匙　　　　　　（約 820 公克，瀝乾汁液）

薑黃粉......2 茶匙　　　　　　新鮮香菜末......1/4 杯

薑粉......1/2 茶匙

印度綜合香料粉（garam masala）......1 茶匙

作法

1. 取一只大湯鍋，倒入橄欖油以中火加熱約 90 秒，再加入洋蔥和胡蘿
   蔔拌炒至洋蔥變軟，約 5 分鐘。

2. 放入大蒜拌炒，待大蒜呈淡褐色時，撒上孜然粉、薑黃粉、薑粉、印
   度綜合香料粉和少許鹽、胡椒，充分攪拌均勻，炒香所有材料。

3. 倒入蔬菜高湯、扁豆和番茄，煮至小滾後，蓋上鍋蓋，以小火將扁豆
   燜煮至軟化熟透，約 20 分鐘。

4. 把鍋子從爐火上移開，以食物調理棒將一半的湯品打成泥，再將它與
   未打成泥的部分倒在一起，拌入香菜末。

5. 最後以適量鹽和胡椒調味，即可享用。

鷹嘴豆燉菜 B

　　鷹嘴豆是一種料理方式多樣且美味的豆類，低脂、高纖維，有助保
持血糖的穩定，是一種不可多得的好豆！搭配香料和菠菜一起烹煮出的
湯品，能讓你不必吃到撐破肚子，就獲得滿滿的飽足感。

材料（4 人份）

嫩菠菜葉......280 公克（洗淨）

蒜頭......2 大瓣（切末）

海鹽......1/2 茶匙

辣椒粉......2 茶匙

孜然粉......1/4 茶匙

咖哩粉或薑黃粉......1 茶匙

現磨黑胡椒......1/4 茶匙

鷹嘴豆......2 罐（約 245 公克，瀝乾水分但保留罐頭的汁液）

特級初榨橄欖油......1/4 杯

甜洋蔥......1 小顆（切末）

胡蘿蔔......1 大根（去皮、切成粗丁）

白葡萄乾......1/4 杯

新鮮巴西里末......1/2 杯（依個人喜好添加）

作法

1. 取一只大湯鍋，倒入 1 杯水，以大火煮沸。

2. 水滾後，放入菠菜，將菠菜煮熟，約 2 分鐘，期間需不時翻攪。

3. 以濾器瀝掉煮熟菠菜的水分，並以手用力壓出多餘汁液，再將菠菜葉稍微切碎。

4. 取一只小碗，先放入大蒜和鹽混勻，再放入辣椒粉、孜然粉、咖哩粉和胡椒充分混合；最後拌入 1/4 杯的鷹嘴豆罐頭湯汁。

5. 取一只煎鍋，用紙巾擦乾表面，倒入 2 湯匙橄欖油，加熱 1 分鐘後，放入洋蔥和胡蘿蔔，以中大火拌炒 3 分鐘至洋蔥和胡蘿蔔變軟。

6. 把步驟 ❹ 的大蒜混料倒入煎鍋，煮 1 分鐘。

7. 加入鷹嘴豆和剩餘的鷹嘴豆罐頭湯汁，並拌入葡萄乾，以中大火將鍋中所有材料煮滾。

8. 加入菠菜，將火降至中火，燜煮約 15 分鐘。

9. 盛盤，撒上巴西里末點綴，即可享用。

咖哩扁豆 B

　　就算你從未煮過扁豆，也能輕易完成這道料理！扁豆營養豐富，是纖維素、鐵、鉀等礦物質和維生素的良好來源。搭配有益肝臟健康的咖哩粉和薑，就成了一道令人食指大動的午餐或晚餐菜餚。

材料（4 人份）

橄欖油......3 湯匙

蒜頭......2 瓣（切末）

青蔥......8 根（切片，蔥白和蔥綠分開）

咖哩粉......1 湯匙

薑粉......1 湯匙

地瓜......1 大顆（約 280 公克，去皮、切成 2 公分大的塊狀）

乾的黃扁豆......1 杯

低鈉蔬菜高湯......4 杯

海鹽......3/4 茶匙

現磨黑胡椒......1/4 茶匙

新鮮香菜......1 杯（約 1 把，切末）

花生碎粒......4 湯匙

作法

1. 取一只大湯鍋，倒入橄欖油以中大火加熱，放入大蒜和蔥白拌炒，約 2～3 分鐘，直到大蒜和蔥白變軟。

2. 拌入咖哩粉和薑粉，再加入地瓜、扁豆、高湯、鹽和胡椒，將所有的材料煮至沸騰。

3. 沸騰後轉小火，燜煮約 15～20 分鐘，直到蔬菜和扁豆變軟，期間需不時攪拌。

4. 盛盤後，在每一份湯品上撒上香菜、蔥綠和 1 湯匙的花生碎粒，即可享用。

三豆番茄燉菜 B

　　燉菜是一種很方便的料理，只需要花一個晚上或是一個週末做一大鍋起來，就可以冷凍保存吃個好幾天。這道燉菜運用了具抗發炎效果的薑黃提味，並利用富含 ω–3 脂肪酸的奇亞籽使湯品質地更濃厚，讓你在享受美味的同時，也能兼顧健康。

材料（6 到 8 人份）

特級初榨橄欖油......1/4 杯

黃洋蔥......1 顆（剁碎）

蒜瓣......1～2 湯匙

奇亞籽......1 湯匙

番茄丁......1 罐（約 400 公克）

黑豆......1 罐（約 425 公克，瀝乾湯汁並以清水沖洗）

紅豆......1 罐（約 425 公克，瀝乾湯汁並以清水沖洗）

花豆......1 罐（約 425 公克，瀝乾湯汁並以清水沖洗）

蔬菜高湯......1 罐（約 425 公克）

海鹽......1 茶匙

現磨黑胡椒......1/2 茶匙

薑黃粉......1/2 茶匙

原味全脂希臘優格......1 罐（約 225 公克）

作法

1. 取一只湯鍋，放入橄欖油、洋蔥和大蒜，以中火拌炒約 2 分鐘，直到洋蔥呈半透明狀。

2. 倒 1 杯水到鍋中，並放入奇亞籽、番茄、豆子、蔬菜高湯、鹽、胡椒和薑黃，煮滾鍋中所有材料。

3. 煮滾後關小火，燜煮約 10 分鐘。

4. 若喜歡滑順的口感，可以用食物調理機或調理棒把一半的湯打成泥。

5. 享用時，在每份湯品上點綴 2 湯匙的希臘優格，即可享用。

奶油南瓜濃湯 B

用新鮮的奶油南瓜做這道菜也可以，但是為了節省料理的時間，冷凍的南瓜會比較方便快速；而肉荳蔻粉則為整道菜的風味帶來畫龍點睛的效果。另外，若是茹素者，則可以把雞高湯換成蔬菜高湯。

材料（2～4 人份）

無鹽奶油......1 湯匙

胡蘿蔔......2 根（切丁）

黃洋蔥......1 小顆（切碎）

雞高湯......3 杯

冷凍熟南瓜......1 罐（約 340 公克）

現磨肉豆蔻末......1 茶匙

海鹽......1/2 茶匙

現磨黑胡椒......1/4 茶匙

新鮮香菜......少許（盤飾用）

作法

1. 取一只湯鍋，放入奶油、胡蘿蔔和洋蔥，以中火拌炒約 2 分鐘。

2. 加入雞高湯、南瓜、肉豆蔻、鹽和胡椒，將所有材料煮滾，約 2～3 分鐘。

3. 煮滾後關小火，燜煮 5 分鐘即可熄火，稍微放涼。

4. 以食物調理棒把整鍋湯打成泥，享用前再撒上香菜點綴，即可享用。

快煮玉米濃湯 A&B

　　正在尋覓一款喝起來滑順美味，喝完又不會讓人有罪惡感的湯品嗎？這款快煮玉米濃湯完全符合你的需求。這道湯品的所有材料都有助對抗慢性疾病，而且玉米的水溶性纖維素還能增加飽足感，減少下一餐的進食量。不僅如此，這道湯品所蘊含的鉀離子，還能調控血壓，降低飲食中鈉對血壓的衝擊。

材料（4～6 人份）

橄欖油......3 湯匙

黃洋蔥......1/2 顆

大蒜（蒜泥）......1 瓣或 1 湯匙

冷凍玉米粒......3 杯（解凍備用）

蔬菜高湯......1 又 1/2 杯

孜然粉......1 茶匙

海鹽......1 茶匙

現磨黑胡椒......1/2 茶匙

巴西里碎末......1/2 杯

（盤飾用，依個人喜好添加）

作法

1. 取一只湯鍋，倒入橄欖油以中火加熱，再放入洋蔥和大蒜拌炒；加入解凍玉米粒、蔬菜高湯、孜然粉、鹽和胡椒，把鍋中所有材料煮滾。

2. 沸騰後，持續滾煮約 3～5 分鐘，即可熄火。

3. 將一半的湯品用食物調理機或調理棒打成泥，再與另一半未打成泥的湯品混勻，撒上巴西里點綴，即可享用。

零嘴和配菜

鷹嘴豆泥 A&B

　　鷹嘴豆泥是一款百搭的配料，不論是作為全麥吐司、蘇打餅或米餅的抹醬，亦或蔬菜的沾醬都很對味。這份食譜的配方很基本，卻別具風味，中東混合香料（za'atar）就是讓它美味升級的祕密武器。另外，中東芝麻醬（tahini）在大部分的食品百貨中都可以找得到。

材料（4 人份）

鷹嘴豆......2 罐（約 425 公克）

中東混合香料......1 湯匙

大蒜......7 大瓣（不要去皮）

特級初榨橄欖油......1/2 杯

孜然粉......1/4 茶匙

孜然......少許（盤飾用）

常溫中東芝麻醬......1/2 杯

現榨檸檬汁......1/4 杯和 1 茶匙

海鹽......適量

紅椒粉......少許（盤飾用）

新鮮巴西里碎末......1/4 杯

口袋餅......依個人洗好準備

（搭配鷹嘴豆食用）

作法

1. 瀝掉鷹嘴豆的罐頭湯汁（保留大約 1/2 杯的罐頭湯），並以冷水沖洗。

2. 把洗去湯汁的鷹嘴豆分出 1/2 杯，其餘的全部丟入食物調理機，和中東混合香料、大蒜、橄欖油、孜然、中東芝麻醬和檸檬汁一起打成泥，混合均勻。

3. 若喜歡滑順口感，可以加入少量鷹嘴豆罐頭的湯汁，再以鹽調味，即可盛盤。

4. 最後撒上些許孜然和紅椒粉，並以步驟 ❷ 分出的 1/2 杯鷹嘴豆盤飾，即可搭配口袋餅享用。

黑豆泥 ^B

　　不喜歡鷹嘴豆？那就試試黑豆泥吧！這款黑豆泥以孜然和香菜提味，滋味呈現墨西哥風情，適合做為沾醬或是墨西哥餐點的佐料。

材料（8 人份）

新鮮香菜末......1/2 杯

中東芝麻醬......2 湯匙

現榨檸檬汁......2 湯匙

特級初榨橄欖油......1 湯匙

孜然粉......3/4 茶匙

海鹽......1/4 茶匙

無鹽黑豆......1 罐（約 425 公克，瀝乾湯汁並以清水沖洗）

大蒜......1 瓣（去皮）

煙燻紅椒粉......2 茶匙

作法

1. 把 2 湯匙的水、1/4 杯的香菜和中東芝麻醬、檸檬汁、橄欖油、孜然粉、鹽、黑豆和大蒜放入食物調理機，攪拌至質地呈光滑狀即可。
2. 盛盤，撒上剩下 1/4 杯的香菜和紅椒粉點綴，即可享用。

白豆泥 ^A

　　這款豆泥的風味和鷹嘴豆類似，雖然是用白豆做的但依舊美味！

材料（6 到 8 人份）

海軍豆......2 罐（約 425 公克，保留 1/2 杯的罐頭湯汁）

蒜味橄欖油......1/4 杯

中東芝麻醬......1/2 杯

現榨檸檬汁......2 湯匙（可依個人喜好增加）

醬油......1 湯匙（可依個人喜好增加）

孜然粉......1 茶匙

煙燻紅椒粉......少許

作法

1. 除了紅椒粉外，把所有材料放入食物調理機攪拌均勻，若有需要可以再多加點檸檬和醬油調味。

2. 盛盤，撒上煙燻紅椒粉，即可搭配全穀類製三角脆餅、胡蘿蔔或是西洋芹棒享用。（這款豆泥也很適合當作三明治的佐料。）

毛豆泥 A&B

　　一説到毛豆，第一個聯想到的大概就是它們經常出現在日式料理的開胃菜。其實毛豆的料理方式多元，除了開胃菜外，也可以拌入沙拉或做成毛豆泥，做為另一個取代鷹嘴豆泥選擇。

材料（4～6 人份）

煮熟的毛豆......1 杯　　　　　　大蒜......1 瓣（去皮）

中東芝麻醬......1/4 杯　　　　　橄欖油......2 湯匙

現榨檸檬汁......2 湯匙　　　　　海鹽......少許

作法

1. 把毛豆、中東芝麻醬、檸檬汁和大蒜全部放入食物調理機，攪拌至質地呈光滑細緻狀。

2. 加入橄欖油，繼續攪拌，直到橄欖油與所有材料徹底融合之後，再以鹽巴調味，即可享用。

酪梨抹醬 A

　　少許的檸檬、鹽和孜然可以讓酪梨的滋味更上一層樓！酪梨抹醬不但可以塗抹在三明治、蘇打餅或米餅上享用，也可以當作蔬菜的沾醬。

材料（2 人份）

熟透的酪梨......1 顆（去皮去籽） 　　橄欖油......2 茶匙

現榨檸檬汁......1 茶匙 　　孜然粉......1 茶匙

蒜鹽......1/2 茶匙

作法

　　取一只中碗，放入酪梨，將酪梨搗成光滑的泥狀；再拌入檸檬汁、蒜鹽、橄欖油和孜然粉，即可享用。

香酥孜然鷹嘴豆 A&B

　　這道美味脆口的小點可以做為零嘴或沙拉的佐料；鷹嘴豆酥沙拉（P.240）就是以它為主要配料，搭配羽衣甘藍、無花果和蘑菇一起料理。

材料（6～8 人份）

鷹嘴豆......2 罐（約 425 公克） 　　紅椒粉......適量

橄欖油......適量 　　孜然粉......適量

海鹽......適量

作法

1. 烤箱預熱至 220℃。

2. 以清水沖洗鷹嘴豆，瀝掉水分後以紙巾拍乾。

3. 把去除多餘水分的鷹嘴豆平鋪在有邊框的烤盤裡，撒上少許橄欖油。

4. 放入烤箱烘烤約 30～40 分鐘，烤到鷹嘴豆顏色變深、質地酥脆。

5. 將烤盤從烤箱取出，撒上鹽、紅椒粉和孜然調味，再送入烤箱烘烤幾分鐘，即可取出冷卻。

6. 冷卻後的鷹嘴豆可以直接享用；若沒有要馬上食用，請放入密封罐冷藏保存，約可保鮮 3 天。

麻香糙米丸子 ^B

　　如果常有剩飯的困擾，不如就把它和這些美味的材料拌在一起吧！這道料理和日本的飯糰有點像，當你需要一些點心為你補給體力時，這款小點是一個比較健康的選擇。

材料（15 球）

糙米飯......2 杯　　　　　　　中東芝麻醬......2 湯匙

牛皮菜碎末......1 杯　　　　　中東混合香料......1/2 茶匙

青蔥......1 根（切末）　　　　紅椒粉......1/2 茶匙

乾的巴西里......2 湯匙　　　　黑芝麻粒......適量（做為丸子的裹粉用）

作法

1. 取一只碗，除了黑芝麻之外將所有材料放入，充分拌勻。

2. 以手捏出高爾夫球大小的丸子，再將每顆丸子裹上芝麻，即可享用（宜常溫食用）。

地瓜薯條 ^B

　　地瓜含有豐富的維生素 A、C 以及纖維素，非常適合取代馬鈴薯做成美味的薯條。想吃薯條嗎？這款非油炸、以烘烤方式料理的薯條很適合做為三明治的配菜。

材料（8 人份，一份 1/2 杯）

特級初榨橄欖油......1 又 1/2 湯匙

新鮮蒜末......1 湯匙

海鹽......1 茶匙

現磨黑胡椒......1/2 茶匙

地瓜......約 900 公克（洗淨去皮，切成約 0.5 公分的條狀）

咖哩粉......1 茶匙（依個人喜好選用）

作法

1. 烤箱預熱至 190℃。
2. 取一只大碗，將橄欖油、大蒜和調味料混勻，再放入地瓜，以輕拋的方式讓醬料均勻裹在地瓜條上。
3. 把地瓜條放在不沾鍋的烤盤上，送入烤箱烘烤 35 分鐘，烤至地瓜質地呈鬆軟狀。
4. 若想要嘗試濃郁一點的滋味，可以撒一些咖哩粉增添風味。

烤甜菜片 [A]

　　這道料理把根莖類蔬菜的燒烤料理，提升到另一個境界。切成薄片的甜菜，淋上爽口的醬料烘烤後，簡直就跟洋芋片的口感一模一樣！

材料（4 人份）

特級初榨橄欖油......1 湯匙

新鮮蒜末......1 茶匙

海鹽......1/4 茶匙

現磨黑胡椒......1/8 茶匙

甜菜......3 中顆（去皮，切成 2 杯 0.3 公分厚的薄片）

作法

1. 烤箱預熱至 176℃。
2. 取一只中型碗，除了甜菜將所有材料放入，充分混勻。
3. 放入甜菜，以輕拋的方式，讓以橄欖油為基底的醬汁均勻沾附在甜菜片表面。
4. 把甜菜片鋪於不沾鍋烤盤上，放入烤箱烘烤約 25 分鐘，或是烘烤至

想要的熟度，即可取出，放涼享用（需 2 天內食用完畢）。

炙烤五彩蔬菜片 [A]

我想沒有一道料理比這道營養豐富的什錦烤蔬菜片，更適合做為沙拉的佐料或主餐的配菜了！雖然淡而無味的蕪菁甘藍和大頭菜可能不對你的味，但是當它們裹上一層由橄欖油、鹽和胡椒組成的醬汁，再經過高溫烘烤後，釋放出的甜味絕對會讓你十指大動。

材料（6 人份）

特級初榨橄欖油......1/2 杯
紅洋蔥......1 大顆（切薄片）
海鹽......1/2 茶匙
現磨黑胡椒......1/2 茶匙
紫蘿蔔片......1 杯（去皮切斜片）

蕪菁甘藍......1 杯（去皮切片）
地瓜......1 杯（去皮切成薄圓片）
大頭菜......1 杯（去皮切成 1 公分大小的三角薄片）

作法

1. 烤箱預熱至 190°C。
2. 取一只可放入烤箱烘烤的平底鍋，倒入 2 湯匙橄欖油以小火熱鍋，再放入紅洋蔥片、1/4 茶匙鹽和 1/4 茶匙胡椒。拌炒約 2 分鐘，待洋蔥呈金黃褐色時，即可從爐火上移開，備用。
3. 拿一個約 3 公斤、可密封的冷凍夾鏈袋，裝入全部蔬菜以及剩下的 6 湯匙橄欖油，然後密封袋口。將袋中的所有材料搖勻，使橄欖油充分沾附在蔬菜上。
4. 把搖勻的蔬菜倒入步驟 ❷ 的平底鍋中，與炒香的洋蔥拌勻後，用鋁箔紙把鍋口封起，再以叉子在鋁箔紙上戳幾個洞（排除鍋中氣體用）。
5. 烘烤約 35～45 分鐘，或根莖蔬菜變軟時，即可拆除鋁箔紙，再烘烤 15 分鐘，即可享用。

蒜烤球芽甘藍 A&B

　　如果只嚐過水煮球芽甘藍的滋味，那麼以燒烤方式料理的球芽甘藍一定會讓你大為驚艷！因為經過燒烤這道手續後，這些迷你版小甘藍的苦味會徹底消失。再搭配富含 ω-3 脂肪酸的核桃一起烤焙，就成了一道百搭各種葷食料理的美味配菜。

材料（4 人份）

噴霧式料理油......適量

特級初榨橄欖油......1/4 杯

無花果風味巴薩米克醋......3 湯匙

（也可以用楓糖或是櫻桃風味的巴薩米克醋取代）

海鹽......1 茶匙

現磨黑胡椒......1/2 茶匙

大蒜末......1～2 湯匙

球芽甘藍......約 450 公克（洗淨、挑揀，一顆切成 4 等分）

核桃碎粒......1/2 杯

作法

1. 烤箱預熱至 220℃，取一只大型玻璃烤皿，噴上防沾黏的料理油。

2. 取一只中型碗，放入橄欖油、巴薩米克醋、鹽、胡椒和蒜頭，拌勻。

3. 把球芽甘藍和步驟 ❷ 的醬汁全部裝入一只約 4 公升大小的夾鏈袋，密封後把所有材料搖勻，使醬汁充分沾附在球芽甘藍上。

4. 將調味好的材料全部倒入步驟 ❶ 的烤皿中，烘烤 25～30 分鐘。

5. 取出烤皿，撒上核桃碎後，再送入烤箱烘烤 10 分鐘，待球芽甘藍呈現微褐色澤即可享用。

焗烤朝鮮薊 ^A

　　這道菜的美味肯定會讓你難以相信，它竟然是一道保肝健康料理！因為起司和日式麵包粉為這道菜增添了一股「放縱的滋味」。它是一道很棒的開胃菜，也非常適合作為鮭魚佐野米這類主餐的配菜。

材料（4 人份）

烘烤過的全麥日式麵包粉......1 杯　　帕瑪森乳酪粉......1/4 杯

特級初榨橄欖油......1 湯匙　　粗鹽或海鹽......1 茶匙

新鮮細香蔥蔥花......1 湯匙　　現磨黑胡椒......1/4 茶匙

檸檬汁......1/2 顆　　修整好的朝鮮薊......2 顆

大蒜......1 瓣（切成末）

作法

1. 烤箱預熱至 200°C。

2. 取一只中型碗，放入烘烤過的日式麵包粉、橄欖油、細香蔥、檸檬汁、大蒜和帕瑪森乳酪，將所有材料混勻，再以胡椒和 1/2 茶匙的鹽調味。

3. 切除朝鮮薊頂部的 1/4 後，撥散朝鮮薊的花瓣，拔除花心。

4. 縱向對切 2 顆朝鮮薊，再利用湯匙把接近花托部位的絨毛狀物質挖除，獨留花瓣的部位。

5. 先以 1/2 茶匙的鹽調味朝鮮薊，再將步驟 ❷ 準備的日式麵包粉混料平均填入 4 瓣剖半的朝鮮薊中。

6. 將朝鮮薊放入深烤盤中，並在烤盤裡加入約 1 公分高的水後，便可用鋁箔將烤盤緊緊封住，送入烤箱。

7. 烘烤約 1 小時，待朝鮮薊質地軟化、填入的日式麵包粉混料也呈現金黃褐色，即可享用。

咖哩燒白花椰菜 [A]

　　白花椰菜是代換羽衣甘藍的新選擇！有多種料理方式的白花椰菜相當適合做為印度菜餚的基底。這道菜的風味不論搭配清爽的沙拉或是扁豆湯享用，都很對味。

材料（4～6 人份）

咖哩粉......2 茶匙

孜然粉......1 茶匙

辣椒粉......1/2 茶匙

海鹽......1/2 茶匙

現磨黑胡椒......1/4 茶匙

噴霧式料理油......少許（防沾鍋用，可依個人需求準備）

橄欖油......1/3 杯

花椰菜......1 中顆（切成小朵）

洋蔥......1 顆（切成 8 等分）

烘烤過的核桃碎粒......1/2 杯

作法

1. 預熱烤箱至 220°C，並在大烤盤表面鋪上鋁箔，或是噴上防沾鍋的料理油。

2. 取一只中型碗，倒入咖哩粉、孜然粉、辣椒粉、鹽、胡椒和橄欖油，充分混勻。

3. 把處理好的白花椰菜和洋蔥平鋪在大烤盤上，撒上步驟 ❷ 混好的調料，並以輕拋的方式讓醬汁充分沾附在蔬菜上。

4. 烘烤約 40 分鐘，直到蔬菜變軟且呈褐色，便可移出烤箱；若蔬菜有先燙過，時間則可以減半。

5. 享用時，分裝到小碗中，撒上 2 湯匙的核桃碎粒點綴，即可享用。（這道料理可以趁熱吃，也可以放涼後再吃。）

蒜香豆腐 ᴬ

　　豆腐是很好的植物性蛋白來源，每 85 公克的豆腐大概可以提供約 9 公克的蛋白質。更棒的是，許多研究顯示大豆有助改善脂肪肝的症狀。這麼棒的材料再搭配具有抗發炎功效的大蒜一起烹調，嚐起來不僅美味，也肯定會讓你的肝臟大聲歡呼！

材料（4 到 6 人份）

板豆腐......1 盒（約 400 公克）　　　拍碎的大蒜......3 湯匙

橄欖油......3 湯匙　　　　　　　　　海鹽和現磨黑胡椒......少許

作法

1. 瀝掉豆腐的水分，並以餐巾紙拍乾豆腐後，切成約 2 公分的方塊狀。

2. 取一只大碗，放入豆腐、2 湯匙橄欖油、大蒜與適量的鹽和胡椒，充分混勻。

3. 取一只平底鍋，倒入剩下 1 湯匙的橄欖油，加熱 1～2 分鐘，再將步驟 ❷ 混勻的材料放入鍋中。

4. 煎炒約 5～6 分鐘，直到豆腐表面呈現金黃色澤後，即可盛盤，趁熱享用。

主菜

蒜烤鮭魚排佐球芽甘藍[B]

　　這道菜蘊含豐富的營養。烘烤的料理方式不僅能帶出魚排的鮮美，也能逼出具高營養價值的球芽甘藍的甜味。

材料（6 人份）

蒜味橄欖油......1/4 杯

蒜頭......6 大瓣

海鹽......1 茶匙

現磨黑胡椒......3/4 茶匙

紅蔥頭......1 中顆（切碎）

球芽甘藍......6 杯（揀菜、切片）

白酒......3/4 杯

野生鮭魚排......約 900 公克

（去皮，切成 6 份）

作法

1. 烤箱預熱至 230°C。
2. 取一只小碗，倒入蒜味橄欖油、1/2 茶匙鹽和 1/4 茶匙胡椒，混勻。
3. 蒜瓣對切，取一只可放入烤箱的大平底鍋，把蒜頭、紅蔥頭、球芽甘藍和 3 湯匙步驟 ❷ 的調味橄欖油混在一塊兒。
4. 入烤箱烘烤 15 分鐘，期間要攪拌一次盤中的材料。
5. 烘烤球芽甘藍的同時，把白酒加入剩下的步驟 ❷ 橄欖油中，拌勻。
6. 取出烘烤球芽甘藍的平底鍋後，先稍微翻攪一下蔬菜，再鋪上鮭魚排，淋上步驟 ❺ 混勻的調料，並以少許鹽和胡椒調味。
7. 再次放入烤箱，烘烤約 5 ～ 10 分鐘，待鮭魚熟透，即可享用。

家傳鮭魚排[B]

　　這道健康、富含 ω-3 脂肪酸的鮭魚料理是我母親雅琳（Arlene）自創的，雖然她不是專業的廚師，卻擁有一手令人嘆為觀止的好廚藝。每

逢週末晚間的家族聚餐或是慶生會上，一定少不了這道菜。

材料（4～6 人份）

橄欖油或芥花油......2 湯匙　　　　鮭魚排......600～900 公克

洋蔥......1 中顆（切碎）　　　　　海鹽和現磨黑胡椒......少許

大蒜......4～6 瓣（切碎）　　　　白酒......1 杯

新鮮香菜末......3/4 杯　　　　　　雞高湯......2 杯

新鮮扁葉巴西里末......3/4 杯

作法

1. 取一只大煎鍋，倒入橄欖油以中火加熱，放入洋蔥和大蒜拌炒至半熟，約 5 分鐘。

2. 拌入香菜和巴西里末，並將經鹽和胡椒調味過的鮭魚，帶皮面朝上，鋪在鍋中的炒料上。

3. 倒入白酒和雞高湯，此時煎鍋中的湯汁應差不多淹過鮭魚。

4. 待鍋中的湯汁煮滾鍋後，蓋上鍋蓋關小火，燜煮約 15～20 分鐘，期間請適度加水，讓鍋中湯汁保持在淹過鮭魚的狀態。

5. 享用前，剝除鮭魚皮，再盛盤，淋上鍋中佐料，即可享用。（若想讓佐料的醬汁滋味更濃郁、質地更濃稠，可在移除鮭魚後，再開小火把鍋中汁液收乾一點。）

鮭魚煎餅 [B]

　　這款樸實的煎餅配著糙米飯和自身喜愛的烤蔬菜或是沙拉一起享用，就成了令人心滿意足的一餐。

材料（4 人份）

噴霧式料理油......少許（避免沾鍋用）

特級初榨橄欖油......1 湯匙

紅洋蔥......1 小顆（切末）

乾的巴西里......2 湯匙

野生鮭魚罐頭......425 公克（瀝掉湯汁）

雞蛋......1 大顆（打成蛋液）

法式第戎芥末醬......1 又 1/2 茶匙

燕麥片......1 又 3/4 杯

現磨黑胡椒......1/2 茶匙

作法

1. 烤箱預熱至 230°C，並在烤盤上噴上一層料理油，避免沾黏。

2. 取一只不沾鍋的大煎鍋，以中大火加熱 1 又 1/2 茶匙橄欖油，放入紅洋蔥拌炒，約 3 分鐘；待洋蔥軟化後，再拌入巴西里，並將煎鍋從爐火上移開。

3. 取一只中型碗，放入鮭魚，以叉子將它撥成一片片的鮭魚片，剔除所有的皮和骨頭。

4. 處理好鮭魚後，先把蛋和法式芥末醬倒入碗中，混勻；再把步驟 ❷ 的洋蔥混料以及燕麥片和胡椒倒入，拌勻所有材料。

5. 拌好的鮭魚煎餅糊分成 8 塊小圓餅，每塊的直徑約 6 公分。

6. 重新在大煎鍋中倒入剩下的 1 又 1/2 茶匙橄欖油，以中火加熱，放入 4 塊鮭魚小圓餅，煎約 2～3 分鐘；待煎餅底部呈金黃色時，用寬鏟把它們鏟起，金黃色那面朝上，鋪在步驟 ❶ 準備的烤盤上。以同樣的方式處理剩餘的另外 4 塊鮭魚餅。

7. 送入烤箱烘烤約 15～20 分鐘，待鮭魚煎餅的表面呈現金黃色，且徹底熟透後，便可取出。

8. 以餐巾紙吸掉烘烤後逼出的多餘油脂，盛盤，即可享用。

香烤花椰菜排 A

白花椰菜的豐富營養素確實足以被稱之為「蔬菜界的牛排」。厚切的花椰菜，佐以大蒜和香草調味，即可搭配沙拉或是富含蛋白質的食物（例如豆腐或是雞胸肉）享用。

材料（4 人份）

白花椰菜......1 顆

海鹽......1/2 茶匙

蒜味橄欖油......2 湯匙

現磨黑胡椒......1/4 茶匙

乾的巴西里......2 湯匙

（或 3 湯匙新鮮巴西里末）

特級初榨橄欖油......1 湯匙

作法

1. 將花椰菜從中心對切成兩半，再將剖半的花椰菜對切，共切成 4 等分。不必去除中心的菜梗，盡可能保持每塊花椰菜的完整性。

2. 取一只碟子，盛裝蒜味橄欖油，再以刷子沾取蒜味橄欖油，將它均勻刷在花椰菜表面。

3. 取一只小碗，放入鹽、胡椒和巴西里，拌勻後撒在花椰菜上。

4. 取一只不沾鍋平底鍋，加入橄欖油，以中大火小心煎烤花椰菜的 2 個切面，每面約 3～4 分鐘；煎烤至其呈深金黃色澤，即可盛盤享用。

花椰菜脆皮披薩 B

沒錯，吃披薩也能讓你的腰圍持續變小！花椰菜做成的餅皮再鋪上喜歡的配料，就成了一道取代傳統披薩的健康料理。

材料（6 到 8 人份）

白花椰菜......1 顆（去除菜梗）；或 1 袋（450 公克）的花椰菜粗粉（cauliflower crumbles）

莫札瑞拉乳酪絲......1/4 杯

帕瑪森乳酪粉......1/4 杯

蒜頭粉......1/2 茶匙

義式香料......1 湯匙

海鹽......1/2 茶匙

雞蛋......2 大顆（打成蛋液）

可搭配的配料：紅蔥頭末、朝鮮薊心、紅洋蔥、切成小朵的青花菜、天貝塊、橄欖、新鮮羽衣甘藍或羅勒葉。

作法

1. 烤箱預熱至 200°C，烤盤鋪上烤盤紙備用。

2. 把花椰菜切成小朵，再放入食物調理機攪拌成粗粒狀（若使用花椰菜粗粉可跳過這一步，進行步驟 ❸）。

3. 將花椰菜粗粒或粗粉蒸軟，再瀝乾水分，倒入大碗中放涼。

4. 花椰菜冷卻後，拌入莫札瑞拉乳酪、帕瑪森乳酪、蒜頭粉、義式香料、鹽和蛋。

5. 把整碗拌勻的花椰菜混料倒在步驟 ❶ 準備的烤盤中央，鋪成類似披薩餅皮的圓形。

6. 送入烤箱烘烤 20 分鐘後，取出，鋪上喜歡的配料，重新送入烤箱再烘烤 10 分鐘，即可享用。

泰式雞丁麵佐青花菜 B

不少人喜愛這道泰式料理的滋味，而這份食譜運用毛豆製的麵條將它改造成一款有益健康的美食。

材料（4 人份）

毛豆製麵條......170 公克

花生油或芝麻油......2 湯匙

大蒜......3 瓣（切成末）

蛋白......1/2 杯（稍微攪拌一下，建議從 3 顆大型蛋分出）

雞胸肉......約 226 公克（切成一口的大小）

青花菜......2 杯（切成小朵）

蔥花......1/2 杯

米醋......1/4 杯

魚露......2 湯匙

紅糖......1 湯匙

辣椒碎末......1/2 茶匙

烘烤過的花生碎粒......適量（依個人喜好添加）

作法

1. 取一只大湯鍋，將水煮滾，加入麵條煮約 5～6 分鐘，待麵體軟而不
   爛，且富有嚼勁後，即可瀝乾水分，備用。

2. 取一只炒鍋或深煎鍋，倒入 1 湯匙花生油或芝麻油，以大火熱油。

3. 待油溫滾燙後，放入大蒜爆炒約 10 秒鐘，使其呈金黃色澤；再放入
   蛋白拌炒成炒蛋，大約 30 秒。

4. 放入雞丁和剩下的 1 湯匙油，拌炒約 5 分鐘，待雞肉顏色轉白、熟透
   時，再把步驟 ❶ 的麵條，還有青花菜、蔥花、米醋、魚露、紅糖和
   辣椒碎放入鍋中，拌炒約 1～2 分鐘，讓鍋中材料充分融合、受熱。

5. 享用前，可依個人喜好在每份泰式雞丁麵上撒上一湯匙的花生碎粒，
   即可享用。

泰式椰香南瓜 [B]

香濃滑順的椰奶和花生醬混搭出絲綢般的美味醬汁，把它淋在南瓜、毛豆與青花菜上享用，滋味鹹香又帶點清甜。

材料（4 人份）

南瓜......1 大顆

橄欖油......1 湯匙

現磨黑胡椒......少許

無糖花生醬......1/2 杯

蒜頭粉......1 又 1/2 茶匙

醬油......1 湯匙

大蒜......2 瓣

低脂椰奶罐頭......1 罐（若醬汁稠度要低一些，可多準備一點）

米醋......1 又 1/2 茶匙

青花菜......1 大顆（切成小朵，蒸熟）

牛皮菜......2 顆（切成小塊，蒸熟）

熟毛豆......1 杯

青蔥......1 根（切蔥花，盤飾用）

花生碎粒......1/2 杯（盤飾用）

作法

1. 烤箱預熱至 200°C，在烤盤上鋪上鋁箔紙，備用。
2. 以鋒利的大菜刀將南瓜對半剖開，移除內部的種子和瓜囊。
3. 在南瓜的切面刷上 1 湯匙橄欖油，並以鹽和胡椒調味。
4. 把南瓜切面朝下，置於烤盤上，烘烤約 45～60 分鐘，待南瓜軟化，並且叉子可輕易刮下瓜肉時，便可移出烤箱。
5. 烤熟的南瓜放涼約 5 分鐘後，取一只大碗，盛裝刮下的絲狀南瓜肉，並試試味道，依個人口味以鹽和胡椒調整味道。
6. 把花生醬、椰奶、大蒜、薑、醬油和米醋放入食物調理機，以高速將所有材料攪拌均勻，融合成細緻滑順的醬汁（若覺得醬汁的稠度過高，可以多加一點椰奶稀釋）。
7. 把煮熟的青花菜、牛皮菜和毛豆倒入步驟 **5** 的大碗中與南瓜拌勻，再分裝成 4 碗，淋上花生醬汁、撒上蔥花和花生碎即可享用。

波特貝羅菇三明治 [B]

　　波特貝羅菇是取代肉品的絕佳選項！這道菜以燒烤的方式料理，再將它夾入富含蔬菜和酪梨的美三明治中享用，相當美味。

材料（4 人份）

蒜頭......1 小瓣（切末）

酪梨抹醬......1/4 杯（作法請見 P.255）

波特貝羅菇......2 朵大型或 3 朵中型（去除菇柄）

噴霧式橄欖油......適量

海鹽......1/2 茶匙

現磨黑胡椒......1/2 茶匙

全麥麵包......8 片（稍微烤一下）

芝麻葉或菠菜......2 杯（洗淨、蒸熟）

番茄......1 大顆

作法

1. 烤肉架以中大火預熱。

2. 在砧板上以湯匙背將大蒜壓成泥，再把蒜泥拌入放有酪梨抹醬的小碗中備用。

3. 在波特貝羅菇的表面噴上橄欖油，並以鹽和胡椒調味。

4. 把波特貝羅菇放上烤肉架燒烤，約 3～4 分鐘，期間需翻一次面，烤至菇體柔軟、兩面焦黃，便可從爐火上移開。

5. 待菇體的溫度不燙手時，把一朵香菇切成 3 塊條狀。

6. 為每片麵包抹上 1 又 1/2 茶匙的酪梨抹醬，其中 4 片疊上波特貝羅菇、芝麻葉和番茄片，另外 4 片則抹醬面朝下，與下方麵包一起夾住所有餡料，即可享用。

奇亞籽扁豆漢堡肉 [A]

老實說，大部分的素漢堡肉都不怎麼好吃，但是這道素漢堡肉絕對會顛覆你的印象！它是用蛋和米，結合其他蔬食製成，不僅味道鮮美豐富，也能吃進滿滿的營養。

材料（8 人份）

胡蘿蔔丁......1 杯

小褐菇......1 杯（切碎）

洋蔥......1 中顆

煮熟的扁豆......2 杯

雞蛋......1 大顆

醬油......3 湯匙

糙米飯......1 杯

孜然粉......2 茶匙

核桃碎粒......1 杯

奇亞籽......1/2 杯

乾燥的奧勒岡......1 茶匙

乾燥的巴西里......1 湯匙

大蒜......2 瓣（切碎）

特級初榨橄欖油......1 湯匙（另外多準備一些用於塗抹烤盤，防止沾黏）

作法

1. 烤箱預熱至 200℃，並將烤盤抹油備用。

2. 取一只中型的湯鍋，倒入 1 湯匙橄欖油，以中火拌炒小褐菇和洋蔥，直到洋蔥呈半透明狀。

3. 把雞蛋、醬油、糙米飯和 1 杯熟扁豆放入食物調理機攪拌，待它們呈粗泥狀時，倒入另一只碗中，再加入胡蘿蔔、孜然粉、核桃、奇亞籽、奧勒岡、巴西里、大蒜以及步驟 ❷ 炒好的菇和洋蔥，充分拌勻所有材料。

4. 再把剩下 1 杯的熟扁豆拌入混勻的材料中，分成 8 份肉排狀的團塊，鋪於烤盤上，送入烤箱烘烤約 25 分鐘，直到表面焦黃，即可享用。

辣味火雞堡 [B]

火雞漢堡的肉排風味,因為添加了肉桂、薑、辣椒和其他辛香料,而更上一層樓。不僅如此更因番茄、菠菜和酪梨等豐富的蔬菜配料,讓整體的營養更加均衡、口味更加爽口。

材料(4 人份)

橄欖油......2 茶匙

紅甜椒......1/2 杯(去籽切碎)

大蒜......2 瓣(切末)

咖哩粉......1 茶匙

孜然粉......1/2 茶匙

肉桂粉......1/2 茶匙

薑粉......1/2 茶匙

海鹽......1/2 茶匙

現磨黑胡椒......1/4 茶匙

辣椒......1/8 茶匙

乾辣椒片......1 茶匙

火雞胸肉絞肉......340 公克

糙米飯或藜麥飯......1 杯

噴霧式料理油......適量(防沾鍋用)

全麥漢堡包......4 個(剖半、烤香)

酪梨抹醬......1/2 杯(作法見 P.255)

菠菜葉......1 杯(洗淨)

番茄......1 中顆(切片)

作法

1. 取一只小型不沾鍋煎鍋,倒入橄欖油,以小火加熱 1～2 分鐘,再放入甜椒、大蒜、咖哩粉、孜然粉、肉桂、薑、鹽、黑胡椒、辣椒和乾辣椒片,不斷拌炒約 1～2 分鐘。待甜椒稍微變軟後,即可移離爐火,放涼備用。

2. 預熱烤肉架,同時取一只中型碗公,倒入火雞絞肉、糙米飯和步驟 ❶ 的炒料,輕輕地充分拌勻所有材料,再將拌勻的混料捏成 4 塊約 2 公分厚的肉排。(小叮嚀:由於這款肉排的脂肪含量相當低,所以將肉排鋪在烤排上前,建議先在烤盤上噴上一層油脂,防止沾鍋。)

3. 每面燒烤約 5 分鐘,直到肉排的兩面呈現焦黃,且中心不再帶有血

水，即可與菠菜和番茄片一起夾入抹有 2 湯匙酪梨抹醬的漢堡包，大口享用。

奇亞籽火雞肉丸 [B]

這款富含蛋白質和營養素的肉丸，非常適合和淋上義式大蒜番茄醬（marinara saucc）的非穀製義大利麵一起享用。再來一盤什錦蔬菜沙拉，便成了一份具有飽足感的經典餐食。

材料（4 人份）

黑奇亞籽......1/4 杯

雞高湯......1/2 杯

火雞胸肉絞肉......約 450 公克

全麥日式麵包粉......3/4 杯

紅洋蔥碎......1/2 杯

帕瑪森乳酪粉......1/4 杯

羅勒風味特級初榨橄欖油......3 湯匙

乾燥的奧勒岡......1/2 茶匙

蒜鹽......1 又 1/2 茶匙

紅蔥頭......1 中顆（切碎）

現磨黑胡椒......1/4 茶匙

作法

1. 烤箱預熱至 175℃。
2. 取一只大碗，將奇亞籽和雞高湯放入混勻，靜置 15 分鐘，讓奇亞籽膨脹。
3. 待奇亞籽膨發後，把剩餘材料一併倒入碗中，以手將所有材料拌勻，再將拌好的混料擠成直徑約 2.5 公分的肉丸。
4. 把肉丸擺放到淺烤盤上，放入烤箱烘烤至中心完全熟透，約 20 分鐘。
5. 一出爐後，即可馬上享用。

菠菜火雞肉丸 [A]

在肉丸裡加入菠菜，不但能增加營養價值還能提升風味。這道肉丸適合搭配有蔬食的米飯或全麥製（或非穀製）義大利麵享用，相當對味。

材料（4 人份）

噴霧式橄欖油......少許

洗淨的嫩菠菜葉......2 杯

火雞胸肉絞肉......約 450 公克

大蒜......2 瓣（切末）

紅蔥頭......1 小顆（切末）

雞蛋......1 大顆（打成蛋液）

全穀類製麵包粉......3/4 杯

帕瑪森乳酪粉......1/2 杯

海鹽......1/2 茶匙

現磨黑胡椒......1/4 茶匙

作法

1. 烤箱預熱至 230℃，並在一只大烤盤上噴上一層橄欖油，備用。

2. 將蒸籠放在水呈小滾的鍋中，以中火蒸煮嫩菠菜葉約 1～2 分鐘，待葉片皺縮後，便可取出放涼，擠出多餘水分，切成菠菜末。

3. 取一只大碗，放入火雞絞肉、大蒜、紅蔥頭、蛋、麵包粉、帕瑪森乳酪、鹽、胡椒和菠菜，以雙手充分拌勻，並將拌好的混料擠成 12 顆大小相等的肉丸。

4. 把肉丸鋪在步驟 ❶ 的烤盤上，烘烤約 15～20 分鐘，待肉丸表面呈現金黃色澤，且內部不再有粉紅色的血水，即可享用。

腰果雞丁燴彩蔬 [A]

這道健康熱炒搭配的主食是古老穀物——藜麥，而醬汁裡的甜味更是恰到好處的緩衝了辣椒的辣度，甜甜辣辣，口感相當特別。

材料（2～4 人份）

低鈉醬油......1 湯匙

蜂蜜......1 湯匙

橄欖油......1 湯匙

蘆筍......1 把（切成一口大小）

紅甜椒......1 顆（去籽切碎）

橙甜椒......1 顆（去籽切碎）

無骨去皮雞胸肉......2 塊（切成 2.5 公分的小塊狀）

新鮮的香菜末......1/2 杯（裝飾用，可依個人喜好選用）

完整的腰果......1/2 杯

大蒜......4 瓣（切碎）

薑粉......1/4 茶匙

乾辣椒片......1 茶匙

烤焙過的芝麻油......2 茶匙

麥米飯......2 杯

作法

1. 取一只中碗，先倒入醬油和蜂蜜拌勻；再放入雞丁攪拌，使醬汁包覆在雞肉表面，便可放入冰箱冷藏備用，要烹調時再取出。

2. 取一只大煎鍋，以中大火加熱橄欖油，放入蘆筍和甜椒，拌炒約 5 分鐘；鍋中材料熟透後，以漏勺將蘆筍和甜椒撈出，備用。

3. 把雞丁從醃料中取出，放入煎鍋中料理，醃料則放一旁備用。拌炒雞丁約 5 分鐘，使雞肉呈七分熟的狀態（肉塊內部仍帶著淡淡的粉紅色）；再加入腰果、大蒜、薑、乾辣椒片和醃漬雞丁的醬汁，持續拌炒約 2 分鐘，待雞丁熟透且蒜香四溢時，方可將鍋子移離火源。

4. 拌入芝麻油以及步驟 ❷ 炒好的蘆筍和甜椒，分成 2～4 人份，淋在 1/2～1 杯的麥米飯上，撒上香菜末點綴，即可享用。

咖哩豆腐燴青花菜 B

　　豆腐是一種猶如變色龍的材料，其滋味溫和能輕易融入各式醬汁或醃料的味道裡；而這道料理則是利用咖哩、大蒜、薑和椰奶，與豆腐共譜出令人吮指回味的健康南洋風味料理。

材料（4 人份）

板豆腐......1 盒（約 400 公克）　　新鮮蒜末......2 湯匙

橄欖油......3 湯匙　　　　　　　　低脂椰奶......1 罐（約 425 公克）

薑粉......1 湯匙　　　　　　　　　紅咖哩醬......1 罐（約 115 公克）

咖哩粉......1 湯匙　　　　　　　　青花菜......6 杯（切成小朵蒸熟）

海鹽......1/4 茶匙　　　　　　　　腰果碎粒......1/2 杯（依個人喜好選用）

作法

1. 瀝乾豆腐盒中的水分，並在豆腐上下側鋪上餐紙巾，壓出豆腐本身多餘的水分，再切成邊長 2 公分的豆腐丁。

2. 取一只大平底鍋，倒入 2 湯匙橄欖油，以中火加熱 1 分鐘，再放入豆腐丁、薑粉、咖哩粉和鹽拌炒，待豆腐表面呈金黃色澤時（每面約需煎 3 分鐘）即可起鍋備用。

3. 取一只中湯鍋，倒入剩下的 1 湯匙橄欖油，並放入大蒜拌炒約 1 分鐘至香。

4. 加入椰奶和 3～4 湯匙的紅咖哩醬（看你吃多辣，就加多少），以小火拌炒鍋中材料至少 5 分鐘，待鍋中物變成滑順的紅醬後，放入豆腐和青花菜，拌勻，即可離火。

5. 分裝到小碗中，如果有準備腰果碎粒，享用前，在每份咖哩豆腐撒上 2 湯匙的腰果碎粒點綴，即可享用。

香煎黑芝麻豆腐 B

　　如果是第一次煮豆腐，這道菜是很好的入門料理。黑芝麻和日式麵包粉製成的豆腐麵衣，為豆腐增添了不同的風味和口感；搭配沙拉、烤根莖類蔬菜或青花菜等蔬食享用，就成了清爽無負擔的一餐。

材料（4 人份）

板豆腐......450 公克	現磨黑胡椒......1/4 茶匙
無糖杏仁漿......1/4 杯	全麥日式麵包粉......3 湯匙
蛋白......2 大顆（打成蛋液）	黑芝麻粒......3 湯匙
海鹽......1/2 茶匙	芝麻油或芥花油......1/2 茶匙

作法

1. 把豆腐切成 12 片等大的豆腐片，再放入不沾鍋的大煎鍋，以中火煎烤，每面約 5 分鐘，烘出豆腐多餘的汁液，並讓豆腐表面略帶焦黃後，即可盛盤，放涼備用。

2. 取一只中型碗，倒入杏仁漿、蛋白、1/4 茶匙的鹽和胡椒，拌勻。

3. 取一只大淺盤倒入日式麵包粉、黑芝麻和剩下 1/4 茶匙的鹽拌勻。

4. 取一片豆腐，先沾一下步驟 ❷ 的漿液，再放到步驟 ❸ 的裹粉裡，裹上麵衣；每片豆腐皆須進行相同的步驟。

5. 擦乾煎鍋表面的水分，倒入芝麻油以中火加熱。把豆腐片鋪在煎鍋上，煎至表面略帶焦黃，期間需翻一次面，每面約煎 3 分鐘。

6. 盛盤後，請趁熱享用。

無麩質檸香芝麻葉義大利麵 A

　　如果突然想吃點有飽足感，卻不會造成身體負擔的食物，那麼，這道烹調簡便的料理可以完全滿足你的需求！檸檬和芝麻葉的清甜和香氣在這道菜裡相輔相成，交融出一股令人神清氣爽的清新滋味。

材料（4 人份）

大豆製義大利麵......約 340 公克
檸檬風味橄欖油......1 湯匙
帕瑪森乳酪粉......1/2 杯（另備一些做為享用時的佐料）

乾辣椒片......1 茶匙

芝麻葉......4 杯

海鹽和現磨黑胡椒......少許

作法

1. 取一只大湯鍋，煮一鍋沸騰的鹽水。水滾後放入義大利麵，約煮 8～ 10 分鐘，直至麵體軟而不爛、富有嚼勁。

2. 保留 1 杯的煮麵水，其餘的煮麵水倒掉。

3. 把檸檬風味的橄欖油、帕瑪森乳酪和 1/2 杯的煮麵水倒入鍋中，與義大利麵輕輕拌勻，使鍋中材料充分融合，呈現質地滑順的外觀（如果太稠濃的話，可以再加入一些煮麵水）。

4. 加入乾的辣椒片和芝麻葉，以輕拋的方式混勻鍋中的材料，待芝麻葉因鍋中材料的餘熱皺縮時，以鹽和胡椒調味，再撒上帕瑪森乳酪粉點綴，即可享用。

四季豆藜麥飯 [A]

　　這道美味的蓋飯，有堅果、蔬菜和其他富含蛋白質的健康材料，請放心的大快朵頤！

材料（2 人份）

橄欖油......2 湯匙

黃洋蔥......1/2 杯（切碎）

黃甜椒......1/2 杯（去籽切碎）

四季豆......2 杯（煮熟後切成 2.5 公分的段狀）

海鹽......1/2 茶匙

現磨黑胡椒......1/2 茶匙

新鮮蒜末......1 湯匙

藜麥飯......1 杯

原味杏仁碎......1/2 杯

水田芥......1/2 杯

作法

1. 取一只中型平底鍋，倒入橄欖油熱鍋 1～2 分鐘，再放入洋蔥和黃甜椒，拌炒約 3～5 分鐘。

2. 加入四季豆、鹽、黑胡椒和蒜末，拌炒約 2 分鐘，即可把鍋中的炒料全部倒在藜麥飯上。

3. 撒上杏仁碎和水田芥點綴，即可享用。

地瓜鮮蔬藜麥飯佐花生醬 A

　　地瓜含有豐富的維生素和礦物質，不僅健康，還與其他蔬菜和富含蛋白質的材料很對味；而這道菜使用的滑順花生醬，更畫龍點睛地帶出了地瓜的香甜滋味。

材料（2 人份）

地瓜......1/2 大顆（去皮切丁）

特級初榨橄欖油......1 湯匙

海鹽和現磨黑胡椒......少許

白花椰菜......1/2 顆（切成小朵）

藜麥飯......1/4 杯

豆腐丁......1/2 杯

醬料

低脂椰奶......2/3 杯

純楓糖......1 湯匙

無糖細滑花生醬......2 湯匙

低鈉醬油......2 湯匙

辣椒粉......1/8 茶匙

作法

1. 烤箱預熱至 200℃。

2. 把地瓜丁鋪在烤盤上，並倒入 1 又 1/2 茶匙的橄欖油，以輕拋的方式

讓油脂沾附在地瓜表面；撒上鹽和胡椒調味，送入烤箱烘烤約 20 分鐘至表面呈金黃色。

3. 取出烤盤，放上花椰菜和 1 又 1/2 茶匙的橄欖油，同樣以輕拋的方式使油脂沾附在花椰菜表面，並撒上鹽和胡椒調味，便可重新送入烤箱再烘烤 20 分鐘。

4. 等待蔬菜出爐的時間，在碗中把所有醬料的材料混勻，備用。

5. 瀝乾豆腐，並在豆腐上下方鋪上餐巾紙，壓出豆腐內部多餘的水分，切成邊長約 2.5 公分的豆腐丁

6. 烤箱裡的地瓜和花椰菜出爐後，在每份裝有藜麥飯的碗中，擺上烤蔬菜和豆腐，並淋上 2～3 湯匙的醬料，即可享用。

雞肉牛皮菜捲 A

　　這道菜運用了什麼巧思讓料理更健康？答案就是以牛皮菜取代了墨西哥捲餅的傳統玉米餅皮。健康無負擔的牛皮菜，包裹著香氣四溢的雞肉和菠菜，讓這道墨西哥的經典美味展現出不一樣的風貌。

材料（2 人份，每份 3 捲）

橄欖油......1 湯匙

洋蔥......1 中顆（切碎）

雞胸肉絞肉......450 公克

蒜鹽......1 茶匙

孜然粉......1 茶匙

印度綜合香料粉......1 茶匙

菠菜......3 杯（洗淨切碎）

牛皮菜......3 葉（洗淨，去除紅色莖梗，每葉牛皮菜再橫向對切成兩半）

作法

1. 取一只大煎鍋，倒入橄欖油以大火熱鍋，放入洋蔥拌炒約 2 分鐘。

2. 待洋蔥呈半透明時，放入雞絞肉、蒜鹽、孜然粉和印度綜合香料粉，拌炒約 6～8 分鐘，使鍋中材料徹底熟透。

3. 倒入菠菜稍微拌炒，待菠菜葉皺縮時，即可起鍋，將炒好的餡料包入取代玉米餅的牛皮菜，即可享用。

鮮魚墨西哥玉米餅 A

　　這是墨西哥北端的下加利福尼亞州（Baja）的一道清爽菜餚；酥脆的玉米餅裡，夾著經過精心調味的鯛魚肉，以及新鮮的高麗菜、豆類和莎莎醬，好吃！

材料（2 人份）

冷凍或新鮮的鯛魚排......2 片（約 115 公克）

低鈉玉米餅綜合調味料......2 湯匙

非精製玉米製成的玉米餅......4 片（1 片約 15 公分）

高麗菜絲......1 杯

罐頭黑豆......1/2 杯（瀝乾湯汁並以清水沖洗）

低脂蒙特利傑克乳酪......1/4 杯（刨呈絲）

莎莎醬......適量（依個人喜好選用）

玉米......適量（依個人喜好選用）

辣椒醬......適量（依個人喜好選用）

作法

1. 取一只不沾鍋平底鍋，放入鯛魚排，撒上綜合調味料，倒入 1/4 杯水，蓋上鍋蓋以中大火燜煮 5 分鐘；待魚排熟透後，即可離火備用。

2. 微波加熱玉米餅 1 分鐘。

3. 把魚排的肉撥成片狀，每片玉米餅夾入 55 公克的魚肉、1/4 杯高麗菜絲、1/4 杯黑豆和 1 湯匙乳酪絲。

4. 享用時，依個人喜好撒上適量莎莎醬、玉米和辣醬，即可享用。

鮪魚肉餅 ^A

這道分量十足的肉餅可以用來取代漢堡肉，與蔬食和芽菜一起夾入全穀類製的口袋餅中，就成了一份完美的午餐或晚餐。或者，也可以將這款肉餅，搭配米飯和清蒸青花菜或烤蔬菜等配菜一起享用。

材料（6 人份）

雞蛋......1 大顆（打成蛋液）　　法式第戎芥末醬......2 茶匙

蛋白......2 大顆（稍微攪拌一下）　現榨檸檬汁......2 茶匙

甜洋蔥......1/2 小顆（切末）　　大蒜......2 瓣（切末）

新鮮的細香蔥末或青蔥末......2 湯匙　現磨黑胡椒......1/2 茶匙

西洋芹......1 瓣（切末）　　　橄欖油......2 湯匙

水煮低脂鮪魚塊......4 罐（約 140 公克，瀝掉罐頭湯汁）

全麥日式麵包粉或一般全麥麵包粉......1 又 1/4 杯

作法

1. 烤箱預熱至 95°C，再將可高溫烘烤的盤子放入烤箱中。

2. 取一只大碗，將橄欖油以外的所有材料倒入，充分拌勻；混勻後，用雙手把混料捏成 12 片約 2.5 公分厚的肉餅，另取一只盤子盛裝。

3. 取一只大煎鍋，倒入 1 湯匙的橄欖油，以中大火加熱；分兩批放入肉餅，將肉餅煎烤至兩面焦黃，每批約 6 分鐘，期間需翻面 1～2 次。

4. 鍋中肉餅都上色後，將它們移入步驟 ❶ 放在烤箱預熱的盤子上保

溫，並擦乾淨煎鍋的鍋面。以相同方式重複步驟 ❸ 的動作，將另一批的肉餅煎熟。

5. 所有肉餅皆煎熟後，即可趁熱享用。

懶人田園披薩 ᴬ

　　大家週五晚餐最愛吃的披薩，也能變得美味又健康。這道料理不僅選用全穀類製的披薩餅皮，其配料還囊括了多種鮮甜的蔬菜。

材料（4 人份）

100%全穀類製披薩餅皮......1 片（約 30 公分）

蒜味或原味橄欖油......適量

水漬朝鮮薊心罐頭......1 罐（約 400 公克，瀝乾汁液，切碎）

青花菜丁......1 杯

菠菜......1 杯（洗淨切碎）

大蒜......1 瓣（切末）

莫札瑞拉乳酪絲......1 杯

乾燥的奧勒岡......1 又 1/2 湯匙

作法

1. 烤箱預熱至 205℃。

2. 在披薩餅皮表面刷上橄欖油，均勻鋪上朝鮮薊心、青花菜、菠菜、大蒜和莫札瑞拉乳酪，並撒上奧勒岡。

3. 送入烤箱烘烤 20 分鐘，等披薩表面的乳酪呈淡褐色時，即可取出，切成 8 等分，趁熱享用。

青醬櫛瓜披薩 [A]

如果你是青醬控，這款作法簡單又富含營養的披薩，你一定會超級喜歡！味道清淡的蘑菇和櫛瓜，與香氣濃郁的羅勒在這道料理中完美融合，激盪出的滋味令人回味無窮。

材料（4 人份）

100%全穀類製披薩餅皮或
100%無麩質玉米披薩餅皮......1 片（約 30 公分）
青醬......1/2 杯
櫛瓜......1～2 根（切成條狀）
蘑菇......1 杯（炒熟）
帕瑪森乳酪粉......1/2 杯

作法

1. 烤箱預熱至 190°C。
2. 在披薩餅皮表面刷上青醬，再鋪上櫛瓜、蘑菇和帕瑪森乳酪。
3. 送入烤箱烘烤 20～25 分鐘，待披薩餅皮略帶焦褐色時，即可取出，切成 8 等分，趁熱享用。

義式蔬菜烘蛋 [A]

這道兼具西班牙和義大利風味的料理，不論什麼時候吃都很合適！它可以是一頓豐盛的早午餐，也可以與沙拉組成一套清爽的晚餐，或者，也可以把當天吃不完的烘蛋做為隔天的午餐享用。總之，不論何時品嚐這道料理，它永遠都能帶給你滿滿的營養、飽足感和味蕾饗宴。

材料（4 人份）

雞蛋......2 大顆	紅洋蔥......1/2 杯（切碎）
蛋白......4 大顆	新鮮蒜末......1 茶匙
帕瑪森乳酪......1/4 杯	橄欖油......1/2 茶匙
薑黃粉......1 茶匙	菠菜葉......2 杯（洗淨切碎）
橙甜椒......1/2 杯（去籽切碎）	海鹽和現磨黑胡椒......適量

作法

1. 取一只中碗，放入全蛋和蛋白，稍微攪拌後，加入帕瑪森乳酪、薑黃粉、甜椒、紅洋蔥和大蒜，輕輕混勻。

2. 取一只不沾鍋平底鍋，倒入橄欖油以中火加熱，放入步驟 ❶ 的蛋糊，再把菠菜鋪在鍋中的蛋糊上。

3. 待蛋糊烘烤製半熟時（此時蛋糊邊緣可以輕易用鍋鏟鏟起），取一只大盤，覆蓋在烘蛋上方，再將平底鍋裡的烘蛋倒扣到盤子上；接著，讓倒扣在盤上的烘蛋直接滑入鍋中，使烘蛋的另一面也能夠充分受熱、凝固。

4. 蛋糕完全凝固後，以鹽和黑胡椒調味，並切成 4 片等大的扇形，即可享用。

根莖蔬菜大匯烤[B]

　　這份食譜是我和吉姆‧柏寇大廚一塊兒研發的，透過這道料理，能讓你有機會多攝取平常很少吃到的根莖類蔬菜，例如歐防風和蕪菁甘藍。雖然料理這道菜需要多花一點時間，但是它可口的滋味絕對值得你如此付出心力！

材料（6 人份）

特級初榨橄欖油……2 茶匙

洋蔥薄片……2 杯

海鹽……1/2 茶匙

現磨黑胡椒……1/2 茶匙

胡蘿蔔……1 杯（去皮，以斜刀切成狹長薄片）

蕪菁甘藍……1 杯（去皮切成薄片）

地瓜……1 杯（去皮切成薄圓片）

愛達荷馬鈴薯（Indaho potato）……1 杯（切成薄圓片）

歐防風……1 杯（去皮切成薄片）

煙燻紅椒粉……1/2 茶匙

蔬菜高湯……2 又 1/2 杯

作法

1. 烤箱預熱至 190°C。

2. 取一只大煎鍋，倒入橄欖油以小火加熱。放入洋蔥、1/4 茶匙鹽和 1/4 茶匙胡椒，拌炒至洋蔥呈金黃褐色時，便可離火備用。

3. 取一只約 20 公分大、可入烤箱的方形平底鍋，待各種蔬菜與洋蔥一層層交錯鋪上，且每層皆要以鹽、胡椒和煙燻紅椒粉調味；不斷重複相同的動作，直到用盡所有的蔬菜、洋蔥和調味料為止。

4. 疊好蔬菜後，把蔬菜高湯倒入鍋中，蓋上鍋蓋（務必留一道小縫排氣），放入烤箱烘烤約 30～45 分鐘。

5. 接著把鍋蓋移除，再持續烘烤 15 分鐘左右，待蔬菜片達到你想要的熟度後，即可享用。（小叮嚀：此道菜的料理時間共需 45～60 分鐘，而影響料理時間長短的因素，主要是跟蔬菜片的厚薄和每一個人對熟度的喜好有關。）

甜品

果乾堅果黑巧克力 [B]

簡單又富有抗氧化劑的甜品，世界上還有哪一種甜品能帶來比它更大的享受？

材料（35 人份，每份約 14 公克）

黑巧克力或苦甜巧克力（可可濃度達 70%）......280 公克（敲成小塊）
烤焙過的核桃粒......1/2 杯
烤焙過的杏仁片......1/2 杯
杏桃碎粒......1/4 杯

作法

1. 把巧克力放入一只小湯鍋，再將整個小湯鍋放在另一只裝有水的大湯鍋中，以小火隔水加熱巧克力；邊加熱邊攪拌，直到小湯鍋中的巧克力完全融化（或者，也可以把巧克力放在可微波的小碗裡，以中火微波 20 秒鐘，再取出攪拌；不斷重複微波和攪拌的動作直到巧克力化成滑順的液態。）
2. 拌入堅果和杏桃，充分混勻。
3. 把巧克力糊倒在鋪有烤盤紙的烤盤上，靜置放涼約 30 分鐘。
4. 待巧克力定型後，分切成 35 小塊，即可享用（若沒立即食用請冷藏保存）。

肉桂烤杏仁 [B]

杏仁是名副其實的超級食物。在這道甜品中，它們被包裹在混有肉桂粉的輕薄巧克力衣中，是一款香氣十足又帶有苦甜滋味的甜品。

材料（8～10 人份）

噴霧式料理油......少許

蛋白......1 大顆

杏仁......3 杯

肉桂粉......4 茶匙

無糖可可粉......3 湯匙

作法

1. 烤箱預熱至 200°C。鋪一層鋁箔紙在烤盤上，並噴上一層防止沾鍋的料理油。

2. 取一只碗放入蛋白，稍微攪拌一下，再放入杏仁，以輕拋的方式讓蛋白充分包覆在杏仁表面。

3. 灑上肉桂和可可粉，用攪拌的方式讓它們均勻沾附在杏仁表面。

4. 把處理好的杏仁粒平鋪在步驟 ❶ 準備的烤盤上，送入烤箱烘烤 10 分鐘，期間需要攪拌一下，讓每顆杏仁平均受熱。

5. 出爐後，用雙手小心地把成團的杏仁分成一粒一粒的，即可享用（若沒立即食用請放在密封罐裡保存）。

花生醬球 A

這是一款融合了堅果香氣的健康甜食點心，請務必試試！

材料（可做 15～18 球）

杏桃乾......1/2 杯

天然無鹽的顆粒花生醬......2 杯

亞麻籽粉......2 湯匙

琥珀色蜂蜜......1 湯匙

作法

1. 將杏桃乾切碎，以一只中型碗盛裝，再倒入其餘材料，拌勻後放到冷凍櫃凍存 1 小時。

2. 從冷凍櫃取出後，用雙手或是挖球器把碗中的混料塑形成小球狀，即可享用（若沒立即食用請冷藏保存）。

純素松露巧克力 A

　　巧克力、椰子、堅果；沒錯，我們就是要用這三種令人難以抗拒的美味材料，做出有益肝臟的健康零嘴！

材料（16 人份）

純素黑巧克力（可可濃度至少達 72%）……約 255 公克
低脂椰奶……7 湯匙（取用前請搖勻）
無糖椰子粉……1/2 杯
核桃碎粒……3 湯匙

作法

1. 把巧克力放在一只可加熱的中型碗裡。
2. 取一只可微波的小碗，倒入椰奶，以中大火微波約 25 秒，使椰奶呈現高溫但不沸騰的狀態。（或者也可以把椰奶放在小湯鍋，用中火慢慢加熱至小滾。）
3. 馬上把加熱好的椰奶倒入放有巧克力的碗中，並以鍋蓋或是毛巾稍微蓋住碗口，減少熱度逸散；靜置 5 分鐘後，打開鍋蓋並用湯匙輕揉攪拌，直到巧克力徹底融化，碗中的巧克力漿外觀細緻滑順，便可以整碗直接放入冰箱冷卻（碗口不必覆蓋），約需 2～3 小時。待巧克力的質地冷卻至趨近凝固，但仍可塑型的狀態時，就可進行下一步驟。
4. 取一只小盤子，放入椰子粉和核桃碎粒，拌勻；用湯匙或是挖球器將巧克力塑形成一顆顆小球狀，放入小盤子，輕輕用手快速滾動巧克力球，讓它們裹上一層外衣。

5. 抖掉巧克力表面多餘的粉料後，放在鋪有烤盤紙的盤子上，即可立即享用這款純素松露巧克力（若沒馬上食用請冷藏保存）。

咖啡巧克力豆腐慕斯 [B]

　　假如你認為與巧克力保持距離，是獲得健康人生和成功減肥的必備條件，或許應該重新調整一下這個觀念。我想大部分的人對巧克力都有類似的疑慮，但事實上，高可可濃度的巧克力料理，其蘊含的類黃酮素對健康反而有正面的幫助；曾有研究指出，可可具有抗發炎和降低三酸甘油酯的功效。這道甜品是我和吉姆·柏寇大廚最喜愛的巧克力點心之一，它選用的巧克力正是含有大量可可的苦甜黑巧克力。另外，若想要降低甜品整體的咖啡因含量，也可以採用去咖啡因的咖啡進行製作。

材料（12 人份，每份 1/4 杯）

板豆腐......約 340 公克

熟透的香蕉......2 根

無糖可可粉......6 湯匙

天然香草精......2 茶匙

純楓糖或龍舌蘭花蜜......5 茶匙

苦甜巧克力（可可濃度需達 70%）......約 55 公克

即溶濃縮咖啡粉......2 湯匙

作法

1. 把豆腐放入食物調理機中，攪拌成滑順的糊狀時，再加入香蕉繼續攪拌，直到兩者皆滑順細緻的融合在一起。

2. 加入可可粉、龍舌蘭花蜜和香草精，啟動食物調理機，充分混勻所有材料，備用。

3. 準備一只裝有滾水的小湯鍋，同時將巧克力刨碎。

4. 取一只中型的玻璃碗或是金屬碗，放入刨碎的巧克力和咖啡粉，再把整個碗放到小湯鍋裡，隔水加熱。

5. 碗中的巧克力開始融化時，用橡膠抹刀不時攪拌，讓巧克力與咖啡粉均勻混合。

6. 巧克力一全部溶化，就迅速把碗從鍋中拿起。（請小心不要燙到，因為此時碗一定很燙！）

7. 把融化的巧克力倒入步驟 ❷ 的豆腐混料裡，啟動食物調理機，充分混勻所有材料。

8. 將綿密滑順的慕斯分裝在餐盤中，或直接盛裝在大碗裡即可。

奇亞籽布丁 B

你可以用這道小點開啟活力的一天，只要加入水果，它就能化身成一份營養滿豐的早餐。另外，也可以把它當成下午茶的點心，或是晚餐的餐後甜點。然而不管什麼時候吃，我想這道口感綿密、類似樹薯粉凍的布丁都能讓你大飽口福。

材料（4 人份）

香草風味的無糖杏仁漿......1 杯	海鹽......1/8 茶匙
原味低脂或脫脂希臘優格......1 杯	奇亞籽......1/4 杯
純楓糖......1 湯匙	杏仁片......1/4 杯
天然香草精......1 茶匙	核桃碎粒......1/4 杯

作法

1. 取一只中型碗，放入杏仁漿、優格、楓糖、香草和鹽，充分拌勻；拌勻後，拌入奇亞籽，靜置 30 分鐘（如果奇亞籽沒有均勻膨發，請輕柔地攪拌一下），便可放入冰箱冷藏一夜。

2. 隔天取出後，拌入杏仁和核桃，再將它分裝在 4 個碗或杯子裡，即可享用。

南瓜棒 ^A

　　這款味道濃郁、口感濕潤的南瓜棒，絕對可以滿足嗜甜者對甜味的渴望，但它的甜度又不至於造成食用者的血糖飆升。更棒的是，這道食譜裡不含任何精製穀類，只使用富含營養素的材料，也因此讓這道點心不只美味，更兼具補給能量和支持你持續向健康之途邁進的力量。

材料（7 人份）

椰棗......1 包（約 226 公克）　　　純南瓜泥......2 湯匙

核桃......3/4 杯　　　　　　　　　無糖椰子絲......1/2 杯

杏仁......3/4 杯　　　　　　　　　天然香草精......1 茶匙

花生......3/4 杯　　　　　　　　　肉桂粉......1 又 1/2 茶匙

大麻籽......3 湯匙　　　　　　　　多香果粉......1 又 1/2 茶匙

純楓糖......1 湯匙

作法

1. 把所有材料倒入食物調理機，持續攪拌至所有材料混勻，但仍保有一些堅果顆粒的狀態。

2. 取一只約 20 公分大的方形平底鍋，鋪上烤盤紙，並讓烤盤紙超出平底鍋兩側約 2～4 公分，方便之後拿取。

3. 把步驟 ❶ 的混料倒入平底鍋，用抹刀壓實，讓它與平底鍋底部充分緊密貼合。

4. 放入冰箱靜置 30 分鐘，再抓著平底鍋兩側預留的烤盤紙，將整塊南瓜從鍋中提起，切成 7 大條等大的棒狀，即可享用。

酪梨布朗尼 A

　　看到「酪梨」竟是這道甜點的祕方，你大概會感到相當意外；這款布朗尼的巧克力風味能如此濃郁，口感能如此滑順，都是拜酪梨之賜。在酪梨的烘托下，布朗尼的滋味更加醇厚，我相信光是品嚐一小塊酪梨布朗尼就能讓你大感滿足！

材料（16 塊一口大小的布朗尼）

噴霧式料理油......少許（防止沾鍋用）　　天然香草精......2 茶匙

熟透的酪梨......1 顆（去皮去籽）　　無糖可可粉......3/4 杯

融化的奶油......4 湯匙　　海鹽......1/4 茶匙

雞蛋......1 大顆　　無麩質麵粉......1 又 1/4 杯

紅糖......1/2 杯　　融化的黑巧克力豆......1/2 杯

純楓糖......1/2 杯

作法

1. 烤箱預熱至 176°C，並在約 20 公分大的方形烤盤上，噴上一層料理油，防止材料沾黏。

2. 取一只大碗，放入酪梨，將之搗成滑順的泥狀，再加入融化的奶油、蛋、紅糖、楓糖、香草精和 2 茶匙水，充分攪拌均勻。

3. 拌入可可粉，直到它和碗中材料徹底融合，且碗中的混料沒有任何未拌開的大團塊為止。

4. 另取一只碗，放入麵粉和鹽，混勻；再把它倒入步驟 ❸ 的酪梨巧克力混料裡，攪拌均勻。

5. 將拌勻的布朗尼麵糊平均的鋪在步驟 ❶ 準備好的烤盤上，送入烤箱烘烤約 35～40 分鐘。

6. 布朗尼熟透後請取出放涼，再切成 16 塊一口大小的塊狀即可。

單位代換表

　　本書的食譜,沒有逐一秤量每樣食材,所以在分量的轉換上,或許會有一些誤差。請記得在拿取乾燥的食材時,其重量與它們的體積和密度息息相關。例如:1 杯麵粉的重量一定比 1 杯糖重;另外,1 湯匙的量也不一定等同於 3 茶匙的份量。

基本單位的代換公式

盎司轉公克:盎司×28.35 = 公克

公克轉盎司:公克×0.035 = 盎司

磅轉公克:磅×453.5 = 公克

磅轉公斤:磅×0.45 = 公斤

杯轉公升:杯×0.24 = 公升

華氏(℉)轉攝氏(℃):(℉－32)5÷9 = ℃

攝氏(℃)轉華氏(℉):(℃×9)÷5+32 = ℉

重量(質量)單位代換

1 盎司= 30 公克

2 盎司= 55 公克

3 盎司= 85 公克

4 盎司= ¼磅= 125 公克

8 盎司= ½磅= 240 公克

12 盎司= ¾磅= 375 公克

16 盎司= 1 磅= 454 公克

液體的容積單位代換

1 茶匙= 1/6 液體盎司（fl. oz.）= 5 毫升（mL）

1 湯匙= ½液體盎司（fl. oz.）= 15 毫升（mL）

2 湯匙= 1 液體盎司（fl. oz.）= 30 毫升（mL）

¼ 杯= 2 液體盎司（fl. oz.）= 60 毫升（mL）

⅓ 杯= 2 又 2/3 液體盎司（fl. oz.）= 79 毫升（mL）

½ 杯= 4 液體盎司（fl. oz.）= 118 毫升（mL）

1 杯或½品脫（pint）= 8 液體盎司（fl. oz.）= 250 毫升（mL）

2 杯或 1 品脫（pint）= 16 液體盎司（fl. oz.）= 500 毫升（mL）

4 杯或 1 夸脫（quart）= 32 液體盎司（fl. oz.）= 1,000 毫升（mL）

1 加侖（gallon）= 4 公升（L）

乾料的容積單位代換

¼茶匙= 1 毫升（mL）

½茶匙= 2 毫升（mL）

¾ 茶匙= 4 毫升（mL）

1 茶匙= 5 毫升（mL）

1 湯匙= 15 毫升（mL）

¼杯= 59 毫升（mL）

⅓ 杯= 79 毫升（mL）

½杯= 118 毫升（mL）

⅔ 杯= 158 毫升（mL）

¾杯= 177 毫升（mL）

1 杯= 225 毫升（mL）

4 杯或 1 夸脫（quart）= 1 公升（L）

½加侖（gallon）= 2 公升（L）

1 加侖（gallon）= 4 公升（L）

烤箱溫度的簡易代換等式

100°F = 38°C

200°F = 95°C

250°F = 120ºC

300°F = 150°C

350°F = 180°C

400°F = 205°C

450°F = 230°C

長度單位代換

½英吋= 1½公分

1 英吋= 2½ 公分

6 英吋= 15 公分

8 英吋= 20 公分

10 英吋= 25 公分

壓力追蹤紀錄表

壓力源	對壓力的感受	出現的生理變化	應對壓力的方式
（它可能是一個人、一件事、一種持續性的狀態〔例如照顧生病的家人〕或是一場突發事件〔例如別人突然切入你前方的車道〕。）	（當下的反應是什麼？是大吼大叫還是覺得心煩意亂？你有企圖掩蓋自己的情緒感受嗎？）	（身體因為壓力出現了哪些變化？有沒有胃痛、頭痛或是肌肉或關節痠痛等症狀？這些症狀只會短暫出現，還是會持續一段時間？）	（歷經壓力事件後，你會做些什麼事調整心情？想用酒精或是甜食來麻痺自己嗎？還是試著用走路或冥想的方式改善自己的心理狀態？又有哪些方法能幫助你克服壓力？）

養肝生活週記

第_____ 週／體重_____

採取的行動	遇到的挑戰	備註
每天至少吃 5 種蔬菜和水果		
把飲食中的穀類都改為全穀類		
避免添加各式糖類		
攝取健康的油脂		
三餐攝取瘦肉或是脂肪含量低的蛋白質食物		
飲酒量不超過建議攝取量		
避免飲用含糖飲料，喝水、茶或咖啡		
每天至少運動 30 分鐘		
身體力行壓力管理的技巧		
每晚至少睡足 7 小時		

謝辭

　　寫書是一件艱鉅的任務，單靠一個人的力量很難順利完成。事實上，這就跟你為了讓自己更健康，要改變自己根深蒂固的壞習慣有異曲同工之妙；如果你只是自己一個人埋頭苦幹，很可能無法成功革除舊習，但假如你聯合身旁的親友，讓他們在一旁幫助你、支持你，那麼你一定能夠成功達成目標。

　　我在撰寫這本書的時候，若非承蒙了許多在生活和職場上關愛我的人支持我、引導我，這本書也不可能得以問世。在我要感謝的眾多人當中，我想先從我丈夫安迪（Andy）謝起。謝謝幽默風趣的你當我堅定的後盾，給予我和孩子滿滿的愛；也謝謝你跟我討論人生中的大小事，任何艱難的事，到你手中似乎都能迎刃而解。你是我人生中重要的支柱，謝謝你總是陪在我身邊，我對你的愛早已不是言語所能形容。再來我要感謝我的父母，雅琳（Arlene）和歐文（Irving），身為護士和醫師的你們，從小就教導我助人重拾健康的重要性，並且讓我在無私的愛和道德標準分明的環境中自信成長，有機會變為自己想要成為的人物。我今天能成為這樣的女性，都是因為你們，而這本書的出版，也驗證了你們自小對我耳提面令的人生準則「只要努力付出，終有一天能收成甜美的果實」，我真的好愛你們！

　　謝謝身兼我經紀人的朋友邦妮（Bonnie Solow），一開始就無條件的支持我，並帶著我踏入出版界這條未知的道路；我想，在這方面沒有人能做的比妳更好，因為妳的能力令人驚嘆。每一個有機會讓邦妮走進人生的人，一定都會因為她的引領，而更清晰的看見人生道路

的樣貌。謝謝才華洋溢的作家史黛西（Stacey Colino）對我寫作方面的指導，讓我能按照進度完成書稿，並且把複雜的醫療資訊，以淺顯易懂的文字表達出來，使每一個人都能輕鬆的閱讀書中的內容。謝謝我的編輯芮妮（Renée Sedliar），妳總是有辦法凸顯出每個章節的亮點，讓讀者迫不急待地想要一窺究竟；也謝謝妳為這本書付出了無數的時間和精力，成就了這本書今日的面貌。

　　感謝漢諾納（Ibrahim Hanouneh）醫師的鼎力相助，謝謝你毫不吝嗇的分享你的醫學專業、積極態度和溫暖關懷；你實實在在地體現了一位醫師該有的慈悲胸懷，你的病人都覺得能認識你這樣的醫師很幸運，當然我也是。謝謝我的哥哥，傑夫（Jeff）和布萊恩（Brian），身為上有兩位兄長的小妹，養成了我不服輸的堅韌個性；多虧這樣的個性成就了現在的我，也讓我在面臨困難時，有勇氣和力量去克服和面對。我愛你們。謝謝我職場上的良師益友，與你們一塊兒工作我與有榮焉，尤其是麥可醫師（Dr. Michael Roizen）、馬蘭登醫師（Dr. Mladen Golubic）、保羅醫師（Dr. Paul Terpaluk）、里查醫師（Dr. Richard Lang）、邁麥特醫師（Dr. Mehmet Oz）、歐唐納醫師（Dr. Michael O'Donnell）、史黛西醫師（Dr. Stacey Snelling）和潭雅醫師（Dr. Tanya Edwards）。你們讓我親眼看見戮力工作、視病猶親的典範，更甚者，你們還讓我明白要怎麼將心比心的用慈悲和慎重的同理態度，醫治每一位眼前的病患；謝謝你們的鼓勵和指導，讓我有機會變成一個更棒的醫護人員。謝謝我認識的每一位傑出營養師，你們既是我的同儕也是我的朋友，特別是蘿拉（Laura Jeffers）、布莉吉姐（Brigid Titgemeier）、艾希莉（Ashley Koff）、克莉絲汀娜（Christina Palmisano）、茱莉亞（Julia Zumpano）、艾咪（Amy Jones）、賈絲敏（Jasmine El Nabli）和貝絲（Beth Bluestone）。謝謝我的朋友，全心全意的支持我，好幾次都被迫與我來場歷時數個小時的「寫書討論

會」，但對我的關愛卻不因此減損分毫！特別是卡琳（Carlynn Schlissberg）、漢克（Hank Schlissberg）、托雅（Toya Gorley）、喬伊（Joe Gorley）、米亞（Mia Ferrara）、索妮雅（Sonya Taylor）、丹尼爾（Danielle Pirain）、瑞塔（Rita Petti）、咪米（Mimy Tong）、貝絲（Beth Grubb）、珍妮佛（Jennifer DeGrant）、查理斯（Charles DeSantis）（和他的休旅車）以及傑米（Jamie Starkey）。感謝我在克里夫蘭診所和健康研究院的合作團隊，尤其是史考特（Scott Katsikas）、里吉納（Regina Chandler）、吉姆（Jim Perko）、茱蒂（Judi Bar）和珍（Jane Ehrman）；以及克里夫蘭診所的執行長托比醫生（Dr. Toby Cosgrove），他的遠見讓克里夫蘭診成為一間以維護健康為優先的醫療院所。

最後，我要感謝在我人生中出現的每一位病患和過客，謝謝他們為我的生命帶來不同面向的啟發。儘管我們每一個人相遇的方式都不一樣，但是最終我們的命運卻會受彼此相互牽引。我想，決定寫這本書或許就是我人生中受到的最大影響之一，由衷感謝每一位成就這本書的你們。

克里斯汀・柯爾派翠克

世界上最美好的事，莫過於看見病人因為你的努力展露笑顏。我希望這本書能發揮同樣的效果，讓你重拾笑顏，幫助你對抗現在正默默蔓延的最新流行病—脂肪肝。

我對自己有機會參與《28 天消除脂肪肝》這本書的製作，感到非常榮幸。誠心感謝我的朋友，同時也是這本書的作者，克里斯汀・柯克帕特里克，針對我目前的工作給予的寶貴意見和激勵。

另外，我想特別對我們的編輯芮妮、文學經紀人邦妮和作家史黛西表達謝意，因為要不是有她們和其他眾多我無法一一列出姓名的人

的協助，這本書不可能可以完成。他們的貢獻著實令我打從心底感動和感激。

　　謝謝我的父母，我的一生都受到他們的鼓勵和啟發；謝謝我的手足，蒂瑪（Dima）和莫（Mo），他們在我人生中的重要性歷久彌堅；謝謝我的人生導師尼札爾醫師（Dr. Nizar Zein），他伴我度過了職場上的許多階段，我想我再也找不到一位如此特別的老師，因為沒有一位老師能像他如此特別。當然，我也要感謝克里夫蘭診所和我的病人，是他們的回饋讓我明白，我為他們的付出是有意義的，並且有機會為他們做更多的事。謹以此篇致謝獻給你們，聊表我心中難以用筆墨道出的萬分感謝。

易普欣・漢諾納

　　我和易普欣也想要謝謝美國出版社 Perseus Books Group 和 Da Capo Press 的出版團隊。謝謝他們在「幕後」默默為這本書付出，有了他們的努力和支持，這本書才得以和各位見面。這些人包括：蘇珊（Susan Weinberg）、約翰（John Radziewicz）、凱文（Kevin Hanover）、麗莎（Lissa Warren）、米瑞安（Miriam Riad）、伊莎貝爾（Isabelle Bleecker）和珍妮佛（Jennifer Thompson）等人。最後，我們當然也不會忘了向替我們印製本書的克莉絲汀（Christine Marra）致上十二萬分的謝意！

欲知參考書目
請掃描QR code

HealthTree
健康樹 健康樹系列 091

28 天消除脂肪肝

4 週養肝計畫 x 80 道保肝降脂食譜，step by step 讓「肝」速瘦，搶救健康
Skinny Liver: A Proven Program to Prevent and Reverse the New Silent Epidemic-Fatty Liver Disease

作　　者	克里斯汀·柯爾派翠克（Kristin Kirkpatrick）、易普欣·漢諾納（Ibrahim Hanouneh）
譯　　者	王念慈
總 編 輯	何玉美
選 書 人	周書宇
責任編輯	周書宇
封面設計	張天薪
內文排版	菩薩蠻電腦科技有限公司

出版發行	采實出版集團
行銷企劃	黃文慧·陳詩婷·陳苑如
業務發行	林詩富·張世明·吳淑華·何學文·林坤蓉
會計行政	王雅蕙·李韶婉
法律顧問	第一國際法律事務所　余淑杏律師
電子信箱	acme@acmebook.com.tw
采實 F B	http://www.facebook.com/acmebook

I S B N	978-986-94767-8-2
定　　價	380 元
初版一刷	2017 年 8 月
劃撥帳號	50148859
劃撥戶名	采實文化事業有限公司
	10479 台北市中山區建國北路二段 92 號 9 樓
	電話：(02)2518-5198
	傳真：(02)2518-2098

國家圖書館出版品預行編目資料

28 天消除脂肪肝 / 克里斯汀.柯爾派翠克(Kristin Kirkpatrick), 易普
欣.漢諾納(Ibrahim Hanouneh)作；王念慈譯. -- 初版. -- 臺北市：采
實文化, 民 106.08
　　面；　公分. -- (健康樹系列；91)
譯自：Skinny liver : a proven program to prevent and reverse the
silent epidemic-fatty liver disease
ISBN：978-986-94767-8-2（平裝）

1.肝病 2.食療 3.食譜

415.53   106009675

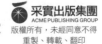